糖尿病饮食
营养一本通

求医不如求己 养生别养病

于雅婷◎编著

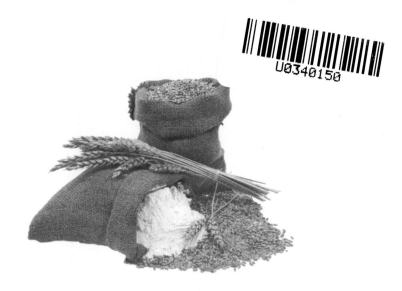

天津出版传媒集团

天津科学技术出版社

图书在版编目（CIP）数据

糖尿病饮食营养一本通 / 于雅婷编著 . –– 天津：
天津科学技术出版社 , 2022.10
ISBN 978–7–5742–0443–0

Ⅰ . ①糖… Ⅱ . ①于… Ⅲ . ①糖尿病－食物疗法
Ⅳ . ① R255.4

中国版本图书馆 CIP 数据核字 (2022) 第 147338 号

糖尿病饮食营养一本通
TANGNIAOBING YINSHI YINGYANG YIBENTONG

责任编辑：孟祥刚
责任印制：兰　毅
出　　版：天津出版传媒集团
　　　　　天津科学技术出版社
地　　址：天津市西康路 35 号
邮　　编：300051
电　　话：（022）23332490
网　　址：www.tjkjcbs.com.cn
发　　行：新华书店经销
印　　刷：三河市同力彩印有限公司

开本 710×1000　1/16　印张 16　字数 200 000
2022 年 10 月第 1 版第 1 次印刷
定价：48.00 元

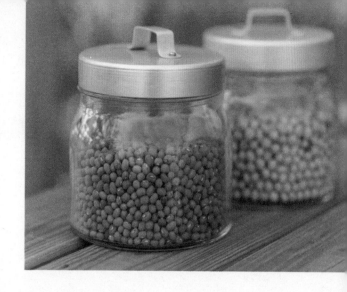

序言 Preface

糖尿病是一种终身疾病，目前还没有根治的办法，所以糖尿病的治疗必须药物、饮食和运动三者相结合。其中饮食治疗是最基本、最重要的治疗方法。因此，本书的编写目的在于指导糖尿病患者正确饮食。

对于许多糖尿病患者来说，哪些食物能吃，哪些食物不能吃，这是他们最关心的问题之一，本书重点针对这个问题为糖尿病患者精心设计了降低及稳定血糖的六道关卡，患者只要根据书中设定的关卡"过关斩将"，就能轻松降糖。

降糖第一关是患者需要掌握的最基本的知识，即计算自身每日所需热量，这是合理膳食的首要条件。根据书中提供的方法，患者可以通过5个步骤轻轻松松设计自己的食谱，并了解食物的交换份法，让自己的饮食丰富多彩，不再单调。

降糖第二关中列出了糖尿病患者宜吃的104种食物，并进行深入剖析，且分别推荐了多例降糖食谱，让读者熟悉食材并合理选择。

降糖第三关中列出了78种忌吃食物及不宜吃的原因和一些有害物质的超标含量数据，读者应谨记并远离这些食物，以避免并发症发生。

中医对糖尿病也有很好的疗效，降糖第四关中，为读者朋友推荐了有助于稳定和降血糖的中药食疗法；降糖第五关介绍了糖尿病18种常见并发症的饮食宜忌、食疗方和中医疗法；降糖第六关则针对读者朋友常见的关于糖尿病的疑问——做了详细的解答。

编者衷心希望本书能对糖尿病患者及其家属提供一定的帮助。在编撰的过程中难免出现疏漏，欢迎广大读者提出宝贵的意见，也祝愿所有糖尿病患者能早日康复。

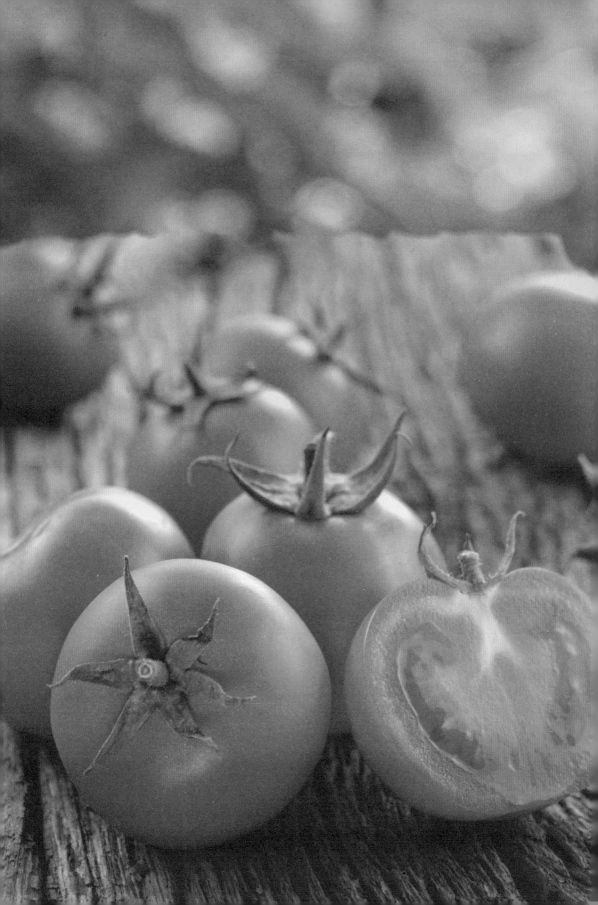

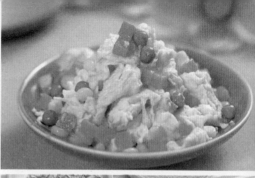

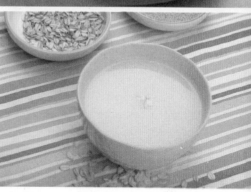

目录 Contents

第一章　糖尿病患者的正确饮食

第二章　104 种降糖食材的正确吃法

谷物、薯类、豆类怎么吃

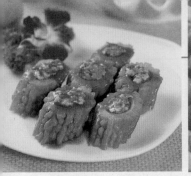
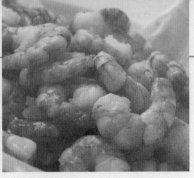

水果、干果怎么吃

第三章　糖尿病患者慎吃的78种食物

慎吃食物有原因

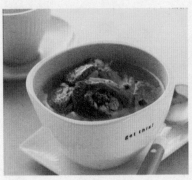
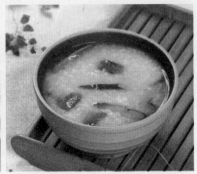
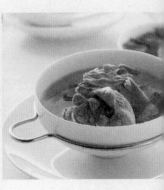

第四章 降糖中药食疗方推荐

糖尿病中医分型及中药食疗方

第五章　糖尿病并发症饮食宜忌及中医疗法

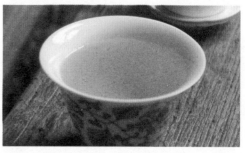

第六章　解答糖尿病患者的疑问

生活常识及疑问，专家解答

血糖常识及疑问，专家解答

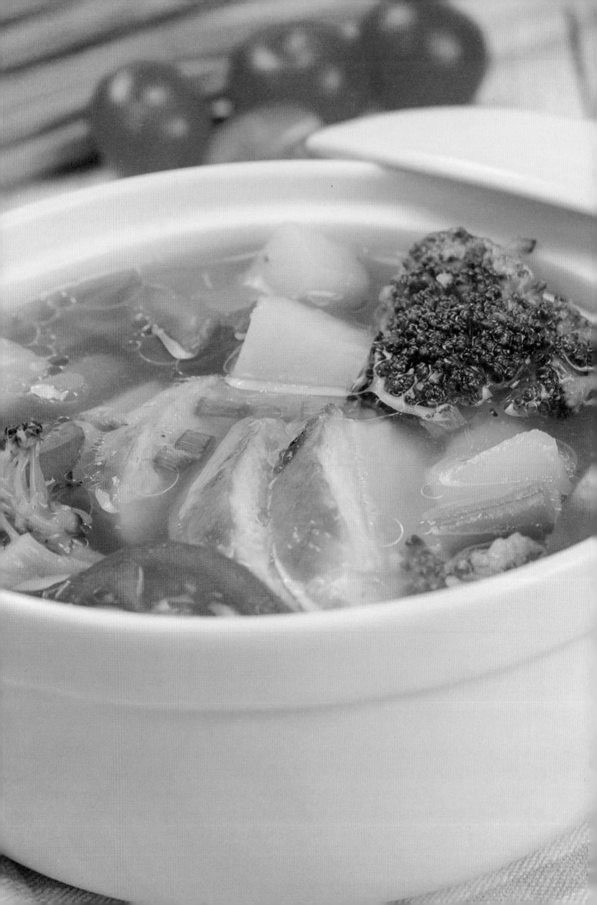

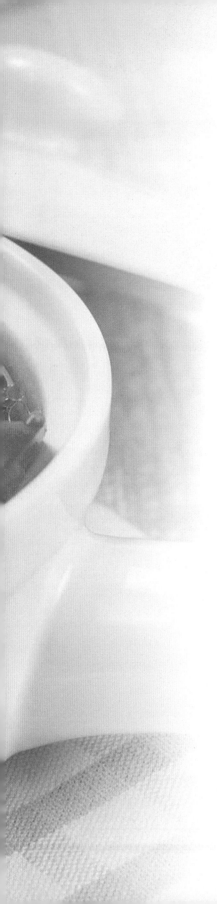

第一章

糖尿病患者的正确饮食

现代医学证明，正常人在饮食以后，随着血糖的升高，胰岛素的分泌量也会增多，从而使血糖下降并将其维持在正常范围，因此不会发生糖尿病。糖尿病患者由于胰岛功能减退，胰岛素分泌绝对或相对不足，胰岛素不能在饮食后随血糖升高而增加，不能起到有效的降血糖作用，从而引起血糖超出正常范围。此时，糖尿病患者若再像正常人那样饮食，或不适当控制饮食，甚至过度饮食，就会使血糖升得过高，并且会对本来就功能欠佳的胰岛组织产生不利影响，使胰岛素的分泌更少，从而使病情进一步加重，所以糖尿病患者要合理地控制饮食。

掌握正确的饮食方法是各类型糖尿病的治疗基础，是糖尿病最根本的治疗方法之一。各种类型的糖尿病，不论病情轻重或有无并发症，是否用胰岛素或口服降糖药治疗，都应该长期坚持饮食控制。对肥胖的2型糖尿病患者或老年患者，可以把饮食疗法作为主要的治疗方法，适当地配合口服降糖药，就能达到有效控制病情的目的；对1型糖尿病及重症病例，更应在胰岛素等药物治疗的基础上，积极控制饮食，才能使血糖得到有效控制并防止病情的恶化。所以，饮食疗法作为糖尿病的基础疗法，大家必须严格遵循。本章将为大家介绍食物交换份法和制定食谱的5个步骤，让大家从此告别糖尿病的单一饮食。同时，掌握好糖尿病的饮食小窍门以及特殊人群的饮食安排，即能轻轻松松地吃出营养和健康。

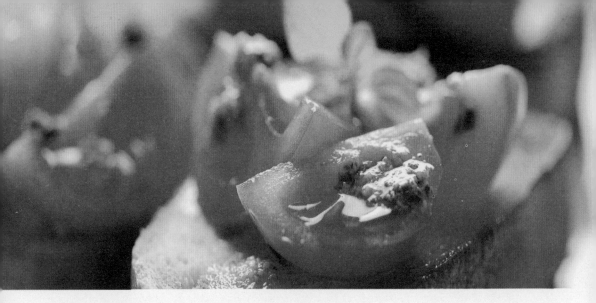

食物交换份法，想吃啥就吃啥

　　糖尿病患者想让自己的饮食多样化，首要前提是了解并掌握食物的交换份法，对食物进行自由交换。

　　谁说糖尿病患者的饮食是单一的？只要善用食物交换份法，既能控制热量摄取量，又能保证摄取足够而均衡的营养，除了忌吃的食物之外，想吃啥就吃啥！那么，什么是食品交换份法呢？

　　食品交换份法就是将食物分成谷类、蔬菜类、水果类、肉类等不同种类，然后确定一个交换单位，这个交换单位包含的热量大约是377千焦，计算出各类食物在这个交换单位内的大致重量，然后以此作为依据，就可以在糖尿病患者每天应该摄入的总热量范围内自由交换食物了。

一个交换单位内的各类食物		
谷类	每份25克	热量约377千焦
奶类	每份160克	热量约377千焦
肉类	每份50克	热量约377千焦
蛋类	每份60克（1个中等大小的鸡蛋）	热量约377千焦
油脂类	每份10克	热量约377千焦
蔬菜类	每份500克	热量约377千焦
水果类	每份200克	热量约377千焦
干豆类	每份25克	热量约377千焦

　　需要注意的是，上面这份表是相当粗略的，只涵盖了某一类食物中的大多数情况，适用于不可得知某种食物的具体交换克数时，作大致参考。事实上，即便同一大类中不同的食物所含热量也是有差异的，比如蔬菜类中叶类菜和大多数瓜类菜、果类菜一个交换单位大约是500克，而根茎类菜则因为热量值更高，一个交换单位的重量要远低于500克。若想饮食更合理，应该考虑到同类食物的等值（热量值）交换，请参见下面同类食物间的等值交换数据。

谷类食物等值交换表（含热量约377千焦）			
食品	**重量**	**食品**	**重量**
各类米	25克	各类面粉	25克
油炸面点	25克	非油炸面点	35克
鲜玉米棒	200克	湿粉皮	150克
各种挂面	25克	饼干	25克

蔬菜类食物等值交换表（含热量约377千焦）			
食品	**重量**	**食品**	**重量**
各类叶菜	500克	冬瓜、苦瓜	500克
南瓜、菜花	350克	山药、莲藕	150克
茭白、冬笋	400克	百合、芋头	100克
绿豆芽、鲜蘑菇	500克	胡萝卜	200克
白萝卜、青椒	400克	毛豆	70克
魔芋	35克	土豆	100克

豆类食物等值交换表（含热量约377千焦）			
食品	**重量**	**食品**	**重量**
黄豆	25克	腐竹	20克
豆浆	400克	豆腐丝	50克
北豆腐	100克	南豆腐	150克
青豆、黑豆	25克	豌豆、芸豆、绿豆	40克
赤小豆	29克	素什锦	52克

奶类食物等值交换表（含热量约377千焦）			
食品	**重量**	**食品**	**重量**
牛奶	160克	羊奶	160克
奶粉	20克	脱脂奶粉	25克
无糖酸奶	130克	奶酪	25克

蛋类食物等值交换表（含热量约377千焦）			
食品	**重量**	**食品**	**重量**
带壳鹌鹑蛋	150克	带壳鹅蛋	46克
带壳鸡蛋	60克	带壳鸭蛋	60克

油脂类食物等值交换表（含热量约377千焦）			
食品	**重量**	**食品**	**重量**
花生油	10克	玉米油	10克
大豆油	10克	黄油	10克
葵花子	25克	西瓜子	40克
核桃、杏仁	25克	花生米	25克

水果类食物等值交换表（含热量约377千焦）

食品	重量	食品	重量
梨、桃、苹果	200克	柿子、香蕉	150克
西瓜	500克	草莓	300克
葡萄	200克	李子、杏	200克
猕猴桃	200克	柑橘类	200克

肉类、鱼类食物等值交换表（含热量约377千焦）

食品	重量	食品	重量
兔肉	100克	带鱼	100克
鸡肉	50克	鸭肉	50克
瘦猪肉	50克	肥猪肉	25克
草鱼、鲤鱼	80克	鳝鱼、鲫鱼	80克

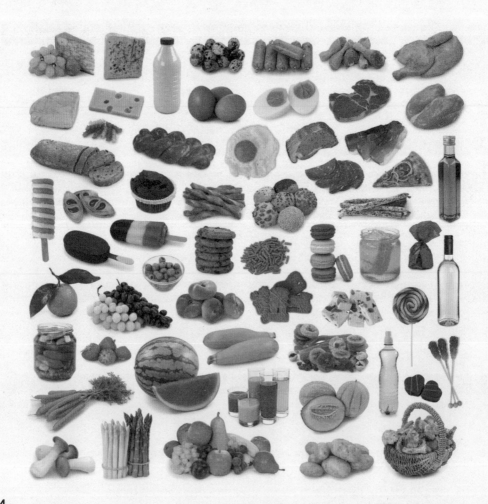

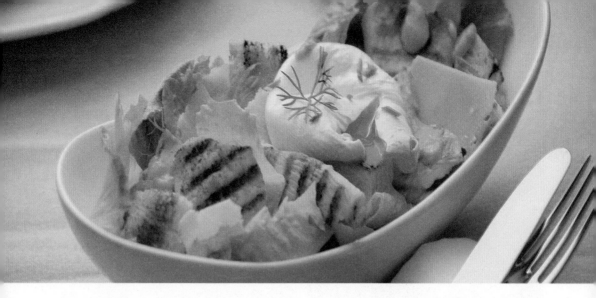

5个步骤，轻松设计食谱

根据自己的体重、体形来计算每天所需热量及营养素，再设计出一天的饮食，是糖尿病患者必须掌握的基本知识。

1 计算理想体重

每一身高段都有一个标准体重范围，低于这个标准，属体重不足；高于这个标准，属超重或肥胖。体重不足表明营养摄入不够充分，会导致机体出现营养缺乏症状；超重或肥胖表明营养摄入过多，会导致机体某些组织因营养过剩而出现病变。通过控制总热量摄入可以使体重逐渐趋向标准化，这对糖尿病患者控制病情和保持身体健康是很有益的。常用的体重计算方法有以下几种。

（1）科学计算法

体重指数计算法：

体重指数（BMI）=体重（千克）/身高（米）的平方。

（2）简便计算法

标准体重（千克）=身高（厘米）－105。

（3）精细计算法

标准体重（千克）=[身高（厘米）－100]×0.9（男性）；标准体重（千克）=[身高（厘米）－100]×0.85（女性）。

2 判断自己的体形

根据科学计算法得出的体重指数（BMI）与下表进行比较。

根据简便计算法与精细计算法，实际体重大于或者小于标准体重的10%，属于正常；低于10%为偏瘦，高于10%为超重；低于20%为消瘦，高于20%为肥胖。

3 每日所需总热量计算

参加不同的活动，体力消耗也会不同，需要补充的热量也相应不同，所以日常活动量是计算热量摄入的一个重要依据。

BMI值判断标准				
人群	适宜范围（BMI）	肥胖标准（BMI）	超重标准（BMI）	偏瘦标准（BMI）
男性	21～24	大于28	大于24	小于21
女性	20～23	大于27	大于23	小于20

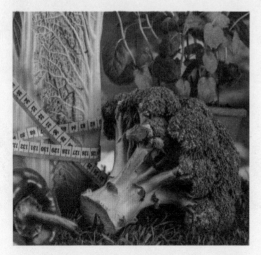

第一步：计算标准体重

160－105＝55（千克）。

第二步：判断体重类型

这位女士实际体重为60千克，超过标准体重不到10%，属于正常体重类型。

第三步：判断活动强度

属轻体力劳动。

第四步：查找每日所需热量水平

正常体重下从事轻体力活动，每日每千克体重需要126千焦热量。

第五步：计算一日总热量

一日总热量＝126×55＝6930（千焦）。

4 营养素摄取量计算

要计算出糖类、脂肪、蛋白质的摄取量，首先要知道其热量比例。

糖类摄取量占总热量的63%（容许范围为60%～65%）；蛋白质摄取量占总热量的12%（容许范围为10%～14%）；脂肪摄取量占总热量的25%（容许范围为20%～30%）。

要知道每克营养素所产生的热量：1克糖类产生17千焦热量；1克蛋白质产生17千焦热量；1克脂肪产生38千焦热量。

根据热量比例与每克营养素所产生的热量，算出各类营养素摄取量。

以"一位女士，身高160厘米，体重60千克，平时从事轻体力劳动，每天消耗6900千焦热

一般来说，诸如办公室工作、下棋、打牌等属轻体力活动，周末大扫除、游泳、跳舞等娱乐活动属于中等体力活动，从事搬运、装卸工作和半个小时以上的较激烈的球类运动等属于重体力活动。

知道自己的体重类型和具体某一日所进行的活动强度类型后，就可以对照下表来查找一下自己每日每千克体重需要多少热量了。

某日应摄入总热量＝每日每千克体重需热量×标准体重。

具体举个例子，来看看总热量是怎么计算出来的。

一位女士，身高160厘米，体重60千克，平时从事轻体力劳动，她一天需要摄入多少热量呢？

每日每千克体重所需热量表				
体型	卧床	轻体力	中等体力	重体力
超重或肥胖	63（千焦）	84～105（千焦）	126（千焦）	146（千焦）
正常	63～84（千焦）	126（千焦）	146（千焦）	167（千焦）
消瘦	84～105（千焦）	146（千焦）	167（千焦）	188～209（千焦）

中国营养学会提出的体力劳动强度分级参考表	
轻体力劳动	坐姿：打字、缝纫等手工作业或腿的轻度活动；立姿：如上臂用力为主的装配工作、教师、售货员等
中等体力劳动	如锯木头，卡车、拖拉机或建筑设备等运输操作，锻造，风动工具操作，粉刷，间断搬运中等重物，除草，锄田，摘水果和蔬菜等，学生的日常活动也属于中等体力劳动
重体力劳动	如体育运动、搬重物、锤锻、锯刨或凿硬木、割草、挖掘等

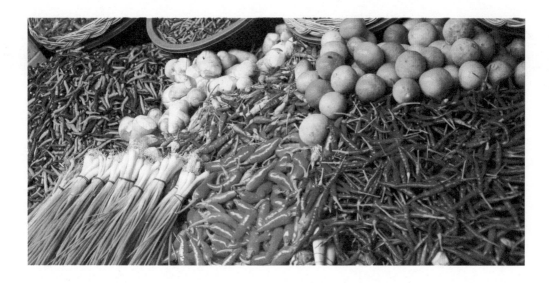

量"为例。6900千焦约为1650千卡。

糖类所需的克数为：1650×63%÷4≈260（克）。

蛋白质所需的克数为：1650×12%÷4≈50（克）。

脂肪所需的克数为：1650×25%÷9≈46（克）。

营养素热量的比例分配，没有绝对值，只要在容许范围内都是可以接受的。注意糖类、蛋白质和脂肪三种营养素的比例加起来应该为100%。

5 安排一天的饮食

（1）主食量的确定

主食是身体所需热量的主要来源，其特点是富含碳水化合物，糖尿病患者如何控制主食量摄入呢？可参考下表。

备注：一般情况下，成人每日的能量摄入不应低于5023千焦，即主食的摄入量不应低于每日150克。

不同能量需求下的主食量	
能量需求	每日主食量
5023千焦	约150克
5442千焦	约175克
5860千焦	约200克
6279千焦	约225克
6697千焦	约250克
7116千焦	约275克
7535千焦	约300克
7953千焦	约325克
8372千焦	约350克
8790千焦	约375克
9209千焦	约400克

（2）副食量的确定

一个人每天的能量来源除了主食，还有副食，包括奶或奶制品、蛋类、肉类、蔬菜类、水果类、油脂类、豆类及其制品等食物，其用量可大致参考下表。

副食名称	大致用量（每日）
奶或奶制品	250克
蛋类	中等大小，1个
肉类	瘦肉为例，100～150克
蔬菜类	500克
水果类	200克（需根据病情决定是否食用）
油脂类	2汤匙（约20克）
豆类及其制品	50～100克

根据少食多餐的原则，糖尿病患者最好安排三顿正餐、两顿加餐。上午的加餐安排在10点左右，下午的加餐安排在4点左右。以"一位女士，身高160厘米，体重60千克，平时从事轻体力劳动，每天消耗6903.6千焦热量"为例，她一天的饮食可以安排如下。

第一，明确应摄入的热量总量为6903.6千焦。

第二，根据前面提到过的"食物交换份法"中给出的1交换单位377千焦内各类食物的量，可以轻松安排一天的食谱。主食：300克（相当于约120克生谷类，即5交换份，约1884千焦热量）；蔬菜：500克（1交换份，相当于377千焦热量）；肉类：100克（3交换份，相当于1130千焦热量）；蛋类：2个鸡蛋，约120克（2交换份，相当于753千焦热量）；豆类：50克（2交换份，相当于753千焦热量）；水果：2个，约400克（2交换份，相当于753千焦热量）；奶制品：500克（2交换份，相当于753千焦热量）；油脂：10克（1交换份，相当于377千焦热量）。合计总热量：6781千焦。

不同能量需求的饮食参考						
热量 食物 种类	5023千焦	5860千焦	6697千焦	7535千焦	8372千焦	9209千焦
谷薯类	150克	200克	250克	300克	350克	400克
肉蛋豆类	150克	150克	150克	150克	150克	150克
蔬果类	500克	500克	500克	500克	500克	500克
乳制品类	250克	250克	250克	250克	250克	250克
油脂类	2汤匙	2汤匙	2汤匙	2汤匙	2汤匙	2汤匙

常见的3种食物生/熟重		
名称	生重（克）	熟重（克）
大米	50	130（米饭）
面粉	50	75（馒头）
肉食	50	35

常用度量单位参考	
1两=50克	1盎司（液体）≈28.3克
1斤=10两=500克	1杯≈240克
1磅≈450克	1茶匙≈5毫升
1公斤=1000克≈2.2磅	1汤匙≈3茶匙≈15毫升

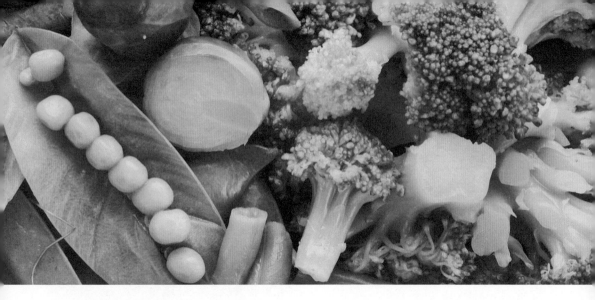

降血糖的饮食小窍门

糖尿病患者的饮食有诀窍，以下小窍门包括日常生活中的饮食宜忌、饮食方法以及饮食误区，糖尿病患者需牢记。

1 早上吃好、中午吃饱、晚上吃少

早上吃好，是指早晨应摄入充足的营养。因为前一天晚上吃完晚饭后到第二天早晨这段时间已经很长了，体内所储备的能量已消耗殆尽，所以早餐要进食营养充足的食物。如可吃一个鸡蛋、半个馒头，喝一杯牛奶，再加点凉拌菜。鸡蛋能补充蛋白质，牛奶能补充部分蛋白质和一些矿物质，馒头能补充碳水化合物，蔬菜能补充维生素，这些食物虽然简单却营养丰富，搭配合理。午餐吃饱，指的是中午的食量可以稍大，营养可以更丰富一些。因为上午要从事繁重的工作，下午仍然要工作，所以午餐的量可以稍大，营养可丰富一点，一些肉类食物宜在中午食用。晚上吃少，是指晚上可以少吃一些，因为晚上睡

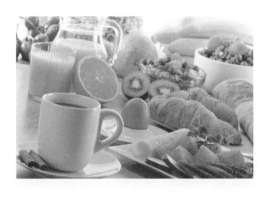

觉需要的能量相对少一些。

对于糖尿病患者而言，所谓饱是指七八分饱，不可过饱。晚餐吃少，指的是一方面总量要少，另一方面要清淡，不宜大量食用肉类等脂肪含量过高的食物，因为晚上一般活动量较小，这样利于控制体重。

2 饮食宜粗细搭配、荤素均衡

粗细粮搭配很重要，一般情况下一天宜吃一顿粗粮、两顿细粮。粗粮和细粮给人体提供的能量是不完全一样的，单纯只吃粗粮或只吃细粮都不合适。

宜选用易于消化吸收的粗粮，如玉米面、小米面、全麦粉等，不宜大量食用难以消化吸收的粗粮。细粮可选用白面、大米。但主食总量应适当控制，一般控制在每天250～400克即可，具体视患者的身体状况和体力劳动强度而定。

肉蛋奶宜适量，一般每天食用100～150克肉类即可，以鱼肉为优选，其次可选用鸡肉、鸭肉、牛肉、羊肉，同时每天可饮用鲜奶250毫升。

此外，糖尿病患者应适当增加蔬菜的摄入量，蔬菜富含膳食纤维和维生素，每餐都应食用。但对于糖尿病患者来说，食材的烹饪方法应

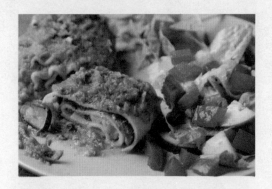

当讲究一些，一般主张用清蒸、清炖、清炒的烹饪方法，少用煎、烤、油炸的方法，以减少脂肪的摄入。

3 每日饮食量的比例要合理

糖尿病患者一日三餐的饮食量是有一定比例限制的，除了老人或自行在家疗养的人以外，一日三餐的饮食量应以早餐、午餐、晚餐各1/3为宜，或以早餐1/5、午餐2/5、晚餐2/5的比例搭配。

可是这种情况是相对的，通常状况下，晚上人们不怎么活动，参加运动的量很少，强度也很小，所以必须谨慎控制晚餐的饮食量。午餐能够提供午后人体消耗所需的能量，人体活动量最大、工作强度最大的时候，也是在午后。但是糖尿病患者若要减肥，其午餐的饮食量可以和早餐差不多，或稍微减少一些。

值得注意的是，无论早餐、午餐、晚餐的比例如何，都要遵循一天饮食总摄入量的标准。

4 饮食宜淡、暖

不宜过多食用酸味的东西，因酸味入肝，过多食用会使肝气偏盛，脾气衰弱；不宜过多食用咸味的东西，因咸味入肾，肾主骨，过多食用则会引起大骨之气劳倦困惫，肌肉短缩、心气抑郁；不宜过多食用甘味的东西，甘之性缓滞，过多食用会使心气喘满，面色黑；不宜过多食苦味的东西，过多食用则脾气不得濡润，消化不良，胃部就会胀满；不宜过多食辛味的东西，过多食

用则筋脉败坏而松弛，精神同时也会受到损害。因此，饮食要注意调和五味，对于糖尿病患者，尤其是并发肾病的患者，日常饮食除了应遵循一般的保健要求外，更要注意少食钠盐，多进食清淡的饮食。

糖尿病患者的饮食温度要适中，过烫或过寒凉的饮食都将引起不良反应。按照中医理论，人的脾胃特点之一是喜暖而怕寒，所以生冷的食物不宜多吃。

5 了解"食物金字塔"，讲究营养均衡

糖尿病患者尤其要注意营养均衡。为了方便理解，营养学家专门用"食物金字塔"的原理来表示人类对不同类食物的需求。最底层的五谷类含丰富的淀粉，这是人体活动的能量来源。此类食物有米粉、通心粉、挂面等五谷类以及淡味的方包、燕麦包及快熟麦片等。

上一层是蔬菜、水果类，它们含丰富的维生素、矿物质及膳食纤维。多吃这类食物可以增强身体抵抗能力，预防便秘。

再上一层是蛋白质类食物，即畜肉、鱼、家禽、蛋、奶、豆类及其制成品。蛋白质可构成身

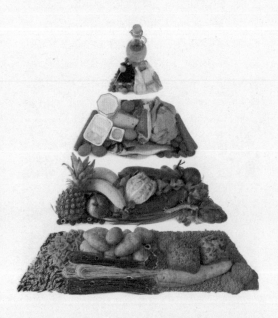

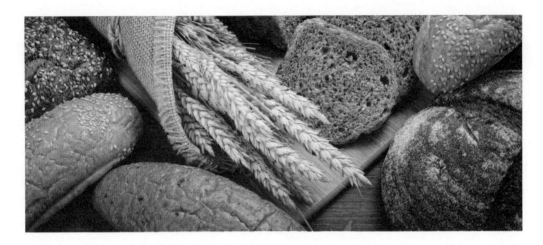

体内组织，供人体生长和修补细胞之用。蛋白质亦可用来合成抗体，对抵抗疾病及感染有极大的帮助。肉类及豆类还含丰富的铁质，可帮助身体制造血液。

最顶层是油、糖及盐分。油分有助构造细胞膜，糖分可为身体提供能量，盐分可维持体内水分的平衡，调节体液的盐碱度。它们亦被用作调味料，能增添菜的香味，但需掌握好摄入量。

6 轻松外食，十大诀窍要记牢

外食在所难免，因此，糖尿病患者要掌握一些必要的饮食诀窍。

（1）外食当天，其他用餐时间应当补充外食时不足的食材，如蔬菜、海菜、豆制品等。

（2）事先有约会计划时，约会前、约会后数日须特别注意血糖值的变化，适度调节。

（3）熟悉了上面的食物交换份法后，选择适当的食物类型与分量。尽量选择热量不高、不

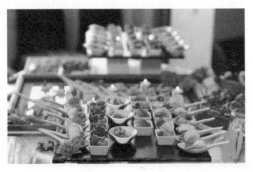

含糖分的食物和饮料。建议随身携带白开水作为饮料。

（4）多选择采用清淡方式烹饪的菜肴，如汆烫、清蒸。汤类选择清汤，避免浓汤。

（5）如果遇到必须延迟用餐时间的情况，可先吃自备点心，如全麦面包、高纤饼干等，以免发生低血糖的状况。

（6）到快餐店用餐时，应避免食用油炸食物。

（7）宴席上若提供高油脂食物，建议去除肥肉和动物外皮部分再进食。

（8）避开高胆固醇、高糖的食物与甜点，蔬菜水果斟酌种类，适量摄取。

（9）自助餐所供应的鸡腿或鱼肉片，大多等于2~3份肉类，建议糖尿病患者额外选择2~3道蔬菜和1碗白饭，以均衡饮食。

（10）炒饭、炒面比起白饭与清面，油脂更多，请斟酌食用。

外食状况较多，饮食原则应尽量把握，但不需过分严格，偶尔多摄入4184千焦无所谓，这是在可允许的范围内，别为了热量控制而失去外食的乐趣。

7 选择食物，看血糖指数

血糖指数指的是食用各种碳水化合物食品后2小时内血糖上升的曲线下的面积占食用等量葡

萄糖后2小时血糖上升的曲线下的面积的百分比。简单来说，血糖指数越高的食物，其升高血糖的作用就越快越明显，反之，也就是适合糖尿病患者食用的食物，升高血糖速度缓慢且升高幅度较小。

低血糖生成指数是指低于70%的，每餐选用一两种血糖指数较低的食品，如燕麦、荞麦、杂面、黄豆等，有利于血糖的控制。

8 先菜后饭，血糖减半；先饭后菜，血糖翻番

要控制血糖，食物的选择对于糖尿病患者固然很重要，但正确的进餐顺序也不能忽视，按照蔬菜—主食—肉类—汤的顺序进餐，能帮助糖尿病患者不自觉地控制进餐量，利于调整饮食结构。

吃饭时可以先吃粗纤维的蔬菜，以增加饱腹感，这样就能不自觉地减少主食的摄入。如果需要控制主食的摄入量，就要在吃饭时先多吃些蔬菜。主食应少稀多干，多吃一些富含膳食纤维的食物，如小米、窝头等，这些粗粮在胃里消化的时间长，血糖上升速度较慢，可以有效抑制糖尿病患者餐后血糖升高。

糖尿病患者要尽量少摄入高油脂的食物，所以肉类等食物应在主食后食用。糖尿病患者吃了一定数量的主食后，摄入的肉类自然就会相应减少。

把汤放到最后喝，因为先喝汤，很快就会感觉饱了，但不久又会感到饥饿，只能再吃些别的食物充饥，这样不利于糖尿病患者的血糖控制。

9 细嚼慢咽，吸收营养更健康

糖尿病患者吃饭要细嚼慢咽，切忌狼吞虎咽。食物在口腔内反复咀嚼时，可以刺激唾液的分泌，唾液中含有许多消化酶，有助食物的消化。延长食物的咀嚼时间，还可以反射性地刺激胃液的分泌。

细嚼慢咽还可使食物充分地与唾液混合，这样食物到了胃肠道才能更好地被消化吸收，也可因延长进餐时间，即使减少食量也有饱腹感。

反之，则会带来很多不益之处，如影响食物营养成分的充分吸收。有实验证明，粗嚼者比细嚼者要少吸收蛋白质13%、脂肪12%。人在进食时，咀嚼5分钟后，食欲才会下降。这一现象与大脑中负责食欲的部位有关，当它接受从舌头等部位传来的相同的刺激过多时就会变得迟钝，从而不再嘴馋，故咀嚼的时间必须长一些才能达到食欲下降的目的，否则短时间的咀嚼，即狼吞虎咽，只能使人胃口大开，极易造成食物摄入过多。

10 吃水果要"算计"

水果一般应作为加餐食品，也就是在两次正餐中间或睡前1小时吃，这样就避免一次性摄入过多的碳水化合物而使胰腺负担过重，一般不提倡在餐前或餐后立即吃水果，否则会令血糖急速上升。在饥饿时或者体力劳动后，可将吃水果作为补充能量和营养素的方法之一。

吃水果的具体时间通常是上午9:30~10：30，下午最好是15：30左右，晚上如果要吃水果，那么饭后1小时或睡前1小时吃是最科学的。

根据水果对血糖的影响，糖尿病患者每天可食用水果100克左右，同时应减少约25克主食，这样可使每日摄入的总热量保持不变。

总之，糖尿病患者吃水果的大前提是不宜多吃。可根据病情在总热量摄入范围内适量地吃。同时，糖尿病患者还应自己摸索自身的血糖波动

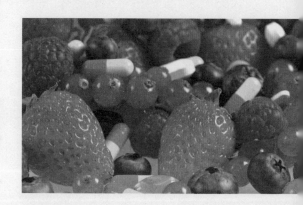

规律。如果有条件，还应在吃完水果后1～2小时内检测血糖和尿糖，对确定能不能吃这种水果、吃得是否过量大有裨益。

11 充足的维生素和矿物质是健康的保证

凡是病情控制得不好的糖尿病患者，易并发酮症酸中毒，此时就要注意补充维生素和矿物质，同时B族维生素消耗增多，应补充B族维生素制剂，以改善神经症状。

粗粮、豆类、蛋、动物内脏和绿叶蔬菜中B族维生素含量较多，新鲜蔬菜含维生素C较多，应注意补充。

病程长的老年糖尿病患者应注意钙的供给要充足，防止骨质疏松。乳类及乳制品含钙丰富，而且吸收率高。水产品中小虾皮含钙特别高，其次是海带。含钙丰富的食品还有豆制品、坚果及蔬菜等。

动物性食物含锌丰富且吸收率高，以牡蛎、鲱鱼含锌最高，肉类、动物肝脏、蛋类次之。我国营养学会推荐锌的摄入量为每天15毫克。

老年糖尿病患者中，饮食中应增加铬的含量。铬能够改善糖耐量，降低血清胆固醇和血脂，含铬的食物有酵母、牛肉、动物肝脏、蘑菇、荞麦等。

12 防治糖尿病，试试南瓜粉

南瓜属葫芦科草本植物，有补中益气、润肺化痰的作用。近年来研究表明，南瓜中含有丰富的果胶和微量元素钴，果胶可延缓肠道对糖和脂质的吸收，钴是胰岛细胞合成胰岛素所必需的微量元素，因而常吃南瓜有助于防治糖尿病。但南瓜中含有一定量的糖，过多食用也会引起血糖增高。所以，糖尿病患者可把南瓜制成南瓜粉，以便长期少量食用。

制作南瓜粉的主要步骤：选择成熟的南瓜，洗净后去皮去籽，切成细丝；将南瓜放入清水中浸泡1小时后取出，晾干；把南瓜丝放入烤箱，以60～80℃烘烤8小时，或用铁锅炒脆；将松脆的南瓜磨碎，储存于密封容器内备用。

患者每次可取1~2汤匙（30～40克）南瓜粉，放入适量的温开水中调匀后服用，每日3次，连服15日，然后可根据血糖下降情况再适当增减南瓜粉的服用量。

13 吃出健康，牢记"糖尿病饮食歌"

糖尿病的饮食是糖尿病治疗的重要组成部分，科学合理地进食，对血糖的控制、糖尿病病情的控制、预防并发症的发生都有重大的意义。以下是前人在治疗糖尿病的过程中总结出来的"糖尿病饮食歌"，糖尿病患者宜谨记。

清淡素食最为佳，粗粮杂面并不差；
一日三餐七分饱，饥饿可数菜豆渣。
日用脂肪选素油，多用调拌少烹炸；
甘肥咸食均不宜，贪杯痛饮更可怕。
体弱消瘦口发馋，可食瘦肉鸡鱼鸭；
适量水果桃为美，想吃甜食配南瓜。
菜豆薏米小麦粥，清热利湿效堪夸；
青菜桃仁治头晕，芥菜降糖也降压。
消瘦多食骨头汤，肥胖患者食南瓜；
莲子芡实治尿频，二目昏花枸菊茶；
蔬菜瓜果豆制品，家常菜肴营养佳。
控制饮食加药疗，出现症状早诊查；
适当运动做气功，老年绽开长寿花。

14 蔬菜降糖，营养有效

蔬菜有利于降低血糖，其所含的碳水化合物以膳食纤维较多，还可提供维生素以及矿物质，进入体内不需胰岛素参与代谢，其含热量低，且能增加饱腹感，保持大便通畅，对糖尿病患者来说非常有益。

绿色蔬菜如白菜、韭菜、笋类、菠菜、油菜、黄瓜、生菜、芹菜等相对来说，含糖、脂肪更低，每天的摄入量可不做严格限制，多数人每天吃0.75千克左右比较适宜。而苦瓜、南瓜有降糖作用，也可多食用。西红柿、茄子、冬瓜等有色蔬菜，含糖量低，也可以多吃。但是胡萝卜、土豆、芋头、蚕豆、豌豆等含糖量较高，不宜多吃。

需注意的是，我国人民有食用腌菜、泡菜的习惯，但是这些对于糖尿病患者来说是有害无益的，因蔬菜加工后，不仅许多营养成分都丢失了，而且增加了有害物质如亚硝酸盐等。

蔬菜中的维生素C经过高温处理，大部分会被氧化而失去效用，所以对于不习惯生吃蔬菜的人，可以每天吃2~3种水果来补充维生素。

15 美味海产品，降糖超级棒

糖尿病患者的饮食要营养均衡，海产品营养丰富，美味可口，能给人体提供大量的优质蛋白质、脂肪和丰富的膳食纤维，而且其含有大量人体所必需的微量元素，特别是碘元素的含量较丰富。碘元素有促进生物氧化、调节蛋白质合成和分解、促进糖和脂肪代谢、调节水盐代谢、促进维生素的吸收利用、增强酶的活性、促进生长发育等作用。

虽然海产品具有很多优点，但是如进食过量则会导致碘摄入过多，对人体也是有害的，食用应适量。而且海鱼、贝类等含有致病微生物，如未经加工而生食是有害的，所以，我们

提倡熟食。

海产品包括海鱼、虾蟹、贝类和海藻等品种，糖尿病患者吃一些海产品是有好处的。但要注意，有不少的海产品脂肪含量较多，特别是胆固醇含量超标，如每克虾皮的胆固醇量甚至比猪肝和羊腰还高，虾、蟹类所含胆固醇也高，所以，这类海产品应该适量食用。

16 5点技巧，"粥"到的健康

粥含水分多，比较容易被人体消化吸收。粥在人体内能很快地分解成葡萄糖，被人体吸收后，直接升高血糖浓度。糖尿病患者并非绝对不能喝粥，在喝粥时要注意以下几点：

（1）喝粥的时间尽量长一些，这样能使血糖升高速度变缓。

（2）在熬粥的材料中添加粗粮，不仅可以增加膳食纤维，而且对降低血糖指数也有明显的作用。

（3）粥不要熬太久，熬得越久，血糖指数也就越高。

（4）早餐不要喝粥，可以选择在午餐和晚餐食用。

（5）忌空腹喝粥，可以在喝粥前吃一点主食。

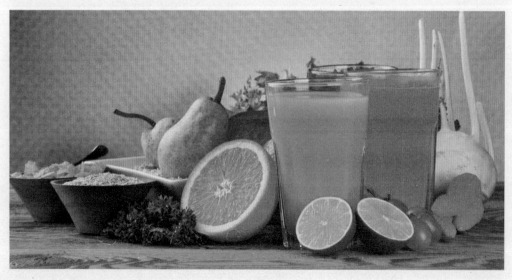

17 巧加餐，预防低血糖

很多糖尿病患者在刚开始控制饮食时，会觉得饥饿难耐，但是经过一段时间的治疗和适应后，饥饿感会逐渐消失。所以在这个过程中，患者需有战胜疾病的信心以及控制饮食的决心。

除此以外，糖尿病患者可多吃低热量、易产生饱腹感的东西，如黄瓜、豆芽、菠菜、大白菜、油菜、冬瓜、南瓜、西红柿、韭菜、菜花，或多吃些粗杂粮，如荞麦面、燕麦片、绿豆粥、红豆粥等，这些食物都可以让患者的饱腹感增加。

在控制好总热量的基础上，可以相应地减少正餐的食量，以便在适当的时间加餐，这个也是消除饥饿感的方法之一。

加餐对于糖尿病患者有重要的意义，可以防止出现低血糖，从而引起反应性的高血糖。

一般糖尿病患者的低血糖会发生在三餐之前的空腹状态下，或者在午夜之后。午夜的低血糖危险性更甚，因为正在睡梦中的糖尿病患者，不能及时进食来改善低血糖症状。

所以加餐的时间应选择在上午9：30左右、下午15：30左右以及晚上10：00左右。加餐的量不宜过多，否则会引起高血糖。加餐要在保持每日总摄入热量不变的基础上进行，即如果加餐，三餐的食量要相应减少。

一般加餐的量为20～50克，即相应的三餐主食需减少20～50克，这样既可以预防低血糖的发生，又可以防止出现餐后高血糖。

18 吃水果，怎么选

水果中除了含有淀粉、纤维素、半纤维素和果胶外，还含有丰富的胡萝卜素、维生素C和钙、铁、锌、硒等人体所需的各种矿物质对防止出现糖尿病并发症，如动脉硬化、视网膜病变、便秘有一定好处，可满足人体所需营养，有利于健康长寿，对维持人体健康起着特殊的作用。另外，水果中的糖多为果糖、蔗糖和葡萄糖，而且含量较多，其所含的总热量并不高。

但是吃水果得有讲究，血糖基本得到控制的糖尿病患者应该在营养师的指导下选择水果，进食的水果一定要含糖量低、味道酸甜。一些血糖高、病情不稳定的患者可以选择草莓这些含糖量在5%以下的水果，根据水果中的糖含量，以及各种不同水果的血糖指数，选择含糖量相对较低及升高血糖速度较慢的水果，也可根据自身的实际经验做出选择。

19 低糖牛奶，补充人体所需

牛奶能补充人体很多营养元素，因此，糖尿病患者适合饮用，以低糖牛奶为宜。牛奶除了含有蛋白质等各种营养元素外，还含有大量维生素及钙、磷等营养元素，是一种非常适合糖尿病患者的食品。牛奶还含有适量的脂肪，能给糖尿病患者提供多种营养成分，而且对血糖、血脂影响不大。牛奶中还含有丰富的钙盐，能及时补充钙质，所以提倡糖尿病患者喝牛奶。但需要注意的是，糖尿病患者喝奶时不能加糖，最多加一点甜味剂。当然无糖的酸奶也可以喝。

不过，有一些患者对牛奶"过敏"，甚至不能喝牛奶。这些人可以改喝酸乳酪（全脂无糖酸乳酪），也可以试试将牛奶温热后再一点一点慢慢喝，或选择低脂牛奶等含有丰富钙质的食品。一喝牛奶就会有腹泻等问题的人，属于无法接受牛奶糖分（乳糖）的体质类型，所以可以选择饮用糖分较少的低糖牛奶。

20 清茶饮出健康

现代研究证明，茶叶中含有大量对人体有益的物质，如茶多酚、可可碱、维生素C、矿物质等。饮用茶水，有清心润肺、增强思维能力、强心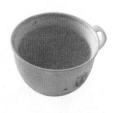利尿、消食解腻、助消化等功效，但是不宜过多饮用，特别是糖尿病患者，喝茶不宜过多、过浓。

过多饮用茶水，一方面会加重心肾负担，另一方面，浓茶可使人兴奋、心跳加快、心悸失眠等，这些都对糖尿病病情不利，甚至可能加重糖尿病患者的病情。

所以，糖尿病患者宜喝少量清茶，切勿过多、过浓，也不宜在睡前喝，否则会使人失眠。

另外，现代很多人喜欢喝咖啡或可可，咖啡中含有大量的咖啡因，可可中含有的皂角苷可能会加重动脉硬化，所以糖尿病患者也应少喝这类饮料。

21 烹调方式可直接影响人体热量的摄入

各种粮食对血糖的影响不同，烹调方法对血糖也有影响。总体来说，粮食做得越稀、越烂，消化、吸收就越快、越充分，血糖也就越高。比如说，100克大米如果做成干饭，血糖升高的程度就不如同等重量大米熬成稀粥吃下去对血糖影响那么大。

可见，影响血糖的不只是粮食的种类和重量，还有粮食的烹饪方法。所以，在选择烹调方式时也应予以考虑。当然，并不是说糖尿病患者不能喝粥。其实粥是很好的食品，量大、容易饱腹。虽说粥的血糖指数较干食大，但患者可以少吃。

糖尿病患者在烹调食物时应注意以下原则：

（1）烹调时不要使用太多的调味料，应尽量清淡，使用的调味料应注意低盐、低油，或者可以使用代糖来调味。

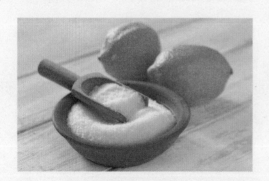

（2）勾芡的食物含热量高、升糖指数高，应尽量避免勾芡，或者用魔芋粉、吉利丁等不具热量的食品代替淀粉勾芡。

（3）如用代糖作为调味料，应注意选择合适的品牌，并根据烹饪的饮食种类，进行用量的调整。

（4）很多人喜欢在菜肴中加入料酒等调味，但是酒精的热量高，不要随意添加。

（5）大部分的中药材含有糖分，应注意不要煮太久或煮太烂。

22 妊娠期糖尿病患者宜少食多餐

通常情况下孕妇应将空腹血糖控制在3.37～5.6毫摩尔/升，餐后2小时血糖应小于6.7毫摩尔/升。也可按体重计算摄取的热量。

妊娠期糖尿病患者应少食多餐，每天5～6餐，早餐占总热量的10%，午餐、晚餐各占30%，加餐（上午、下午、晚上）各占10%。饮食应富含多种维生素、矿物质和膳食纤维。

控制饮食3天后测量24小时血糖含量，即空腹时、3餐前半小时、3餐后2小时、22点或零点共测量8次，同时测尿糖、尿酮体。空腹血糖低于5.6毫摩尔/升，餐后2小时血糖低于6.7毫摩尔/升为理想状态。

23 儿童糖尿病患者饮食均衡最重要

儿童糖尿病患者饮食安排应注意：

（1）儿童正处于生长发育时期，对营养物质的需求较多，同时，营养均衡更加重要，除了热量、蛋白质等营养物质外，富含维生素及微量元素的食品也宜多吃，其饮食中的脂肪含量可以稍微高一点，但是，也不应超过30%，而且，应注意以植物油为宜。

（2）儿童糖尿病患者每天可在3餐之外安排2～3次加餐，但是要注意定时定量，并且在加餐的同时相应地减少正餐主食的摄入量。

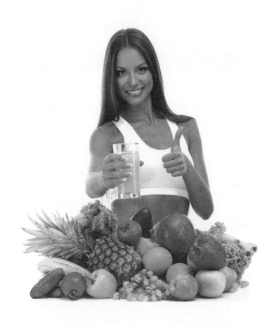

血糖升高时，身体会需要胰岛素进行调节，此时，钙就需要启动功能，传达信息给胰岛素β细胞，让它分泌胰岛素。因此，若身体缺乏钙，中间的联结就会出问题，胰岛素的分泌就会失常，血糖值就容易上升。

当人体内的钙缺乏时，可出现易骨折，经常腰背酸痛、腿部疼痛，易患骨质疏松症等。但是每天摄入的钙也不宜过多，否则会影响镁的吸收。一般来说，成年男性、女性每日钙的摄入量以1000毫克为宜。

富含钙的食物有：虾米、排骨、黄豆、豆腐、牛奶、小鱼干、西蓝花、优酪乳等。

26 "铬"性降糖

铬有参与糖类的代谢、促进胰岛素分泌、维持核酸的稳定、协助输送蛋白质到所需的地方、调节基因表现、影响脂肪代谢的作用。而且铬是葡萄糖耐量因子的组成部分，负责调节人体糖的代谢，同时维持正常的葡萄糖耐量，有助于血糖值的稳定。

当人体内的铬缺乏时，可出现血糖升高、生长迟缓、易患神经炎等。一般来说，成年男性、女性每日铬的摄取量以0.09毫克为宜。

富含铬的食物有：动物肝脏、牛肉、鸡肉、牡蛎、鸡蛋、香蕉、苹果皮、土豆、酵母、荞麦等。

24 口服降糖药+科学饮食=降糖

口服降糖药具有降血糖的功效，但是会对体重产生影响，而且如果没有配合科学的饮食，可能引发不良反应。

如服用格列本脲（优降糖）等磺脲类药物，会使体重增加，这时候要严格控制饮食的摄入，必要的时候，需减少进食量以降低热量摄入，并且相应地增加运动量。

而苯乙双胍降糖灵等双胍类药物，会影响氨基酸、钙、维生素B$_{12}$、叶酸等的吸收，这时就需要增加富含蛋白质的食品以及含钙、维生素B$_{12}$和叶酸丰富的食品了。而且苯乙双胍还可能引起酸中毒，所以宜多吃点偏碱性的食物。

部分磺脲类降糖药降糖作用比较明显，有时甚至会引发低血糖，所以，应该定时进餐，并且在适当的时候加餐。

25 降糖的"钙"世英雄

钙能调节神经兴奋性、控制肌肉收缩、帮助血小板凝集、构成骨骼与牙齿、维持规律性心跳、协助体内铁的代谢。对于人体来说，钙的任务是负责传达"分泌胰岛素"的信息。

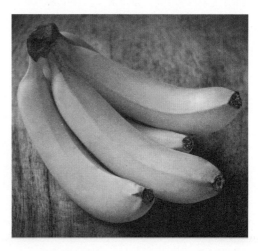

27 硒具有类似胰岛素的作用

硒具有保护组织、细胞膜以及抗癌的作用，能消除已形成的过氧化物，并且具有类似胰岛素的作用，可以促进葡萄糖的运转，以降低血糖。但硒摄取过少或过多都对糖尿病患者的病情不利，要特别注意。

当人体内的硒相对缺乏时，会出现心脏扩大、心跳加快、生长迟缓等症状。一般来说，成年男性、女性每日硒的摄取量以0.05毫克为宜。

富含硒的食物有：瘦肉、动物肝脏及肾脏、海鲜、南瓜、葱、大蒜、全谷类食物等。

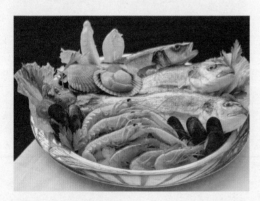

28 降糖也要"镁"

镁能参与能量代谢、蛋白质和核酸的合成，影响钾离子和钙离子的转运，调控信号的传递。对于细胞代谢作用而言，镁是不可或缺的元素。在糖的代谢过程中，镁扮演着"促进胰岛素分泌，使葡萄糖进入细胞中"的角色。体内若缺乏镁，会降低胰岛素刺激葡萄糖吸收的效果，胰岛素阻抗的状况一旦发生，血糖的控制就会变得很困难。

如缺乏镁，人体会出现易暴躁、紧张，经常头痛、失眠或睡眠品质不好，并使高血压与心脏病的发生概率上升，肌肉痉挛、食欲不振、生长迟缓。成年男性镁的每日摄取量以360毫克为宜，而成年女性镁的每日摄取量以315毫克为宜。

富含镁的食物有：坚果类食物、空心菜、牛奶、小麦胚芽、燕麦、糙米等。

29 胰岛素，"锌"苦造

锌可维持免疫功能，促进生长，促进性器官的发育，参与皮肤、毛发、指甲、口腔等位置的修复，参与蛋白质的合成，帮助伤口愈合。锌也是胰脏制造胰岛素的必要元素，当身体缺乏锌，胰岛素制造量会失常，甚至无法制造，进而影响血糖值，引发糖尿病。

如缺乏锌，人体会出现免疫能力下降、食欲不振、生长迟缓、贫血、腹泻、掉发、夜盲、男性前列腺增生、动脉硬化等症状。成年男性锌的每日摄取量以15毫克为宜，成年女性锌的每日摄取量以12毫克为宜。

富含锌的食物有：紫菜、海带、虾、蟹、牡蛎、牛肉、豆类、乳制品、蘑菇、花生、南瓜子等。

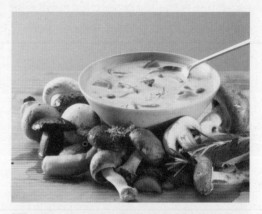

30 维生素B_1直接参与糖类的代谢

维生素B_1有助于保持神经、心血管、消化等系统和皮肤的正常功能。维生素B_1也是重要的辅酶，主要参与糖类及脂肪的代谢，它可以帮助葡萄糖转化成能量。当维生素B_1不足时，会影响体内糖类的代谢功能，增加血糖值控制的难度。

如缺乏维生素B_1，会出现食欲不振、消化不良、疲劳、神经质、全身无力、多发性神经炎、注意力不集中、易怒、心脏肥大等症状。成年男性、女性每日维生素B_1的摄取量以1.2毫克（约15

克猪肉的量就足够）为宜。

富含维生素B_1的食物有：肉类、动物肝脏、豆类、花生、全谷类食物、酵母等。

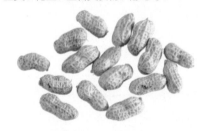

31 维生素B_2帮助糖类分解与代谢

维生素B_2能提高机体对蛋白质的利用率，促进生长发育，参与细胞的生长代谢。同时，维生素B_2还可以帮助糖类分解与代谢。

当体内的维生素B_2缺乏时，糖类分解与代谢的能力会较差，进而影响血糖值的控制状况。另外，还会出现食欲不振、消化不良、疲劳、全身无力、易怒、神经质、多发性神经炎、注意力不集中、心脏肥大等。成年男性每日维生素B_2的摄入量以1.3毫克为宜，成年女性每日维生素B_2摄入量以1.0毫克为宜。

富含维生素B_2的食物有：鱼、牡蛎、猪肉、动物肝脏、香菇、黑木耳、绿色蔬菜、鸡蛋、豆类、花生、芝麻、牛奶、酵母、板栗等。

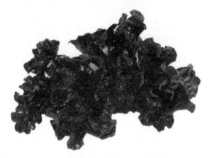

32 维生素B_6参与糖原代谢

维生素B_6可参与体内神经递质、糖原、神经鞘磷脂、血红素、类固醇、核酸、维生素B_{12}、叶酸盐等的代谢。

当体内的维生素B_6缺乏时，还会易患贫血，患肾、膀胱结石，出现经前综合征，易患帕金森综合

征、脂溢性皮肤炎等。成年男性每日维生素B_6的摄入量以1.6毫克（约5根香蕉的量）为宜，成年女性每日维生素B_6的摄入量以1.4毫克（约4根半香蕉的量）为宜。

富含维生素B_6的食物有：鸡肉、鲑鱼、熟西蓝花、熟菠菜、香蕉、牛奶、豆类、花生等。

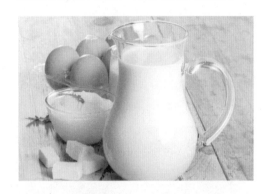

33 维生素A可保护胰岛素

维生素A能调节皮肤表皮及角质层的新陈代谢，保护表皮，预防夜盲症，促进骨骼、牙齿生长。

体内如缺乏维生素A，会出现皮肤干燥且粗糙、呼吸道易感染、泪液分泌不足、易患夜盲症，长期缺乏维生素A且未接受治疗者可能会失明等。成年男性每日维生素A的摄取量以600微克（约70克南瓜的量）为宜，成年女性每日维生素A的摄取量以500微克（约60克南瓜的量）为宜。

富含维生素A的食物有：动物肝脏、鱼肝油、小鱼干、鳗鱼、白萝卜、芦笋、南瓜、甜瓜、西瓜、杧果、杏仁、鸡蛋、牛奶等。

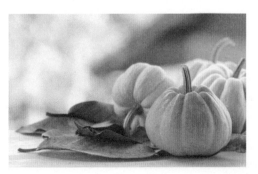

34 维生素C可促进糖类的代谢

维生素C能促进骨胶原的合成，促进酪氨酸、色氨酸的代谢，还可以促进糖类的代谢，有助于维持血糖值的稳定。

体内如缺乏维生素C，会出现生长迟缓、骨骼发育不全、肌肉关节酸痛、牙龈出血、皮肤容易瘀青、贫血、皮肤干燥、容易患坏血病等，成年男性、女性每日维生素C的摄入量以60毫克（约2个猕猴桃的量）为宜。

富含维生素C的食物有：青椒、包菜、菜花、番石榴、西红柿、柳橙、草莓、猕猴桃等。

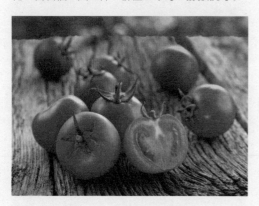

35 维生素E可改善脂质代谢

维生素E能促进垂体促性腺激素的分泌、促进精子的生成和活动、改善脂质代谢、抗氧化、稳定细胞膜和细胞内脂类成分、降低红细胞脆性、改善血液循环。

体内如缺乏维生素E，会出现肌肉无力、肠胃不适、精神不集中、掉发，易患溶血性贫血，易感染皮肤病等。成年男性每日维生素E的摄入量以12毫克为宜，成年女性每日维生素E的摄入量以10毫克为宜。

富含维生素E的食物有：肉、绿色蔬菜、全谷类食物、植物油、坚果类食物、蛋黄等。

36 促进胰岛素作用，"锰"降血糖

锰在体内一部分作为金属酶的组成成分，一部分作为酶的激活剂起作用。锰也有促进胰岛素的作用，有维持血液正常凝固的作用，可促进骨骼及结缔组织的发展、促进中枢神经的正常运作。当体内缺少锰时，会引起脂肪酸代谢异常，导致血糖升高。成年男性、女性每日锰的摄取量以2.5毫克为宜。含锰的食物有：绿色蔬菜、全谷类食物、豆类、茶叶、酵母、菠萝等。

37 次亚麻油酸稳定血糖功劳大

次亚麻油酸有调控循环系统、免疫系统、生殖系统及皮肤系统的作用。次亚麻油酸还具有调节生理代谢，控制血糖，让血糖变化趋于稳定的功能。还可强化脑细胞及神经细胞、胰岛素的作用、抑制血小板凝集、调节血脂肪组成、调节内分泌、调节血压、预防动脉硬化、减轻关节发炎症状。

当体内缺少锰时，会出现肌肉无力、视觉模糊、感觉异常、易患皮肤病等。

富含次亚麻油酸的食物有：黄豆及黄豆制品、月见草油、葵花子油、橄榄油等。

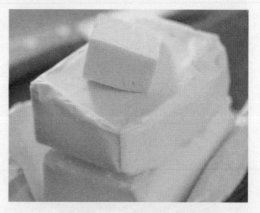

38 喝酒会使糖尿病病情恶化，应控制饮酒

糖尿病患者是否能够喝酒这个问题，要由主治医生来判断，判断的基准就在于糖尿病的控制状况是否良好。对于糖尿病控制状况不良的人来说，不论有任何理由，都要严禁饮酒，因为喝酒会让糖尿病控制状况恶化。若是血糖长时间保持良好的控制状况，则可以在医师指导的限制范围

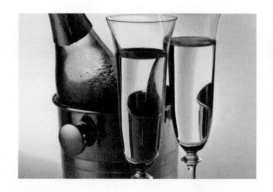
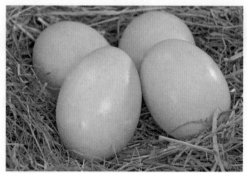

内适量饮酒，符合以下条件的糖尿病患者可适量饮酒：

（1）没有肝病、溃疡病等。

（2）没有糖尿病并发症，如眼底病变、肾脏病变、心脏病等。

（3）肝功能正常。

此外，糖尿病患者饮酒时尤其注意不能与口服降糖药同时服用。如要饮酒应注意其热量，并列入每日总热量的计算中。饮酒时还要尽量使每日各种营养成分的摄入比例保持在相对稳定的状态下，从而避免饮食不足及过量。应避免喝有甜味的酒，切忌大量饮酒，避免空腹饮酒，饮酒前后要检测血糖，了解饮酒对血糖的影响。

39 副食的热量不可忽视

控制好主食但不控制副食的摄入，血糖依然会升高。

有些糖尿病患者把糖尿病饮食治疗简单地理解为仅仅是控制主食，把每日主食限制得很严，而随便食用鸡、鱼、肉、蛋、豆制品等高蛋白质食物。结果血糖控制得不理想，即使加服降血糖药物，仍不能达到满意的疗效。其主要原因是摄入了过多的蛋白质食物，过多的蛋白质可通过糖异生生成葡萄糖，从而引起血糖的升高。

主食固然是血糖的主要来源，但副食也是不可忽视的来源。副食中的蛋白质、脂肪进入体内照样有一部分可以变成血糖。蛋白质和脂肪在代谢过程中分别有58%和10%生成葡萄糖。有的副食，如肉、蛋、花生等含有较多的脂肪，产热量

也很高，如150克花生所供热能几乎是等量粮食的2倍。这类食品吃多了，对防治冠心病也是十分不利的，而且冠心病还是糖尿病最常见的并发症。

40 控制主食不等于不吃主食

事实上，吃主食有助于维持身体营养平衡，因此，糖尿病患者每天要进食一定量的主食。

很多糖尿病患者都有这样一种错误观念：主食里的糖分高，控制病情就要少吃甚至不吃主食。专家提醒，不吃主食的饮食习惯无助于控制病情。

实际上，不吃主食也可能出现高血糖。葡萄糖是人体内能量的主要来源，如果不吃主食或进食过少，就会缺乏葡萄糖的来源。当人体需要热量时，身体就会动用蛋白质、脂肪，使之转化为葡萄糖，以补充血糖的不足。其中，脂肪会分解生成脂肪酸，在体内燃烧后释放出能量。当脂肪酸产生过多时，常伴有酮体生成，经肾脏代谢排出，可出现酮尿，不利于身体健康。

在饥饿状态下，体内升糖激素，如胰高血糖素、儿茶酚胺等，可使糖原分解且使糖的异生作用增强，引起反应性高血糖。

碳水化合物是构成身体组织的一种重要物质，如肝脏内和肌肉内的糖原、体内的核蛋白、糖脂等也都含有糖。人体内的主要脏器时刻离不了糖，如在休息状态下，脑细胞需要葡萄糖来维持正常的功能，人体每日需要100～150克葡萄糖，所以糖尿病患者每餐都要进食一定量的主食（淀粉类食物）。

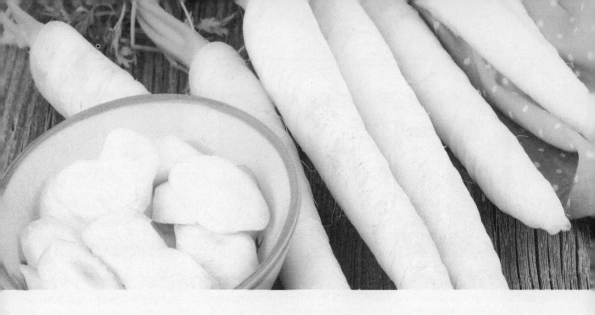

不同类型的糖尿病患者，饮食安排是不一样的，患者需要根据自身类型科学合理地安排自己的饮食。

约有30%的老年糖尿病患者只需要单纯的饮食疗法，即可控制病情，那么老年糖尿病患者的饮食应该怎么安排呢？

（1）既要控制饮食，又要营养充足，以保持理想体重。老年糖尿病患者每天所需总热量可按每千克体重126千焦左右估计。蛋白质需要量每千克体重1~1.5克，需要高蛋白摄入者可高一些，碳水化合物摄入则每天200~300克。

（2）限制脂肪的摄入量，如油炸食品、动物内脏（肝、肺、肾等）、肥肉等富含胆固醇的食物要少吃或不吃。

（3）多摄入粗粮、新鲜蔬菜等富含膳食纤维的食物。膳食纤维有延缓胃肠道消化吸收食物的作用，可以控制餐后血糖上升的幅度，改善葡萄糖耐量。同时，应减少食盐的摄入量，以每天不超过4克为宜。

（4）坚持少量多餐、定时定量的原则，这样既可以防止因吃得过多而引致的血糖升高过快，又可以避免出现低血糖的现象。

（5）多饮水，同时应限制饮酒。

糖尿病患儿有异于其他糖尿病患者群的特

点，所以在饮食的安排上也有其特点：

（1）限制热量的摄入。一般的小学生每日应摄取6276千焦的热量，具体的热量计算公式为：全天总热量（千焦）=（年龄×系数+1000）×4.184。公式里的系数一般为70~100，一般来说，身体较胖的儿童，应选择较小的系数，而活动量大的儿童应选择较大的系数。系数的参考值为：3岁以下的，系数为95~100；3~4岁的，系数为90~95；5~6岁的，系数为85~90；7~10岁的，系数为80~85；10岁以上的，系数为70~80。

（2）蛋白质的摄入量以每天千克体重2~3克为宜，并且宜选择鱼类、鸡蛋、牛奶、豆类等食物。

（3）碳水化合物的摄入量宜占总热量的50%~55%，脂肪的摄入量占30%。总胆固醇的摄入量每天不宜超过300毫克，油炸食品、动物内脏、肥肉等应少吃或不吃。

（4）儿童对于维生素、矿物质的需求量较大，所以应该常吃富含维生素、矿物质的食物，在蔬菜的选择方面，宜选用含糖量少的白菜、菠菜、萝卜等。

（5）适当增加海带、豆皮等富含膳食纤维

的食物，并且宜采用少量多餐的方法。

（6）烹调方法宜尽量多样化以提高糖尿病患儿进食的兴趣。

3 肥胖型糖尿病患者的饮食安排

对于肥胖型糖尿病患者来说，只要体重减下来了，胰岛素的抵抗自然就会有所减轻，血糖也就相应地降下来了，这就要求糖尿病患者的饮食控制要到位。

（1）控制热量的摄入。肥胖型糖尿病患者每天的热量摄入可根据本章第二节中所介绍的公式和方法计算。

（2）碳水化合物的摄入量宜适当减少，每天的主食量宜控制在150~200克。

（3）相对于普通的糖尿病患者，肥胖型糖尿病患者的蛋白质摄入量可稍多些，一般占总热量的20%~24%。

（4）限制脂肪的摄入，动物内脏、油炸食物等高胆固醇的食物以及花生、核桃等高油脂的食物应尽量不吃。

（5）尽可能地避免煎、炸等烹调方法，可选择蒸、煮、炖等。

（6）补充一定量的维生素和矿物质。

（7）傍晚和临睡前不要进食太多的食物。

4 妊娠期糖尿病患者的饮食安排

妊娠期糖尿病患者控制饮食的目的是为母体与胎儿提供足够的热量及营养素，使母体及胎儿能适当地增加体重，符合理想的血糖控制标准，预防妊娠毒血症及减少早产、流产与难产的发生。

（1）妊娠前4个月不需要特别增加热量，但是到了中后期，则要相应地增加一定的热量了，其计算公式为标准体重×（126~146）千焦/千克（体重）。

（2）妊娠期糖尿病患者宜少食多餐，将每天应摄取的食物分为5~6餐，而且要避免晚餐与隔天早餐的时间相距过长，所以睡前可补充一些点心。

（3）应尽量避免加有蔗糖、果糖、葡萄糖

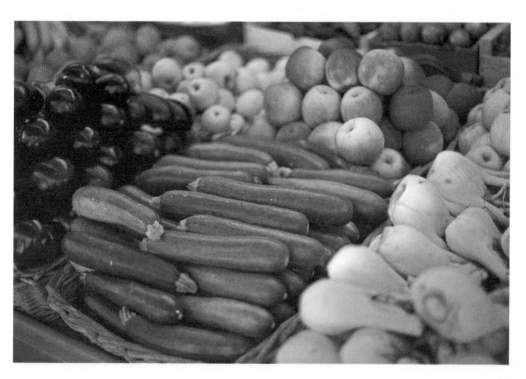

之类的含糖饮料及甜食，以避免餐后血糖快速增加。

（4）尽量选择膳食纤维含量较高的主食，如以糙米或五谷饭取代白米饭，使用全谷类面包或馒头等。

（5）妊娠期糖尿病孕妇早晨的血糖值较高，因此早餐淀粉类食物的进食量须适当控制。

（6）如孕前已摄取足够营养，那么妊娠初期不需增加蛋白质摄取量，而妊娠中期及后期每天应分别增加6克和12克蛋白质。所以最好每天至少喝2杯牛奶。

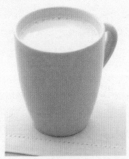

（7）烹调用油以植物油为主，尽量减少油炸、油煎之物，应禁食动物的皮和肥肉等。

（8）常吃些富含叶酸且对血糖影响较小的绿叶蔬菜和豆类等。

5 消瘦型糖尿病患者的饮食安排

部分糖尿病患者体形也不胖，属于消瘦型糖尿病患者，对于这部分的患者，可适当地放宽热量摄入的限制，但是一样需要控制饮食，否则一样会导致血糖异常。

（1）热量的摄入较其他糖尿病患者有所增加，具体热量的计算公式可参照本章第二节中介绍的公式和方法。

（2）适当增加蛋白质的摄入，一般以每千克体重摄入1.2～1.5克蛋白质为宜，且蛋白质的来源选择宜为奶制品、豆制品、瘦肉、禽蛋等。

（3）限制脂肪的摄入，油炸食品、动物内脏、肥肉等高脂肪、高胆固醇的食物应尽量少吃或不吃。

（4）注意餐次的分配，有条件的最好可以做到少量多餐，这样可保证膳食量的充分摄入。

（5）适当摄入维生素和铁等微量元素。

（6）体重对于热量的摄入有着指导性的作用，所以应监测体重，根据体重的变化及时调整饮食，以免影响血糖的控制。

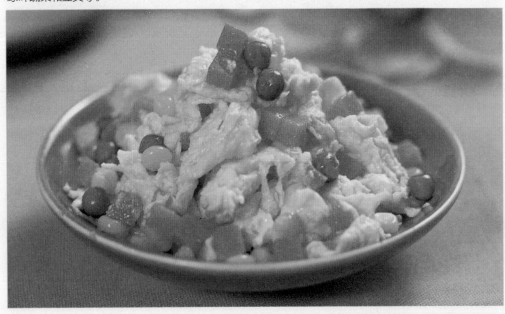

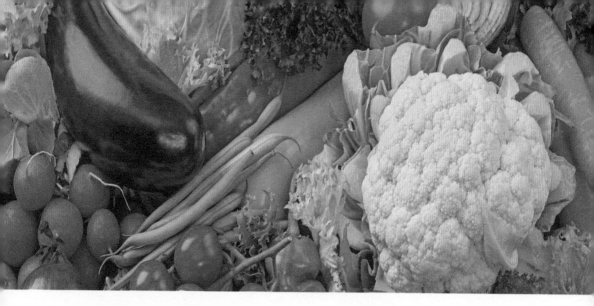

合理摄取三大营养成分，平衡膳食

糖尿病患者需要科学合理地摄入脂肪、蛋白质、糖分三大营养物质，并必须清楚地掌握其摄入量。

1 脂肪

糖尿病患者必须控制脂肪的摄入量，尤其是肥胖的糖尿病患者更应严格限制，每日脂肪摄入总量不得超过40克（包括主食与副食中所含的脂肪）。消瘦型糖尿病患者由于碳水化合物限量，热量供应受到影响，可以适当增加脂肪摄入量。但是，这并不是说脂肪摄入越少越好，因为体内脂肪组织能保护和固定内脏器官，皮下脂肪可以滋润皮肤、防止体温的过度耗散。脂肪还可参与维生素吸收、改善食物味道、增加饱腹感等。一般糖尿病患者，每日脂肪摄入量可占总摄入量的20%~30%，即每日40~60克，若按体重计算，不宜超过1克/千克。为预防动脉硬化，最好选用植物油，忌用胆固醇分量高的动物脂肪。

2 蛋白质

蛋白质可分为动物性蛋白质和植物性蛋白质两种。蛋白质是人体细胞、各组织的重要组成成分，也是人体内酶、激素、抗体的重要原料，对人体的生长发育、组织的修复、细胞的更新等，都起着极为重要的作用。糖尿病患者应尽量多吃植物性蛋白质。一般每日每千克体重应摄入蛋白质1克，但是病情控制不好或消瘦者，可将每日摄入的蛋白质增至每日每千克体重1.2~1.5克，患者若为儿童，蛋白质的需要量则为每日每千克体重2~3克。

3 糖分

糖类是人体所必不可少的物质，可分为三类，即单糖、双糖、多糖。糖尿病患者应该食用的糖类主要是多糖，多以淀粉的形式存在。淀粉需要经过一定的消化才能转化为单糖，其消化吸收过程较单糖和双糖缓慢，血糖升高过程所需的时间也会延长，正好适应1型糖尿病患者胰岛素释放缓慢的状态，因此可以避免突然的高血糖及后发的低血糖反应。

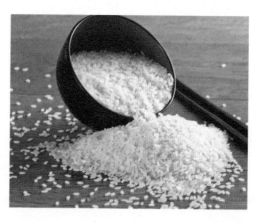

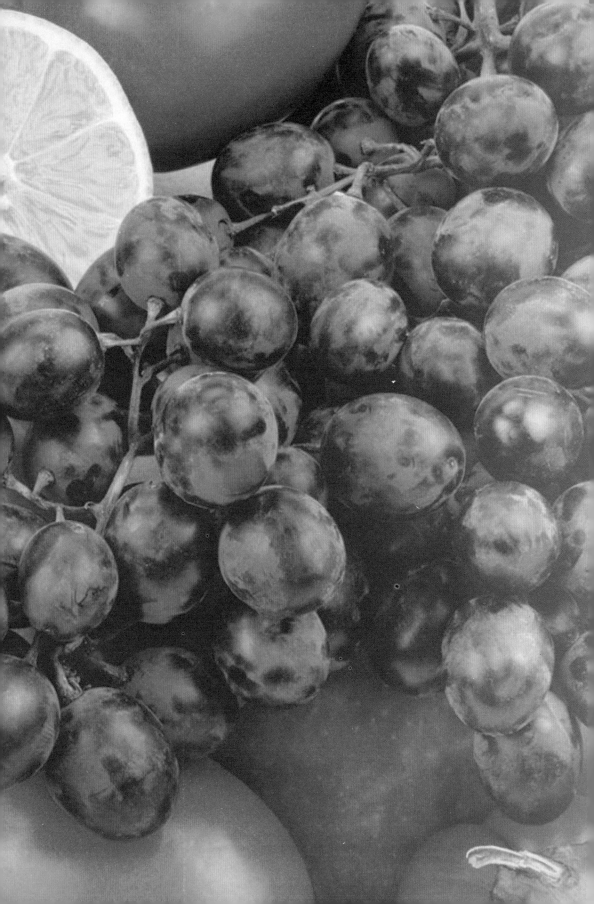

第二章

104种降糖食材的正确吃法

通过饮食疗法，糖尿病患者可达到以下治疗目标：①减轻胰岛负担，使血糖、血脂达到或接近正常值，并防止或延缓心血管疾病等并发症的发生与发展；②维持健康，使成人能从事各种正常的活动，儿童能正常地生长发育；③维持正常的体重，肥胖者控制体重可以改善受体对胰岛素的敏感性，消瘦者可使体重增加以增强对传染病毒的抵抗力。

由此可见，正确饮食对于糖尿病的治疗有重要的意义。掌握正确的饮食疗法，除了谨记在前一章中介绍的饮食诀窍外，还有一个重要的内容，那就是要选对合适的食物。食物对于糖尿病治疗的重要性，体现在其可给机体补充足够的能量和营养之余，不少食物的营养成分还有降低血糖、防治糖尿病并发症的作用。如荞麦、燕麦等食物中含有的膳食纤维，能够延迟胃排空和改变肠运转的时间，在肠内形成凝胶从而减慢葡萄糖的吸收速率，同时还有降低血清胆固醇的含量、减少胰岛素的需要量和增加胰岛素受体的敏感性等作用。如玉米、水产类食物中含有的不饱和脂肪酸，可降低血中的胆固醇和甘油三酯水平、降低血液黏稠度、防止心脑血管并发症等。

此外，很多食物中还含有丰富的维生素B_1、维生素B_2、维生素C以及铬、镁、锌等元素，这些都是对糖尿病患者有益的营养素。如铬能参与糖类的代谢，促进胰岛素作用，负责调节人体糖的代谢，同时维持正常的葡萄糖耐量，有助于血糖值的稳定。

本章所列出的104种食材均适合糖尿病患者食用，对每一种食材详解其食疗作用、搭配宜忌等基础信息，更列出每种食材的营养素含量数值。需说明的是，此数值均为相对数值，并非绝对值，仅供读者做参考。

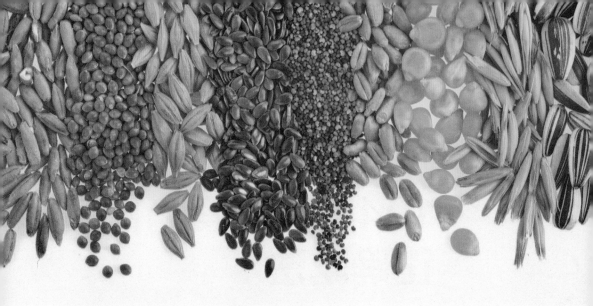

谷物、薯类、豆类怎么吃

谷物、薯类、豆类是人体所需能量的主要来源。主要包括以淀粉为主要成分的稻米、小麦、玉米等谷物，以及土豆、红薯等块茎类食物和豆类制品，其中，谷物和块茎类食物也是人们餐桌上主要的食物，称之为主食。

1 糖尿病患者为什么要吃主食和豆类食物

主食是人体能量的主要来源，如果摄入的主食过少，那么机体所需的能量就相对缺乏，此时身体必然要动用脂肪和蛋白质来提供能量。其中，脂肪分解会生成脂肪酸，在体内燃烧后释放出能量，而当脂肪酸产生过多时，常伴有酮体生成，容易导致酮症酸中毒。另外，体内蛋白质分解，时间长了会使人消瘦、乏力、抵抗力低下，容易出现各种并发症，糖尿病患者尤其要注意。

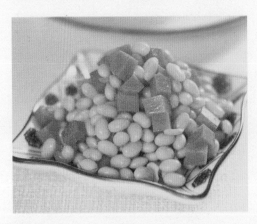

豆类食品及其制品除富含蛋白质、矿物质、维生素之外，还有较多的不饱和脂肪酸，既能降低血液中的胆固醇，又能降低血液中的甘油三酯，有降脂作用。所以常食豆类食品及其制品可有效地帮助糖尿病患者预防动脉硬化等心血管并发症。

2 糖尿病患者怎样吃主食

糖尿病患者不要过严地控制碳水化合物摄入，碳水化合物应占总热量的50%～60%，每日摄入量为250～300克，肥胖患者为150～200克。谷类是日常生活中热量的主要来源，每50克大米或白面供给的碳水化合物就有约38克。

糖尿病患者在主食的制作过程中要注意以下两点，才有利于降低食物的升糖指数，保持餐后血糖平稳。

（1）用来制作主食的材料以糙米、糙面等为佳，精细食品如精米、精面等应该少吃。

（2）烹调食物的时候，时间不要过长，如熬粥，别熬得太烂，熬汤的时间也不宜太长。

3 糖尿病患者应注意的摄入主食误区

误区一："主食热量高，不能吃"。

评析：主食是人体所需能量的主要来源，建议在总能量控制的前提下，少量多餐食用。

误区二："粗粮比细粮好，应只吃粗粮"。

评析：只吃粗粮会加重肠胃的负担，建议粗细粮合理搭配。伴有胃肠疾病、肾病、高尿酸血症、痛风等的患者应尽量少吃或不吃粗粮。

误区三："早餐单一，只吃主食"。

评析：糖尿病患者应注意营养均衡，建议搭配肉类、蛋类、豆制品、蔬菜等副食。

4 糖尿病患者宜吃的谷物、豆类食物

大豆及其制品：豆油富含不饱和脂肪酸，能降低胆固醇和甘油三酯。

粗杂粮：如莜麦面、荞麦面、燕麦片、玉米面，均含多种微量元素、B族维生素和膳食纤维。经实验证明，它们都有延缓血糖升高的作用。有的患者可用玉米面、豆面、白面按2∶2∶1的比例做成三合面馒头、烙饼、面条，长期食用，除有降糖、降脂的功效外，还能减少饥饿感。

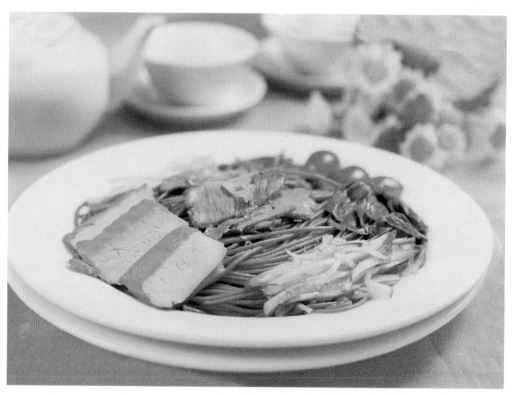

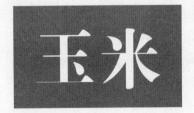

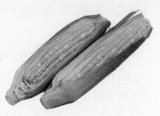

别名：苞谷、包谷、珍珠米。

性味归经：性平，味甘；归脾、肺经。

适用量：每天食用70克左右为宜。

热量：443.5千焦/100克（可食用部分）。

降糖关键词

膳食纤维、不饱和脂肪酸、谷胱甘肽

玉米含丰富的不饱和脂肪酸和膳食纤维，有利于降低餐后血糖水平。玉米中含有一种特殊的抗癌物质——谷胱甘肽，它进入人体后可与多种致癌物质结合，使致癌物失去致癌性。

食疗作用

玉米有开胃益智、调理中气等功效，还能降低血脂、延缓人体衰老、预防脑功能退化、增强记忆力。适合糖尿病、水肿、脚气病、小便不利、腹泻、冠心病、习惯性流产、不育症等患者食用。另外，玉米中还含有黄体素、玉米黄质等，对于眼睛有很好的保护作用。此外，玉米中含有的硒元素，有抑制肿瘤生长的作用。

选购保存

选购时以颗粒整齐、饱满、无缝隙、色泽金黄、无霉变、表面光亮者为佳。保存时宜去除外皮和毛须，洗净擦干后用保鲜膜包裹置冰箱中冷藏。

♥ 温馨提示

吃玉米时应把玉米粒的胚尖全部吃掉，因为玉米的很多营养成分都集中在这里。玉米发霉后会产生致癌物，所以发霉的玉米绝对不能食用。玉米棒可直接煮食。玉米粒可煮粥、炒菜或加工成副食品，煮粥时添加少量碱可释放玉米中的烟酸，还可保存营养素。

营养成分表	
营养素	含量（每100克）
蛋白质	4克
脂肪	1.2克
碳水化合物	19.9克
膳食纤维	2.9克
维生素C	16毫克
维生素E	0.46毫克
镁	32毫克
锌	0.9毫克
钾	238毫克
硒	1.63微克

搭配		
宜	玉米+木瓜	可预防冠心病和糖尿病
	玉米+鸡蛋	可健脑益智
忌	玉米+田螺	会引起中毒
	玉米+红薯	会造成腹胀

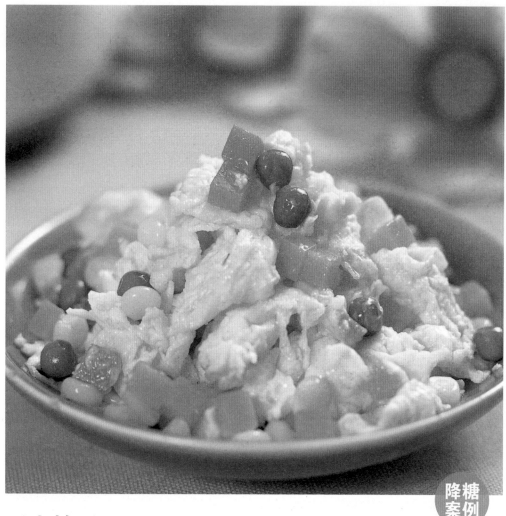

降糖案例

玉米炒蛋

材料：玉米粒、胡萝卜各100克，鸡蛋1个，青豆10克，植物油4毫升，盐、水淀粉、葱各适量。

做法：

❶ 玉米粒、青豆洗净；胡萝卜洗净切粒，与玉米粒、青豆同入沸水中煮熟，捞出沥干水分；鸡蛋入碗中打散，并加入少许盐和水淀粉调匀；葱洗净，葱白切段，葱叶切成葱花。

❷ 锅内注入植物油，倒入蛋液，见其凝固时盛出，锅内再放油炒葱白。

❸ 接着放玉米粒、胡萝卜粒、青豆，炒香时再放蛋块，并加剩余盐调味，炒匀盛出时撒入葱花即成。

能量计算：总能量约2430.9千焦，蛋白质11.1克，脂肪15.6克，糖类128.5克。

营养功效：玉米与鸡蛋同食可防止胆固醇过高，且胡萝卜含丰富的胡萝卜素和B族维生素等，能补充体内所需营养。此菜不仅美味营养，还具有健脾养胃、降糖降压的功效。常吃此菜能防治由糖尿病引发的高血压、冠心病、视网膜受损等并发症。

小米

别名：粟米、谷子、黏米。
性味归经：性凉，味甘、咸；
归脾、肾经。
适用量：每天食用50克左右为宜。
热量：1497.9千焦/100克。

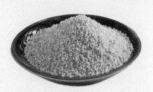

降糖关键词

矿物质、维生素B_1

　　小米含有丰富的矿物质，能有效调节血糖。小米中含有的维生素B_1，对糖尿病患者的手、足、视觉神经有保护作用。小米还有助于缓解神经紧张、释放压力等。

食疗作用

　　小米有健脾和胃、清热解渴、安眠等功效。人体对小米的消化吸收率高，是幼儿的营养食品。适合脾胃虚弱、反胃呕吐、体虚胃弱、精血受损、食欲缺乏等患者食用，孕妇、失眠者、体虚者、低热者、脾胃虚弱者、食不消化者、反胃呕吐者、泄泻者也可食用。

选购保存

　　购买小米应到正规商场或较大的超市，宜选择米粒大小、颜色均匀，呈乳白色、黄色或金黄色，有光泽，无虫，无杂质的小米。贮存于低温、干燥、避光处即可，也可在小米中加入几瓣大蒜，有防虫的作用。

♥ 温馨提示

　　小米是体弱多病者的滋补保健佳品。但不能食用变质或劣质的小米，变质的小米手捻易成粉状，易碎，碎米多，有异味或有霉变气味、酸臭味、腐败味。小米煮粥营养丰富，有"代参汤"之美称。小米宜与动物性食品或豆类搭配，可以提供给人体更完善、全面的营养。

搭配

宜	小米+洋葱	可生津止渴、降脂降糖
	小米+苦瓜	可清热解暑
	小米+黄豆	可健脾和胃、益气宽中
忌	小米+杏仁	会使人呕吐、泄泻

营养成分表

营养素	含量（每100克）
蛋白质	9克
脂肪	3.1克
碳水化合物	73.5克
膳食纤维	1.6克
维生素A	17微克
维生素B_1	0.33毫克
镁	107毫克
钙	41毫克
锌	1.87毫克
硒	4.74微克

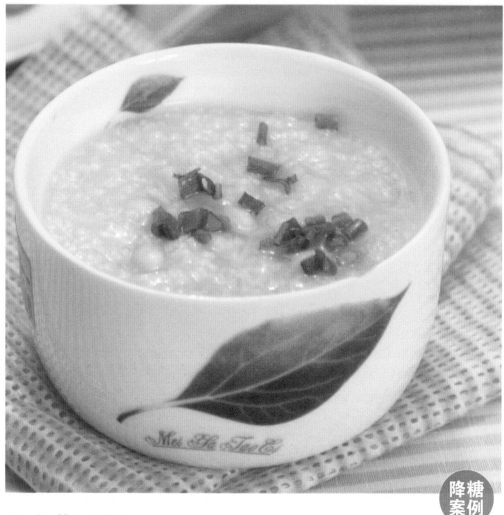

降糖案例

小米黄豆粥

材料： 小米80克，黄豆40克，盐、葱各适量。

做法：

❶ 将小米用清水淘洗干净；黄豆洗净，加入清水中浸泡，直至外皮发皱，捞起沥干；葱洗净，切成葱花。

❷ 锅洗净，置于火上，倒入清水，同时放入小米与黄豆，以大火煮开。

❸ 待煮至浓稠状时，调入盐拌匀，撒上葱花即可食用。

能量计算： 总能量约1799.1千焦，蛋白质21.2克，脂肪8.8克，糖类73.76克。

营养功效： 黄豆中富含赖氨酸，正好弥补了小米中赖氨酸含量不足而亮氨酸含量太多的缺陷，所以用小米熬粥时加入少量豆类或者肉类，可以使营养更丰富、更全面，同时还可以降低小米的升糖指数。常食此粥能达到健脾和胃、益气宽中、防治消化不良、降低血脂、调节血糖水平的功效，对合并手足麻木和视觉神经病变以及身体虚弱、脾胃不佳的糖尿病患者均有益。

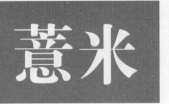

别名： 六谷米、药玉米、薏苡仁、薏仁。
性味归经： 性微寒，味甘、淡；归脾、胃、肺经。
适用量： 每天食用60克左右为宜。
热量： 1493.7千焦/100克。

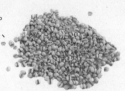

降糖关键词

维生素B$_2$、薏米酯、谷固醇、膳食纤维

薏米富含的维生素B$_2$、薏米酯、谷固醇具有降低血糖的作用。薏米中含有的膳食纤维，可促进排便，从而延缓餐后血糖上升。此外，多食薏米还能美容健肤。

食疗作用

薏米药食两宜，具有健脾、利水、清热、利湿的功效。主要用于辅助治疗泄泻、湿痹、筋脉拘挛、屈伸不利、水肿、脚气、肺痈、肠痈、淋浊、白带异常等病症。现代研究证明，薏米还有防癌抗癌的作用，常吃薏米，能减少肿瘤的发病概率。薏米中还含有丰富的维生素E，常常食用，可以保持皮肤光泽细腻，更可消除粉刺、色斑，改善人体的肤色等。

选购保存

选购薏米时，以粒大、饱满、色白、完整者为佳。保存前要筛除薏米中的粉粒、碎屑，以防止生虫或生霉，置于干燥密闭的容器内保存即可。

♥ 温馨提示

薏米有很强的抗菌抗癌作用，所以癌症患者化疗、放疗后可多食。薏米在煮之前，最好先洗净浸泡数小时，煮时先用大火烧开，再改用小火熬。少量薏米可密封于缸内或坛中保存。需要注意的是，便秘、尿多者及怀孕早期的妇女不宜食用薏米。

营养成分表	
营养素	含量（每100克）
蛋白质	12.8克
脂肪	3.3克
碳水化合物	69.1克
膳食纤维	2克
维生素B$_1$	0.22毫克
维生素B$_2$	0.15毫克
维生素E	2.08毫克
钙	42毫克
锌	1.68毫克
硒	3.07微克

搭配		
宜	薏米+香菇	可防癌抗癌
	薏米+腐竹	可降低胆固醇
忌	薏米+杏仁	易引起呕吐、泄泻

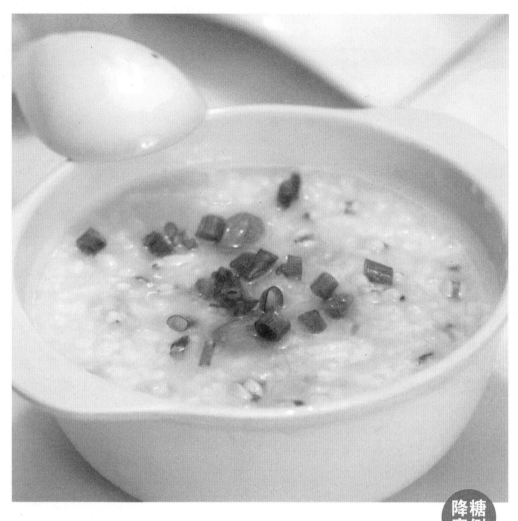

降糖
案例

薏米白果粥

材料： 薏米60克，白果10克，大米50克，枸杞子5克，盐、葱各适量。

做法：

❶ 大米洗净；薏米用清水泡发洗净；白果洗净，捣碎备用；枸杞子洗净；葱洗净，切成葱花。

❷ 锅洗净，置于火上，倒入清水，放入大米、薏米、白果、枸杞子，以大火煮至米粒开花。

❸ 煮至浓稠状时，调入盐拌匀，撒上葱花即可食用。

能量计算： 总能量约1822.6千焦，蛋白质19.7克，脂肪2.6克，糖类92.1克。

营养功效： 薏米熬粥时加入适量白果，会增强健脾除湿、清热排脓的功效。白果中含有白果酸、白果酚，有抑菌、杀菌作用，可辅助治疗呼吸道感染性疾病。此外，枸杞子中的枸杞多糖，能增强糖尿病患者胰岛素的敏感性，可以有效防止餐后血糖升高，降低血糖水平，提高糖耐受量。

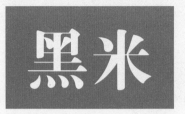

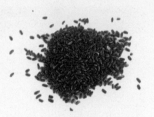

别名：血糯米。

性味归经：性平，味甘；归脾、胃经。

适用量：每天食用50克左右为宜。

热量：1393.3千焦/100克。

降糖关键词

膳食纤维、维生素B₁

黑米含有丰富的膳食纤维，可预防餐后血糖急剧上升，有效维持血糖平衡，改善糖尿病患者的病情。黑米中含有的维生素B₁能很好地保护糖尿病的手、足、视觉神经。

食疗作用

黑米具有很好的滋补作用，在民间被称为"补血米""长寿米"，具有健脾开胃、补肝明目、滋阴补肾、益气强身的功效，是抗衰美容、防病强身的滋补佳品，特别适合脾胃虚弱、体虚乏力者食用，对于脱发、白发增多、贫血、阴虚、便溺、肝病、肾病患者也有很好的食疗保健作用。现代研究证明，黑米还具有改善心肌营养等功效，适合冠心病患者。

选购保存

优质的黑米粒大饱满、黏性强、富有光泽，很少有碎米和爆腰（米粒上有裂纹），并且不含杂质和虫蛀。黑米要置于通风、阴凉处保存。

♥ 温馨提示

黑米淘洗次数过多会导致营养成分流失，所以淘洗干净即可。黑米需要长时间熬煮至熟烂，未煮熟的黑米不能食用，否则易引起急性胃肠炎。黑米外有一层坚韧的种皮包裹，不易煮烂，建议煮前将黑米洗净，用清水浸泡数小时，泡米水不要倒掉，可用来烹煮，以保留营养成分。

搭配		
宜	黑米+牛奶	益气养血、生津、健脾胃
	黑米+莲子	可补肝益肾、丰肌润发
	黑米+红豆	可气血双补
	黑米+绿豆	可健脾胃、祛暑热

营养成分表	
营养素	含量（每100克）
蛋白质	9.4克
脂肪	2.5克
碳水化合物	68.3克
膳食纤维	3.9克
维生素B₁	0.33毫克
维生素B₂	0.13毫克
维生素E	0.22毫克
钙	12毫克
锌	3.8毫克
硒	3.2微克

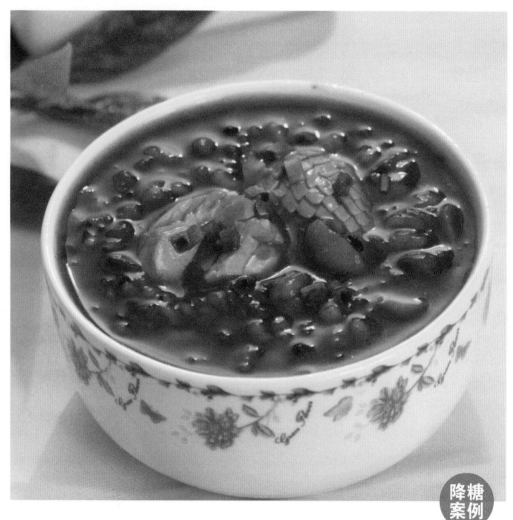

降糖案例

红豆黑米粥

材料： 红豆30克，黑米50克，猪腰10克，花生米10克，萝卜20克，盐、葱花各适量。

做法：

❶ 花生米洗净；黑米、红豆洗净后泡1小时；萝卜洗净切块；猪腰洗干净，切成腰花。

❷ 将泡好的黑米、红豆、猪腰同入锅，加水煮沸，下入花生米、萝卜，中火熬煮半小时。

❸ 等黑米、红豆煮至开花，调入盐调味，撒上葱花即可。

能量计算： 总能量约1337.6千焦，蛋白质13.4克，脂肪5.9克，糖类58.3克。

营养功效： 黑米与豆类、花生米一起熬粥食用比较合适，因为豆类和花生的油脂含量都比较高，能使黑米中的脂溶性维生素E更好地被人体消化吸收。萝卜营养丰富，含有大量的维生素C和微量元素锌，有增强免疫力、保护血管、促进胆固醇排泄的作用。本粥品具有补肾健脑、益肝明目、滋阴养血、促进新陈代谢的作用，比较适合糖尿病性血管并发症患者，还能降低高血压的发病率。

荞麦

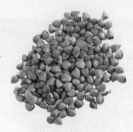

别名： 苦荞麦、金荞麦。

性味归经： 性寒，味甘、平；归脾、胃、大肠经。

适用量： 每天食用60克左右为宜。

热量： 1355.6千焦/100克。

降糖关键词

膳食纤维、黄酮、镁

荞麦含有丰富的黄酮、镁等元素，具有降低血糖的作用。富含的膳食纤维一方面能改善葡萄糖耐量，帮助人体代谢葡萄糖，另一方面能促进排便，从而减缓餐后血糖上升的速度。

食疗作用

荞麦能健胃、消积、止汗，能有效辅助治疗胃痛胃胀、消化不良、食欲不振、肠胃积滞、慢性泄泻等病症，其中的烟酸成分能帮助人体代谢葡萄糖，是防治糖尿病的天然佳品。荞麦还含有丰富的维生素P，有保护血管、软化血管、降低人体血脂的作用，对于高血压、高脂血症患者均颇有益处。此外，荞麦还含有某些黄酮成分，具有抗菌、消炎、止咳、平喘、祛痰的作用。

选购保存

选购时应注意挑选大小均匀、质实饱满、有光泽的荞麦粒。应在常温、干燥、通风的环境中储存。

搭配

宜	荞麦+韭菜	可降低血糖
	荞麦+莱菔子	消食降气
忌	荞麦+野鸡肉	会导致营养成分流失

♥ 温馨提示

荞麦是体弱者、老人、妇女和儿童皆宜的主食，对血脂、血糖紊乱的糖尿病患者来说是不可多得的佳品，但是不可一次食用过多，否则难以消化。脾胃虚寒、胃寒便溏者也不宜食用。荞麦的质地较硬，不容易煮熟，建议制作前先洗净，再用清水浸泡数小时。

营养成分表

营养素	含量（每100克）
蛋白质	9.3克
脂肪	2.3克
碳水化合物	66.5克
膳食纤维	6.5克
维生素B$_1$	0.28毫克
维生素B$_2$	0.16毫克
维生素E	4.4毫克
镁	258毫克
钙	47毫克
锌	3.62毫克

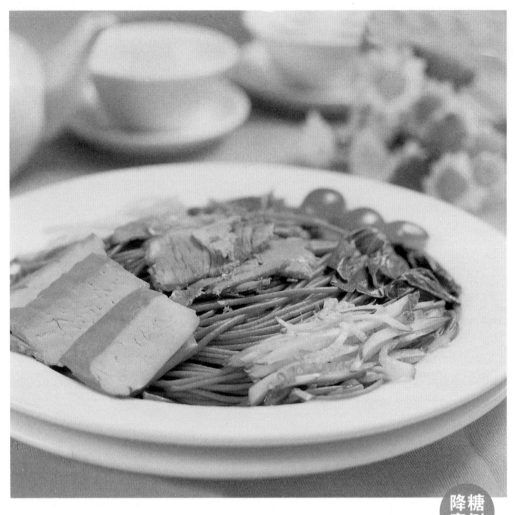

降糖案例

荞麦凉面

材料： 荞麦面150克，黄瓜丝10克，熟牛肉、胡萝卜、油菜各30克，香干20克，圣女果20克，植物油4毫升，盐、淀粉、卤汁各适量。

做法：

❶ 熟牛肉切片；胡萝卜、香干均洗净切片；油菜洗净切朵。

❷ 锅中注植物油烧热，放入胡萝卜、香干、油菜炒香，加入卤汁烧开，调入盐，用淀粉勾芡。

❸ 荞麦面入沸水中煮熟，捞出过冰水后装盘，摆上炒好的胡萝卜、香干、油菜及黄瓜丝，放上熟牛肉、圣女果即可。

能量计算： 总能量约2490.3千焦，蛋白质23.9克，脂肪13.1克，糖类105克。

营养功效： 荞麦面是理想的健康食品，对高血压、冠心病、糖尿病、癌症患者有特殊的保健作用。胡萝卜、油菜均含有大量的维生素C，不仅有利于人体的发育，还可增强自身的抗病能力，所含有的类黄酮等物质，有保护心血管、清除胆固醇的作用。此外，胡萝卜中含有的槲皮素、山柰酚等物质，能增加冠状动脉血流量，有降压、强心的作用。本品具有降血糖、健脾养胃、益气补虚的功效。

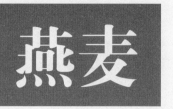

别名：野麦、雀麦。
性味归经：性平，味甘；归脾、心经。
适用量：每天食用40克左右为宜。
热量：1535.5千焦/100克。

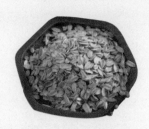

降糖关键词

水溶性膳食纤维、不饱和脂肪酸

燕麦中含有丰富的水溶性膳食纤维，可以增加胰岛素的敏感性，从而有效抑制餐后血糖上升。燕麦还富含不饱和脂肪酸，可降低血液中的胆固醇含量，预防动脉粥样硬化。

食疗作用

燕麦具有健脾、益气、补虚、止汗、养胃、润肠的功效。燕麦不仅可预防动脉硬化、脂肪肝、糖尿病、冠心病，而且对便秘以及水肿等都有很好的辅助治疗作用，可增强人的体力，延年益寿。另外，燕麦富含多种矿物质，是防治贫血、骨质疏松的佳品，经常食用燕麦，还可改善血液循环，并缓解生活、工作带来的精神压力。

选购保存

应挑选大小均匀、质实饱满、色泽乳黄的燕麦粒。如是燕麦片，应选择颗粒差不多大的，同时最好选择锡纸包装的，不要透明包装的，因为这样的燕麦容易受潮，且有营养成分的丢失。燕麦应密封存放在阴凉、干燥处。

♥ 温馨提示

燕麦一次食用量不宜过多，否则会导致胃痉挛或者胃肠胀气。糖尿病患者食用燕麦时，应相应减少主食量。燕麦不宜长时间高温烹煮，否则会导致水溶性维生素被破坏。燕麦可与豆浆、牛奶、坚果、水果等搭配食用。

搭配

宜	燕麦+南瓜	可降低血糖
	燕麦+小麦	减肥、降血糖、降血压
忌	燕麦+红薯	会导致胃肠胀气

营养成分表

营养素	含量（每100克）
蛋白质	15克
脂肪	6.7克
碳水化合物	61.6克
膳食纤维	5.3克
维生素B_1	0.3毫克
维生素B_2	0.13毫克
维生素E	3.07毫克
钙	186毫克
锌	2.59毫克
硒	4.31微克

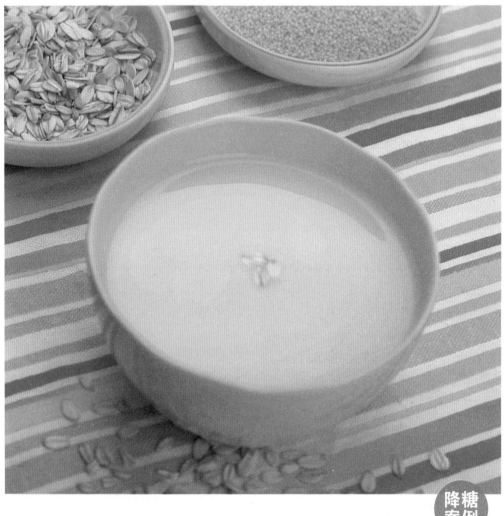

降糖
案例

燕麦小米豆浆

材料： 燕麦、小米、黄豆各30克，白糖3克。

做法：

❶ 将黄豆、小米用清水泡软，捞出、洗净备用；燕麦洗净，备用。

❷ 将黄豆、燕麦、小米放入豆浆机中，加适量水将其搅打成豆浆，并煮熟。

❸ 滤渣取豆浆汁，加入白糖调味即可。

能量计算： 总能量约1360.6千焦，蛋白质17.7克，脂肪7.8克，糖类52.9克。

营养功效： 黄豆燕麦片均含有较为丰富的膳食纤维，具有润肠通便、降低血糖的作用。此品对控制餐后血糖急剧上升和预防糖尿病非常有效，但是本品中淀粉含量较高，在食用时应注意不可过量，并且要控制好总热量的摄入。黄豆也不宜食用过多，容易引起腹胀。此外，在制作此品的时候应注意控制好白糖的调入量，否则会影响本品的降糖功效，还有可能引起血糖升高。

莜麦

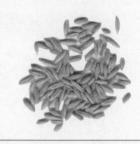

别名：油麦、玉麦、铃铛麦。

性味归经：性平，味甘；归脾、胃、肾经。

适用量：每天食用40克左右为宜。

热量：1531.3千焦/100克。

降糖关键词

钾、镁、锌、氨基酸

　　莜麦所含有的钾、镁、锌等元素，可促进胰岛素的生成和分泌，从而能降低血糖。它还富含蛋白质、多种维生素和人体必需的多种氨基酸，营养丰富，具有抗疲劳的作用。

食疗作用

　　莜麦是糖尿病患者的极好食品，脂肪中较多的亚油酸可减少胆固醇在心血管中的蓄积，降低血脂，对动脉粥样硬化性冠心病、高血压均有疗效。

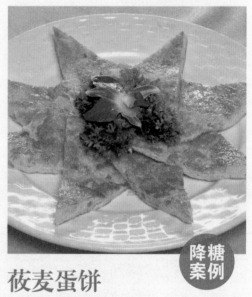

降糖案例

莜麦蛋饼

搭配		
宜	莜麦+绿豆	可降低血糖
	莜麦+香菇	防癌、抗衰老
	莜麦+黄豆	预防贫血

营养成分表	
营养素	含量（每100克）
碳水化合物	63.2克
脂肪	7.2克
蛋白质	12.2克
膳食纤维	4.6克
维生素E	7.96毫克
镁	146毫克
钙	27毫克
铁	13.6毫克
锌	2.21毫克
硒	0.5微克

材料：莜麦面粉100克，鸡蛋1个，韭菜50克，植物油6毫升，盐适量。

做法：

❶ 韭菜洗干净，切成末，备用；鸡蛋打入碗中搅散，备用。

❷ 将韭菜末放入鸡蛋碗中，加入盐和莜麦面粉调匀。

❸ 锅中注入植物油，待烧热后，放入调好的莜麦韭菜蛋浆，煎至金黄色熟时，起锅，切块装盘即可。

能量计算：总能量约1887千焦，蛋白质20.1克，脂肪11.8克，糖类71.5克。

营养功效：莜麦的营养价值很高，多种氨基酸组成较平衡。莜麦搭配膳食纤维同样丰富的韭菜，可促进排便，减缓血糖上升的速度，同时还可以增加饱腹感，减少其他食物的摄入量。

花豆

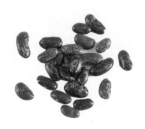

别名： 红花菜豆、大红豆、福豆。

性味归经： 性平，味甘、酸；归脾、胃、肾经。

适用量： 每天食用30克左右为宜。

热量： 1326.3千焦/100克。

降糖关键词

氨基酸、维生素、矿物质

花豆中的氨基酸种类多达17种，是糖尿病患者较好的补益食品。花豆中含有丰富的维生素和钙、锌、硒等矿物质，具有调节血糖、增强食欲、健脾益肾的作用。

食疗作用

花豆具有健脾益肾、增强食欲、调节血糖抗风湿的功效。

搭配		
宜	花豆+鸡肉	可健脾补肾
	花豆+排骨	可开胃消食
	花豆+灵芝	可增强免疫力

营养成分表	
营养素	**含量（每100克）**
碳水化合物	57.2克
脂肪	1.3克
蛋白质	19.1克
膳食纤维	5.5克
维生素E	6.13毫克
烟酸	3毫克
钙	38毫克
铁	0.3毫克
锌	1.27毫克
硒	19.05微克

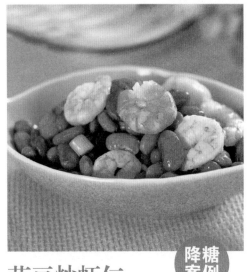

降糖案例

花豆炒虾仁

材料： 花豆100克，虾仁50克，盐5克，葱适量，植物油少许。

做法：

❶ 将葱洗净，切段备用；花豆洗净，放进清水里泡发；虾仁洗净。

❷ 起锅，加入适量油烧热后下入虾仁拌炒，炒至虾仁变色出锅。另起锅炒香花豆，然后加入虾仁，调入盐、葱段，炒匀即可。

能量计算： 总能量约1426.7千焦，蛋白质24.3克，脂肪1.7克，糖类62.7克。

营养功效： 花豆是高淀粉、高蛋白质、低脂肪和矿物质含量丰富的保健食品，长期食用，有健脾益肾、增强食欲、调节血糖的作用。与虾仁共炒，可增强免疫力。

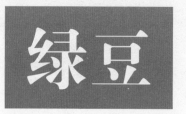

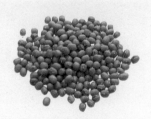

别名：青小豆。

性味归经：性凉，味甘；归心、胃经。

适用量：每天食用40克左右为宜。

热量：1322.1千焦/100克。

降糖关键词

B族维生素、铁、镁、钾

　　绿豆含有丰富的B族维生素以及铁、镁、钾等多种营养素，有降低血糖、生津止渴、消肿利尿等作用，适合糖尿病并发肾病的患者食用，有"济世之食谷"的美称。

食疗作用

　　绿豆有降糖降脂、调和五脏、清热解毒、消暑止渴、利水消肿的功效。

搭配		
宜	绿豆+大米	有利于消化吸收
	绿豆+百合	可润燥解渴
忌	绿豆+狗肉	会引起中毒
	绿豆+羊肉	可导致肠胃胀气

营养成分表	
营养素	**含量（每100克）**
碳水化合物	55.6克
脂肪	0.8克
蛋白质	21.6克
膳食纤维	6.4克
维生素E	10.95毫克
镁	125毫克
钙	81毫克
铁	6.5毫克
锌	2.18毫克
硒	4.28微克

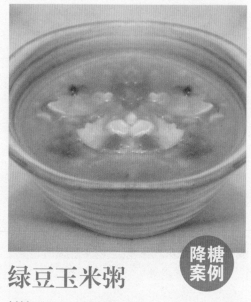

降糖案例

绿豆玉米粥

材料：绿豆、玉米粒各40克，小米60克，百合15克，胡萝卜30克，白糖少量。

做法：

❶ 绿豆、小米均泡发洗净；玉米粒洗净；百合洗净；胡萝卜洗净切丁。

❷ 锅内倒入清水，放入小米、绿豆煮至开花；加入玉米粒、胡萝卜、百合同煮至浓稠状，调入白糖拌匀即可。

能量计算：总能量约1575.7千焦，蛋白质18.3克，脂肪3.8克，糖类107.6克。

红豆

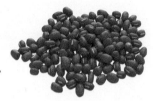

别名：红小豆。
性味归经：性平，味甘、酸；
归心、小肠经。
适用量：每次食用30克左右为宜。
热量：1292.9千焦/100克。

降糖关键词

膳食纤维、维生素E、锌、钾、镁

红豆含有丰富的膳食纤维，可以促进排便，从而减缓餐后血糖的上升速度。红豆中还含有大量的维生素E、锌、钾、镁等成分，能降低血糖和血脂。

食疗作用

红豆有补血、利水、消肿、通乳、健脾养胃等功效。

搭配		
宜	红豆+南瓜	可润肤、止咳、减肥
	红豆+鸡肉	可补肾、补血
忌	红豆+羊肚	可致水肿、腹痛、腹泻
	红豆+盐	会使药效减半

营养成分表	
营养素	**含量（每100克）**
碳水化合物	55.7克
脂肪	0.6克
蛋白质	20.2克
膳食纤维	7.7克
维生素E	14.36毫克
镁	138毫克
钙	74毫克
铁	7.4毫克
锌	2.2毫克
硒	3.8微克

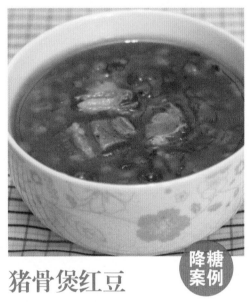

降糖案例

猪骨煲红豆

材料：猪骨100克，红豆50克，盐少量。

做法：

❶ 猪骨洗净，剁成块；红豆淘净，浸泡1小时。

❷ 置锅于火上，放入适量水，水开后放入猪骨，余烫一下，捞起。

❸ 将猪骨和红豆一起放入锅内，加清水，用大火煮开，转中火熬煮至成，食用时加盐调味即可。

能量计算：总能量约1751千焦，蛋白质28.4克，脂肪20.7克，糖类33.4克。

营养功效：本品中红豆可药食两用，有促进心脏血管活动，增强抵抗力，利尿，改善低血压、易疲倦等症状的作用。猪骨可为人体补充优质蛋白质和必需的脂肪酸。红豆和猪骨两者均具有丰富的铁元素，搭配食用，可改善血液循环，使人气色红润，还具有降血糖、益气健脾的作用。

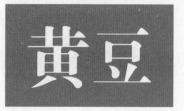

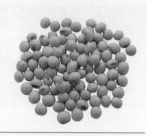

别名: 大豆、黄大豆。

性味归经: 性平, 味甘; 归脾、大肠经。

适用量: 每天食用30克左右为宜。

热量: 1502.1千焦/100克。

降糖关键词

可溶性膳食纤维、不饱和脂肪酸

黄豆中含有大量的可溶性膳食纤维, 不仅有润肠通便的功效, 还可增强胰岛素的敏感度, 从而有效地调节血糖。黄豆中含有的不饱和脂肪酸可降低血脂水平。

食疗作用

黄豆有健脾益气、宽中润燥、补血、降低胆固醇、利水、抗癌的功效。

搭配

宜	黄豆+胡萝卜	有助于骨骼发育
	黄豆+红枣	有补血、降血脂的功效
忌	黄豆+核桃	可导致腹胀、消化不良

营养成分表

营养素	含量(每100克)
碳水化合物	18.7克
脂肪	16克
蛋白质	35克
膳食纤维	15.5克
维生素E	18.9毫克
镁	199毫克
钙	191毫克
铁	8.2毫克
锌	3.34毫克
硒	6.16微克

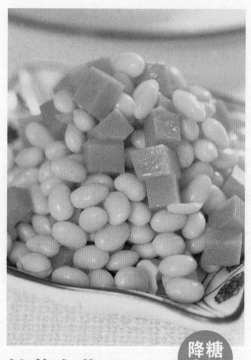

降糖案例

拌萝卜黄豆

材料: 黄豆100克, 胡萝卜300克, 盐、香油各适量。

做法:

❶ 将胡萝卜削去头、尾, 洗净, 切成小丁入盘; 与黄豆一起入沸水中焯烫后, 捞出沥水。

❷ 黄豆和胡萝卜丁加入盐、香油, 拌匀即成。

能量计算: 总能量约1815.9千焦, 蛋白质38克, 脂肪16.6克, 糖类58.5克。

黑豆

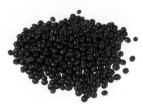

别名： 乌豆、黑大豆、稽豆、马料豆。
性味归经： 性平，味甘；归心、肝、肾经。
适用量： 每天食用40克左右为宜。
热量： 1594.1千焦/100克。

降糖关键词

膳食纤维、维生素E、镁、钙、锌、硒

　　黑豆中含有大量的膳食纤维，可防治便秘，延缓餐后血糖的上升。黑豆中的维生素E可预防心脑血管并发症。黑豆中含有的镁、钙等营养素，可以有效地调节血糖。

食疗作用

　　黑豆具有祛风除湿、调中下气、活血、解毒、利尿、明目等功效。

搭配		
宜	黑豆+牛奶	有利于维生素B₁₂的吸收
	黑豆+谷类	补充营养
忌	黑豆+柿子	易产生结石

营养成分表	
营养素	**含量（每100克）**
碳水化合物	23.4克
脂肪	15.9克
蛋白质	36克
纤维素	10.2克
维生素E	17.36毫克
镁	243毫克
钙	224毫克
铁	7毫克
锌	4.18毫克
硒	6.79微克

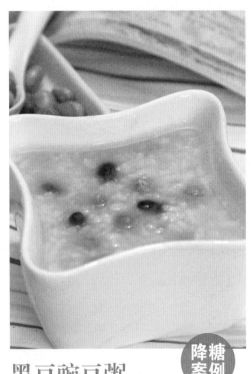

降糖案例

黑豆豌豆粥

材料： 大米70克，黑豆、豌豆各25克，浮萍、盐各适量。

做法：

❶ 大米、黑豆均泡发洗净；豌豆洗净；浮萍洗净，加水煎煮取汁。

❷ 锅置火上，加入清水，放入大米、黑豆、豌豆煮开，倒入浮萍汁液，待煮至浓稠状时调入盐拌匀即可。

能量计算： 总能量约1792千焦，蛋白质19.3克，脂肪4.9克，糖类79.4克。

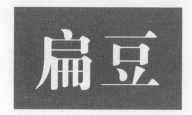

别名： 菜豆、季豆。

性味归经： 性平，味甘；归脾、胃经。

适用量： 每天食用40克左右为宜。

热量： 154.8千焦/100克。

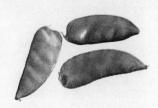

降糖关键词

膳食纤维、维生素C

　　扁豆中含有丰富的膳食纤维，可促进排便，延缓餐后血糖的上升速度。扁豆中富含的维生素C，有增强免疫力、清除胆固醇、防治动脉硬化的功效。

食疗作用

　　扁豆能健脾和中、清热消暑、解毒消肿、保护心脑血管、调节血压、降血糖。

搭配		
宜	扁豆+鸡肉	可填精补髓
	扁豆+猪肉	可补中益气、健脾胃
	扁豆+豆腐	可补中益气、清热化湿
忌	扁豆+橘子	可导致高钾血症

营养成分表	
营养素	含量（每100克）
碳水化合物	6.1克
脂肪	0.2克
蛋白质	2.7克
膳食纤维	2.1克
维生素C	13毫克
维生素E	0.24毫克
钙	38毫克
铁	1.9毫克
锌	0.72毫克
硒	0.94微克

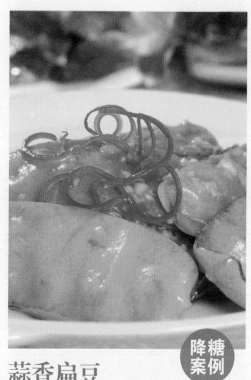

降糖案例

蒜香扁豆

材料： 扁豆350克，蒜泥50克，盐、植物油各适量。

做法：

❶ 扁豆洗净，去掉筋，整条截一刀，入沸水中稍焯烫。

❷ 锅内放入少许油烧热，下入蒜泥煸香，加入扁豆同炒，放入盐炒至断生即可。

能量计算： 总能量约805.4千焦，蛋白质11.7克，脂肪0.8克，糖类42.5克。

豆腐

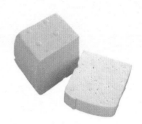

别名: 水豆腐、老豆腐。
性味归经: 性凉,味甘;归脾、胃、大肠经。
适用量: 每天食用50克左右为宜。
热量: 338.9千焦/100克。

降糖关键词

大豆蛋白

豆腐中含有的大豆蛋白属完全蛋白,含有人体必需的8种氨基酸,且比例也接近人体需要,是糖尿病患者补充营养的很好的食物之一,有降低血脂、保护血管的作用。

食疗作用

豆腐能益气宽中、生津润燥、清热解毒、健脾和胃、抗癌、保护肝脏。

搭配		
宜	豆腐+鱼	有补钙的功效
	豆腐+鲜菇	可降血脂、降血压
忌	豆腐+蜂蜜	会引起腹泻

营养成分表	
营养素	**含量(每100克)**
碳水化合物	3.8克
脂肪	3.7克
蛋白质	8.1克
膳食纤维	0.4克
维生素E	2.71毫克
镁	27毫克
钙	164毫克
铁	1.9毫克
锌	1.11毫克
硒	2.3微克

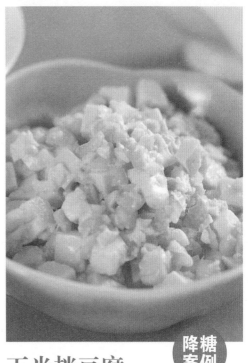

降糖案例

玉米拌豆腐

材料: 玉米粒20克,豆腐70克,白糖少量。

做法:

❶ 将玉米粒洗净,上屉蒸熟,并切成小块;豆腐洗净,切成粒,入沸水中煮熟后捞出。

❷ 将豆腐和玉米加白糖拌匀即可。

能量计算: 总能量约325.9千焦,蛋白质6.5克,脂肪2.9克,糖类7.5克。

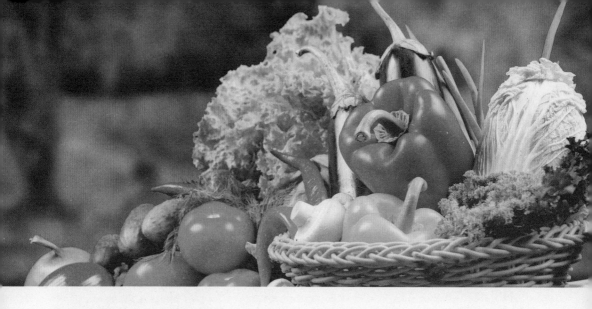

蔬菜菌藻怎么吃

蔬菜菌藻类食物包括蔬菜和菌藻类食物。菌藻类食物营养丰富，十分适合糖尿病患者食用。

在人们的日常饮食中，蔬菜是必不可少的食物，它除了可提供人体多种维生素和矿物质之外，对各种疾病还具有预防和保健作用。菌藻类食物包括食用菌和藻类食物。食用菌是指供人类食用的真菌，现在总共有500多个品种，常见的有香菇、金针菇、猴头菇、银耳、黑木耳等。藻类是指无胚并以孢子进行繁殖的低等植物，常用以食用的有海带、紫菜、发菜等。食用菌和藻类食物最大的特点是低热量，蛋白质、膳食纤维、维生素和微量元素含量非常丰富。

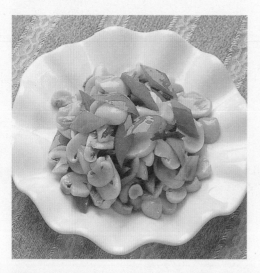

1 为什么糖尿病患者要多吃蔬菜菌藻类食物

蔬菜的种类繁多，不同品种的蔬菜所含营养成分不同，其功效也不尽相同，深色蔬菜如南瓜、胡萝卜等，富含萝卜素、维生素B_2，同时含有较多的维生素C、叶酸、钙、磷、钾、镁、铁及膳食纤维。除此以外，蔬菜还可以促进鱼、肉、蛋等所含蛋白质的消化与吸收。蔬菜还有降糖与预防心血管疾病的功效。

菌藻类食物中蛋白质的含量与部分动物性食品相当，有的高达20%，所含人体必需的氨基酸高达60%，氨基酸组成也较合理，并且，菌藻类食物的热量、脂肪含量均很低，非常适合糖尿病患者食用。除此以外，菌藻类食物中的B族维生素含量以及微量元素铁、锌、硒等的含量都非常丰富。

2 糖尿病患者应该怎么吃蔬菜菌藻类食物

不是所有的蔬菜都对糖尿病患者有好处。因为它们含碳水化合物的量各不相同，如白菜（大白菜、小白菜）、菠菜、上海青等叶类蔬菜以及苦瓜、冬瓜、黄瓜、茄子、西红柿等瓜类含碳水化合物的量就较低，糖尿病患者吃此类蔬菜，可不必严格限制摄入量，一般为每日500~600克。但红薯、土豆等薯类及黄豆、青豆、豌豆等豆荚类蔬菜含碳水化合物较高，不宜多吃，必须严格控制好热量，相应减少主食的摄入。

糖尿病患者宜经常食用一些菌藻类食物，在保持总热量摄入不超标的情况下，食用量与普通人饮用量一样即可。但有部分人应禁止食用，如大便不实的人，食用黑木耳的话容易引起腹泻等不良反应；患有皮肤疾病的人也不适宜食用香菇等。

菌藻类食物营养丰富，对于每种菌藻使用适合的烹调方法，有利于其发挥营养功效。如香菇，其味道较重，红烧或者油焖比较合适；草菇的口感较好，做汤或素炒都不错；金针菇味道鲜美，是凉拌菜和涮火锅的上选配料。菌藻类食物可与其他食材巧妙搭配从而达到不同的营养功效，如金针菇、平菇炖肉或炖鸡吃，能够益气补气、增加抵抗力。

误区一："蔬菜品种过于单一。"

评析：不同的蔬菜含有的营养成分不同，只有各种蔬菜都吃，才能够保证营养全面。

误区二："蔬菜生吃更健康。"

评析：部分蔬菜如胡萝卜、白萝卜、西红柿、黄瓜等生吃有利于营养成分的保留，但是并非每种蔬菜都适合生吃，如西蓝花、菜花、菠菜、竹笋、芥菜、马齿苋等应该煮熟了再吃。

误区三："食用菌藻类食物，百无禁忌。"

评析：菌藻类食物虽然营养功效高，但是其禁忌也较多，如黑木耳若与马肉同吃，易使人得霍乱，与田螺同吃，可引起中毒；鸡枞菌、草菇、金针菇、猴头菇等，肠胃功能不好的人应少吃。

3 糖尿病患者宜吃的蔬菜菌藻类

辣椒、南瓜、苦瓜、芦荟、魔芋、冬瓜、洋葱、芦笋、豆芽、胡萝卜、白菜、韭菜、黄瓜、白萝卜、茄子、西葫芦、芥蓝、菠菜、苋菜、蕨菜、空心菜、裙带菜、仙人掌、马齿苋、包菜、菜花、竹笋、蘑菇、口蘑、金针菇、香菇等。

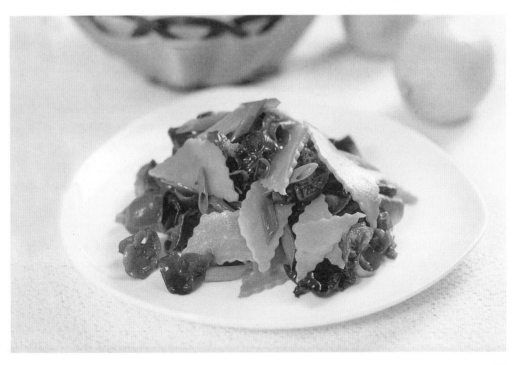

大白菜

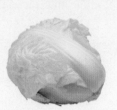

别名： 黄芽菜、黄矮菜、菘。
性味归经： 性平，味甘；归大肠、胃经。
适用量： 每次100克为宜。
热量： 338.9千焦/100克。

降糖关键词

膳食纤维

大白菜含有丰富的膳食纤维，不仅能促进胃肠蠕动，还具有降低血糖的作用。大白菜含糖量低，很适合糖尿病患者食用，因为它能调节血糖，抑制血糖剧烈波动。

食疗作用

具有通利肠胃、清热解毒、止咳化痰、利尿、养胃的功效。

搭配

宜	大白菜+猪肉	可补充营养、通便
	大白菜+辣椒	可促进消化
忌	大白菜+羊肝	会破坏维生素C
	大白菜+黄鳝	会引起中毒

营养成分表

营养素	含量（每100克）
碳水化合物	2.4克
脂肪	0.1克
蛋白质	1.5克
膳食纤维	0.8克
维生素C	31毫克
维生素E	0.76毫克
钙	50毫克
铁	0.7毫克
锌	0.38毫克
硒	0.49微克

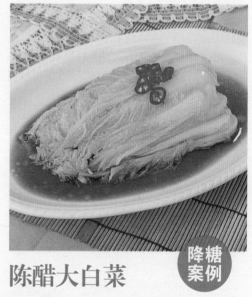

降糖案例

陈醋大白菜

材料： 大白菜400克，红椒圈适量，盐、陈醋、香油各适量。

做法：

❶ 将大白菜洗净，分成一片片。起锅，注入适量的水烧沸，将大白菜放入沸水中焯熟盛出。

❷ 盐、陈醋、香油调成味汁。

❸ 将味汁倒在大白菜上，撒上红椒圈即可。

能量计算： 总能量约1107.5千焦，蛋白质12.5克，脂肪9.8克，糖类21.4克。

营养功效： 本品中的大白菜热量很低，并且含有大量膳食纤维，适合糖尿病患者、肥胖患者常吃。

小白菜

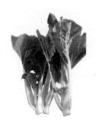

别名：不结球白菜、青菜。
性味归经：性微寒，味甘；
归肺、胃、大肠经。
适用量：每次100克为宜。
热量：62.8千焦/100克。

降糖关键词

维生素C

小白菜的热量很低，糖尿病患者食用后不会引起血糖的大波动，还含有丰富的维生素C，有促进胆固醇排泄、清除粥样斑块、防治糖尿病并发血管病变的作用。

食疗作用

具有清热除烦、消肿散结、通利胃肠的功效。

搭配		
宜	小白菜+虾皮	可使营养更加全面
	小白菜+猪肉	可促进身体发育
忌	小白菜+兔肉	会引起腹泻和呕吐

营养成分表	
营养素	含量（每100克）
碳水化合物	1.6克
脂肪	0.3克
蛋白质	1.5克
膳食纤维	1.1克
维生素C	28毫克
维生素E	0.7毫克
钙	90毫克
铁	1.9毫克
锌	0.51毫克
硒	1.17微克

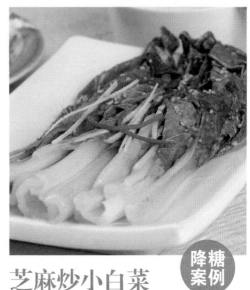

降糖案例

芝麻炒小白菜

材料： 白芝麻15克，小白菜500克，姜丝10克，盐5克，植物油适量。

做法：

❶ 把白芝麻放进锅里，烧至锅热后转小火，不断地炒芝麻，等到它的香味出来时就盛盘。

❷ 另起油锅，放姜丝炝锅，再放入洗净的小白菜，大火快炒，然后放入盐调味。

❸ 等到菜熟的时候，把刚才准备的白芝麻放下去，再翻炒两下就可以出锅了。

能量计算： 总能量约655.6千焦，蛋白质10.4克，脂肪7.5克，糖类19.3克。

生菜

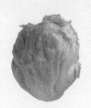

别名： 叶用莴笋、鹅仔菜、莴仔菜。
性味归经： 性凉，味甘；归心、肝、胃经。
适用量： 每次100克为宜。
热量： 54.4千焦/100克。

降糖关键词

膳食纤维、钾、钙、铁

生菜富含的膳食纤维，能够增加饱腹感，延缓葡萄糖的吸收，还含有钾、钙、铁等矿物质，可降低血糖、减缓餐后血糖上升，对糖尿病引起的心脑血管疾病有食疗作用。

食疗作用

生菜具有清热安神、清肝利胆、养胃的功效。

搭配

宜	生菜+兔肉	可促进消化和吸收
	生菜+沙拉酱	可瘦身减肥
	生菜+豆腐	可排毒养颜
忌	生菜+醋	会破坏营养物质

营养成分表

营养素	含量（每100克）
碳水化合物	1.3克
脂肪	0.3克
蛋白质	1.3克
膳食纤维	0.7克
维生素C	13毫克
胡萝卜素	0.6微克
钙	34毫克
铁	0.9毫克
锌	0.27毫克
钾	170毫克

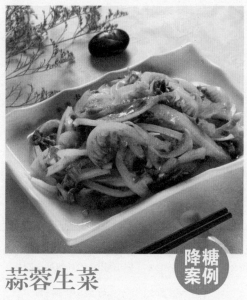

降糖案例

蒜蓉生菜

材料： 生菜500克，蒜蓉10克，盐、鸡精、植物油各适量。

做法：

❶ 将炒锅洗净，加适量水，放入盐、植物油，下生菜汆水，捞出再用冷水冲凉。

❷ 在锅内下适量油，烧热油，下入蒜蓉炒香后，下入生菜、盐、鸡精，炒熟后起锅装入盘内即可。

能量计算： 总能量约461.9千焦，蛋白质7克，脂肪5.2克，糖类12.8克。

营养功效： 本菜中的生菜含有丰富的膳食纤维和维生素C，有调节血糖、消除多余脂肪的作用。

菠菜

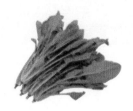

别名：赤根菜、鹦鹉菜、波斯菜。

性味归经：性凉，味甘、辛；归大肠、胃经。

适用量：每次80克为宜。

热量：100.4千焦/100克。

降糖关键词

膳食纤维、拟胰岛素物质

菠菜富含膳食纤维，能清除胃肠道有害毒素，加速胃肠蠕动，帮助消化，预防便秘。菠菜中还含有一种拟胰岛素物质，能够调节血糖，保持体内血糖的平衡。

食疗作用

促进肠道蠕动，排毒养颜，补铁，促进生长发育，增强抗病能力。

搭配

宜	菠菜+胡萝卜	可保持心血管的畅通
	菠菜+鸡蛋	可预防贫血、营养不良
忌	菠菜+黄豆	会损害牙齿
	菠菜+鳝鱼	会导致腹泻

营养成分表

营养素	含量（每100克）
碳水化合物	2.8克
脂肪	0.3克
蛋白质	2.6克
膳食纤维	1.7克
维生素A	487微克
维生素C	32毫克
维生素E	1.74毫克
胡萝卜素	1.4微克
钙	66毫克
硒	0.97微克

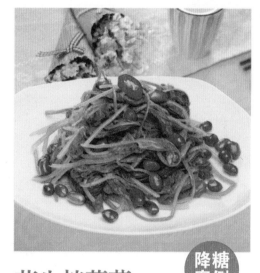

降糖案例

花生拌菠菜

材料：菠菜300克，花生米50克，盐、香油、植物油各适量。

做法：

❶ 将菠菜去根洗净，入开水锅中氽熟后捞出沥水。

❷ 花生米洗净，沥水。起油锅烧热，下入花生米炒熟，然后加入菠菜，与花生米一同拌炒，调入盐拌匀，淋入香油即可。

能量计算：总能量约1631.8千焦，蛋白质20.3克，脂肪27.1克，糖类24.4克。

营养功效：本菜具有降血糖、防癌抗癌、通便滑肠的作用。菠菜有润肠排便的作用，含有的胡萝卜素、维生素E、微量元素等，有促进人体新陈代谢、调节血糖的作用。

空心菜

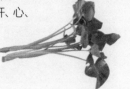

别名： 通心菜、无心菜、竹叶菜。
性味归经： 性平，味甘；归肝、心、大肠、小肠经。
适用量： 每次50克为宜。
热量： 83.7千焦/100克。

降糖关键词

拟胰岛素物质、膳食纤维

空心菜中含拟胰岛素物质，特别是紫色空心菜中拟胰岛素物质的含量更高，拟胰岛素物质能抑制血糖升高。空心菜所含的膳食纤维能促进胃肠蠕动，减少消化系统对糖分的吸收。

食疗作用

具有促进肠道蠕动、通便解毒、清热凉血、利尿的功效。

搭配

宜	空心菜+尖椒	可解毒降压
	空心菜+橄榄油	可防止衰老
忌	空心菜+牛奶	会影响钙质吸收
	空心菜+乳酪	会影响钙质吸收

营养成分表

营养素	含量（每100克）
碳水化合物	2.2克
脂肪	0.3克
蛋白质	2.2克
膳食纤维	1.4克
维生素C	25毫克
维生素E	1.09毫克
胡萝卜素	1微克
钙	99毫克
锌	0.39毫克
硒	1.2微克

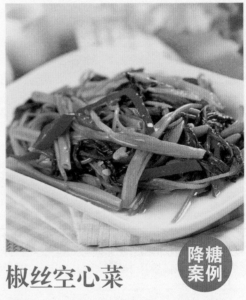

降糖案例

椒丝空心菜

材料： 空心菜400克，红椒20克，植物油4毫升，蒜蓉、盐、鸡精各适量。

做法：

❶ 将空心菜洗净去头，切段；红椒洗净，切丝。

❷ 锅洗净，置于火上，加入植物油，大火将油烧热，放入蒜蓉爆香，再将空心菜、红椒倒入锅中略炒。

❸ 加入盐、鸡精炒匀即可。

能量计算： 总能量约498.7千焦，蛋白质9.7克，脂肪5克，糖类18克。

营养功效： 空心菜能降低胆固醇、甘油三酯；含有大量的粗纤维，有促进肠蠕动、通便排毒、延缓餐后血糖上升的作用。红椒中所含的辣椒素，可促进机体的新陈代谢，防止体内脂肪的积存，可降脂减肥。

包菜

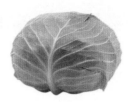

别名： 圆白菜、卷心菜、结球甘蓝。

性味归经： 性平，味甘；归脾、胃经。

适用量： 每次80克为宜。

热量： 92千焦/100克。

降糖关键词

维生素E、维生素C、B族维生素、钾

包菜富含维生素E，维生素E可促进人体内胰岛素的生成和分泌，调节糖代谢；包菜所富含的维生素C、B族维生素、钾能预防由糖尿病引起的高血压等并发症。

食疗作用

具有润脏腑、壮筋骨、散结气、清热止痛的功效。

搭配		
宜	包菜+西红柿	可益气生津
	包菜+辣椒	可帮助消化
忌	包菜+黄瓜	会降低营养价值
	包菜+兔肉	会引起腹泻或呕吐

营养成分表	
营养素	**含量（每100克）**
碳水化合物	3.6克
脂肪	0.2克
蛋白质	1.5克
膳食纤维	1克
维生素C	40毫克
维生素E	0.5毫克
钙	49毫克
铁	0.6毫克
锌	0.25毫克
钾	124毫克

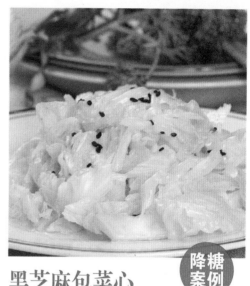

降糖案例

黑芝麻包菜心

材料： 包菜心500克，黑芝麻10克，橄榄油4毫升，盐适量。

做法：

❶ 将黑芝麻洗净，沥水，入锅内用小火慢炒，当炒至芝麻散出香味时盛出晾凉。

❷ 包菜心洗净，切小片。炒锅上火，放入橄榄油烧热，投入包菜心炒1分钟，加盐调味。

❸ 用大火炒至熟透发软，加味精拌匀，起锅装盘，撒上黑芝麻拌匀即成。

能量计算： 总能量约836.8千焦，蛋白质9.5克，脂肪9.6克，糖类25.5克。

营养功效： 本菜具有降血糖、开胃消食、润肠通便的功效，适合糖尿病伴便秘的患者食用。

紫甘蓝

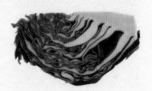

别名：红甘蓝、赤甘蓝。
性味归经：性平，味甘；
归脾、胃经。
适用量：每次60克为宜。
热量：79.5千焦/100克。

降糖关键词

铬

紫甘蓝中含有丰富的铬元素，铬有提高胰岛素活性的作用，对血糖和血脂都有良好的调节作用；紫甘蓝中还含有花青素，可以抑制血糖上升，控制糖尿病的病情。

食疗作用

具有强身壮体、通便排毒、延缓衰老的功效。

搭配		
宜	紫甘蓝+虾米	补充人体所需的钙
	紫甘蓝+大蒜	可以促进新陈代谢、抗氧化
	紫甘蓝+胡萝卜	可增强身体免疫力

营养成分表	
营养素	含量（每100克）
蛋白质	1.3克
脂肪	0.3克
碳水化合物	6.2克
膳食纤维	0.9克
维生素C	39毫克
维生素B$_1$	0.04毫克
维生素B$_2$	0.04毫克
镁	12毫克
钙	57毫克
铁	1.9毫克

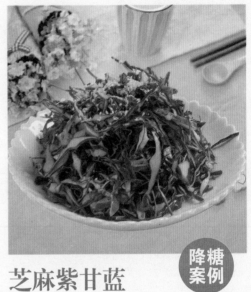

降糖案例

芝麻紫甘蓝

材料： 紫甘蓝400克，白芝麻20克，橄榄油4毫升，盐适量。

做法：

❶ 将紫甘蓝洗净，切丝；白芝麻去杂质，洗净备用。

❷ 置锅于火上，放入橄榄油，油热后先下入白芝麻，小火煸香，再放入紫甘蓝，用大火煸炒，放入盐拌匀。

❸ 拌至熟即可装盘。

能量计算： 总能量约912.9千焦，蛋白质8.62克，脂肪10.02克，糖类29.6克。

营养功效： 本品具有降压降糖、降脂减肥、通利肠道的功效，糖尿病、高血压等患者可经常食用。紫甘蓝富含铁元素，对缺铁性贫血患者大有益处。

苋菜

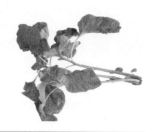

别名：长寿菜、刺苋菜、野苋菜。

性味归经：性凉，味微甘；归肺、大肠经。

适用量：每次80克为宜。

热量：104.6千焦/100克。

降糖关键词

镁、钙

苋菜中含有人体不可缺少的镁元素，可改善糖耐量，减少胰岛素的用量，对维持血糖稳定起着重要的作用。苋菜中还含有钙，可预防糖尿病并发骨质疏松症。

食疗作用

苋菜具有清热利湿、凉血止血、止痢的功效。

搭配		
宜	苋菜+猪肝	可增强免疫力
忌	苋菜+牛奶	会影响钙的吸收
	苋菜+甲鱼	会引起中毒

营养成分表	
营养素	**含量（每100克）**
碳水化合物	2.8克
脂肪	0.3克
蛋白质	2.8克
膳食纤维	2.2克
维生素C	47毫克
镁	119毫克
钙	187毫克
铁	5.4毫克
锌	0.8毫克
硒	0.52微克

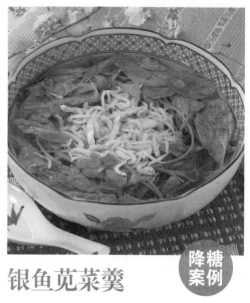

降糖案例

银鱼苋菜羹

材料：苋菜200克，银鱼200克，猪肉20克，盐适量。

做法：

❶ 将苋菜洗净，取叶；银鱼洗净；猪肉洗净切末。

❷ 置锅于火上，放入适量清水。

❸ 将苋菜、银鱼、猪肉末放入锅中煮熟，加入适量盐即可。

能量计算：总能量约704.6千焦，蛋白质44.06克，脂肪9.8克，糖类10.3克。

营养功效：本菜具有清热、补虚、降血糖、降血压的功效，常食可预防心脑血管疾病的发生。银鱼是高钙、高蛋白、低脂肪的鱼类，适合高脂血症、糖尿病患者食用。

马齿苋

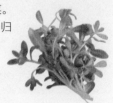

别名： 长寿菜、酸米菜、马齿菜。

性味归经： 性寒，味甘、酸；归心、肝、脾、大肠经。

适用量： 每次80克为宜。

热量： 113千焦/100克。

降糖关键词

去甲肾上腺素

马齿苋中含有大量的去甲肾上腺素，去甲肾上腺素可以促进胰岛腺分泌胰岛素，从而调节人体的血糖，降低血糖水平，保持血糖的稳定，尤其适合糖尿病患者食用。

食疗作用

马齿苋具有清热解毒、利湿、消肿止痛的功效。

搭配		
宜	马齿苋+绿豆	可消暑解渴、止痢
忌	马齿苋+茼蒿	会减少茼蒿中钙、铁的吸收
	马齿苋+胡椒	容易引起中毒

营养成分表	
营养素	**含量**（每100克）
碳水化合物	3克
脂肪	0.3克
蛋白质	2.3克
膳食纤维	0.7克
维生素A	372微克
维生素C	23毫克
胡萝卜素	2230微克
钙	85毫克
铁	1.5毫克
磷	56毫克

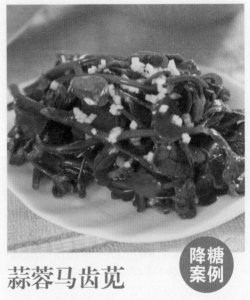

降糖案例

蒜蓉马齿苋

材料： 马齿苋200克，蒜10克，盐、鸡精各适量，橄榄油4毫升。

做法：

❶ 将马齿苋冲洗干净；蒜洗净去皮，剁成蓉。

❷ 锅中加入适量的水烧沸，下入马齿苋稍汆后，捞出备用。

❸ 另起锅，加入橄榄油烧热，下入蒜蓉爆香后，再下入马齿苋，加调味料翻炒均匀即可。

能量计算： 总能量约429.2千焦，蛋白质5.05克，脂肪3.81克，糖类10.05克。

营养功效： 本菜具有清热解毒、降压降糖、消炎、抗病毒的功效。糖尿病患者常食此菜，既可降血糖，预防动脉硬化、冠心病等并发症，还可增强免疫力。

荠菜

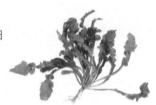

别名：假水菜、护生草、清明草。
性味归经：性凉，味甘、淡；归肝、胃经。
适用量：每次60克为宜。
热量：113千焦/100克。

降糖关键词

胡萝卜素、钙

荠菜中含有大量的胡萝卜素，能够对抗人体内的自由基，有降血压、降血糖、强心的功效，还含有丰富的营养元素钙，糖尿病患者适量食用，可有效地防止并发骨质疏松症。

食疗作用

具有健脾利水、凉血止血、解毒、降压、通便的功效。

搭配

	搭配	
宜	荠菜+粳米	可健脾养胃
	荠菜+黄鱼	可利尿止血
	荠菜+豆腐	可降压止血
忌	荠菜+山楂	会引起腹泻

营养成分表

营养素	含量（每100克）
碳水化合物	3克
脂肪	0.4克
蛋白质	2.9克
膳食纤维	1.7克
维生素A	432微克
维生素C	43毫克
维生素E	1.01毫克
胡萝卜素	1.4微克
钙	294毫克
硒	0.51微克

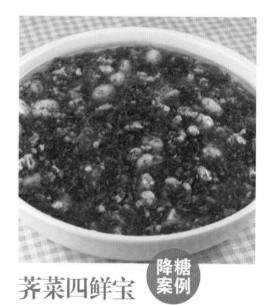

荠菜四鲜宝 　降糖案例

材料：鸡蛋2个，荠菜、草菇各50克，虾仁、鸡丁各30克，盐、鸡精、淀粉、植物油各适量。

做法：

❶ 将鸡蛋蒸成水蛋盛盘。

❷ 荠菜、草菇洗净切细；将虾仁、鸡丁用少许盐、鸡精、淀粉上浆后，入四成热油中滑油备用。

❸ 锅中加入清水、虾仁、鸡丁、草菇、荠菜烧沸后，用剩余调味料调味，勾芡浇在蛋上即可。

能量计算：总能量约1232.6千焦，蛋白质26.93克，脂肪12.2克，糖类8.14克。

营养功效：本品营养丰富，可降压降糖、防癌抗癌。糖尿病患者常食，既可补充营养、增强体质，还能预防骨质疏松症。

豌豆苗

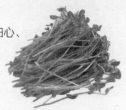

别名： 安豆苗、龙须菜。
性味归经： 性平，味甘；归心、脾、胃、大肠经。
适用量： 每次50克为宜。
热量： 121.3千焦/100克。

降糖关键词

膳食纤维、蛋白质

　　豌豆苗含有大量的膳食纤维，能加速胃肠蠕动，减少消化系统对糖分的吸收，而且豌豆苗中含有丰富的蛋白质，能补充糖尿病患者因代谢紊乱而失去的蛋白质。

食疗作用

　　豌豆苗具有抗菌消炎、利水消肿、清肠通便的功效。

搭配		
宜	豌豆苗+鸡蛋	可降血
	豌豆苗+绿豆芽	可清热利尿
	豌豆苗+猪肝	可保护眼睛

营养成分表	
营养素	**含量**（每100克）
碳水化合物	2.7克
脂肪	0.8克
蛋白质	4克
膳食纤维	1.9克
维生素A	445微克
维生素C	67毫克
维生素E	2.46毫克
胡萝卜素	1微克
钙	40毫克
硒	1.09微克

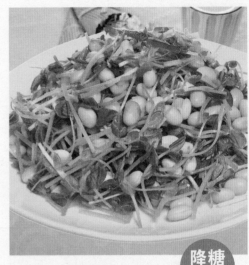

降糖案例

豌豆苗拌黄豆

材料： 黄豆50克，豌豆苗250克，红椒、盐、香油、醋各适量。

做法：

❶ 将黄豆和豌豆苗分别洗净；红椒洗净、切丝。

❷ 锅洗净，置于火上，加入适量的水烧开，将黄豆煮至熟透，捞出沥干，装盘。

❸ 将豌豆苗也放入沸水中汆烫，捞出沥干，装盘，加盐、香油、醋调味，与黄豆一起拌匀，用红椒点缀即可。

能量计算： 总能量约1179.9千焦，蛋白质27.5克，脂肪12.1克，糖类28.6克。

营养功效： 本菜具有清热利尿、润肠通便、降糖降压、保护心脑血管的功效，适合糖尿病、高血压、冠心病患者食用。

芥菜

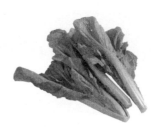

别名： 盖菜。
性味归经： 性温，味辛；归肺、胃经。
适用量： 每次50克为宜。
热量： 163.2千焦/100克。

降糖关键词

膳食纤维

芥菜中含有大量的膳食纤维，被人体摄入后会吸水膨胀，延缓食物中葡萄糖的吸收，降低人体对胰岛素的需求量，从而起到降低餐后血糖水平的作用。

食疗作用

具有提神醒脑、解毒消肿、开胃消食、明目利膈的功效。

搭配		
宜	芥菜+冬笋	可减肥、延缓衰老
	芥菜+鸭肉	可滋阴宣肺
忌	芥菜+鳖肉	会引发水肿
	芥菜+鲫鱼	会引起水肿

营养成分表	
营养素	**含量（每100克）**
碳水化合物	3克
脂肪	0.4克
蛋白质	2.9克
膳食纤维	1.7克
维生素C	43毫克
维生素E	1.01毫克
钙	294毫克
铁	5.4毫克
锌	0.68毫克
硒	0.51微克

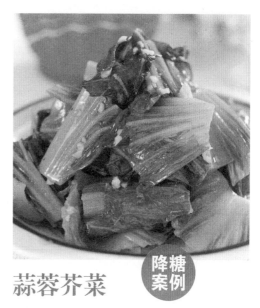

蒜蓉芥菜

降糖案例

材料： 芥菜400克，蒜20克，盐、鸡精、姜末、植物油各少许。

做法：

❶ 将芥菜洗净，切成小片；蒜拍碎后剁成蓉，备用。

❷ 将炒锅置火上，放油烧热，加姜末爆香，再将芥菜、蒜蓉放入锅中煸炒。

❸ 加入盐、鸡精，炒至入味即可装盘。

能量计算： 总能量约908.8千焦，蛋白质8.9克，脂肪4.44克，糖类24.32克。

营养功效： 本品具有清热解毒、消炎杀菌、降压降糖的功效。糖尿病患者经常食用，既可强身健体，还能预防心脑血管疾病。蒜被誉为"血管清道夫"，对心脑血管疾病的患者大有益处。

芥蓝

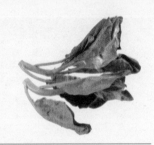

别名：白花芥蓝。

性味归经：性凉，味辛、甘；归肺经。

适用量：每次100克为宜。

热量：79.5千焦/100克。

降糖关键词

膳食纤维、胡萝卜素

芥蓝中含有的可溶性膳食纤维可以增加人的饱腹感，以减少食物的摄入，还可以润肠通便，减缓餐后血糖的上升速度。芥蓝中含有的胡萝卜素也有降血糖、降血压的功效。

食疗作用

有利尿、化痰、解毒、祛风、清心、明目、预防心脏病的功效。

搭配

宜		
	芥蓝+西红柿	有防癌的功效
	芥蓝+山药	有消暑的功效
	芥蓝+牛肉	可益气

营养成分表

营养素	含量（每100克）
碳水化合物	1克
脂肪	0.4克
蛋白质	2.8克
膳食纤维	1.6克
维生素A	575微克
维生素C	76毫克
维生素E	0.96毫克
胡萝卜素	1微克
钙	128毫克
硒	0.88微克

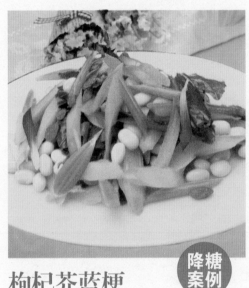

降糖案例

枸杞芥蓝梗

材料：黄豆50克，芥蓝200克，枸杞子10克，盐3克，香油适量。

做法：

❶ 将黄豆洗净，放进清水里泡发备用；芥蓝洗净，切斜段；枸杞子洗净备用。

❷ 锅洗净，加入适量的水烧开，分别将芥蓝、黄豆、枸杞子汆熟，捞出沥干，装盘。

❸ 加入盐、香油拌匀即可。

能量计算：总能量约1173.6千焦，蛋白质25.68克，脂肪12.7克，糖类42.8克。

营养功效：本菜具有解毒祛风、清心明目、利尿化痰、降压降糖、降低胆固醇、软化血管的作用。糖尿病患者常食，既可降低血糖，改善全身症状，还可预防高脂血症、动脉硬化、高血压等并发症的发生。

芹菜

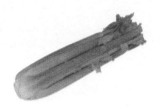

别名： 蒲芹、香芹。
性味归经： 性凉，味甘、辛；归肺、胃、经。
适用量： 每次50克为宜。
热量： 58.6千焦/100克。

降糖关键词

芹菜碱、膳食纤维、甘露醇

芹菜含有丰富的膳食纤维，能防止餐后血糖上升过快，还能促进胃肠蠕动，预防便秘。芹菜中所含的芹菜碱和甘露醇等活性成分，有降低血糖、利水的作用。

食疗作用

具有清热除烦、平肝降压、利水消肿、凉血止血的功效。

搭配		
宜	芹菜+西红柿	可降低血压
	芹菜+牛肉	可增强免疫力
忌	芹菜+醋	会损坏牙齿
	芹菜+南瓜	会致腹胀

营养成分表	
营养素	含量（每100克）
碳水化合物	0.9克
脂肪	0.2克
蛋白质	1.4克
膳食纤维	0.9克
维生素C	5毫克
维生素E	0.32毫克
钙	38毫克
铁	6.9毫克
锌	0.38毫克
硒	0.81微克

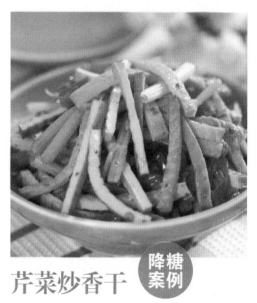

芹菜炒香干 降糖案例

材料： 芹菜200克，香干300克，植物油4毫升，干辣椒、姜末、蒜末、盐各适量

做法：

❶ 香干洗净切条；芹菜洗净切段；干辣椒洗净，剪成小段。

❷ 锅加入植物油烧热，下姜末、蒜末、干辣椒段炒香，放香干炒至水分干，再下芹菜炒匀。

❸ 加盐调味，炒至入味即可。

能量计算： 总能量约2199.9千焦，蛋白质49.8克，脂肪27.5克，糖类24.3克。

营养功效： 本菜具有降低血糖、增强免疫力、排毒通便的功效。糖尿病患者常食可有效降低血糖，还可预防高血压、高脂血症以及血管硬化等并发症。

黄瓜

别名：胡瓜、青瓜。

性味归经：性凉，味甘；归肺、胃、大肠经。

适用量：每次100克左右。

热量：62.8千焦/100克。

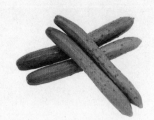

降糖关键词

丙醇二酸

黄瓜中含有一种叫丙醇二酸的物质，能抑制身体中的糖类物质转化成脂肪，而且黄瓜的含糖量极低，含水量非常高，所以黄瓜是肥胖型糖尿病患者的理想食材。

食疗作用

具有除湿、利尿、降脂、消暑、促消化及减肥等功效。

搭配

宜	黄瓜+蜂蜜	可润肠通便和清热解毒
	黄瓜+醋	可开胃消食
忌	黄瓜+花生	会导致腹泻

营养成分表

营养素	含量（每100克）
碳水化合物	2.4克
脂肪	0.2克
蛋白质	0.8克
膳食纤维	0.5克
维生素C	9毫克
维生素E	0.49毫克
钙	24毫克
铁	0.5毫克
锌	0.18毫克
硒	0.38微克

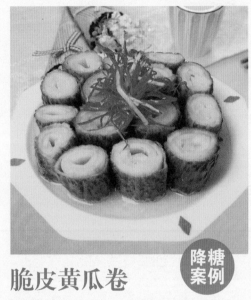

降糖案例

脆皮黄瓜卷

材料： 黄瓜500克，香油2毫升，醋、盐、干辣椒、姜各适量。

做法：

❶ 把洗净的黄瓜切成段，沿着黄瓜皮往里削，尽量不要削断了，让整段黄瓜削完后是一张完整的黄瓜皮，把削好的黄瓜再卷回原来的样子，装盘。

❷ 姜去皮洗净，切成丝；干辣椒洗净切丝。

❸ 香油、醋、盐、干辣椒丝、姜丝一起放进碗里拌匀，调成味汁，淋在黄瓜卷上面即可。

能量计算： 总能量约389.1千焦，蛋白质4克，脂肪3克，糖类14.6克。

营养功效： 本菜具有清热解暑、降糖降脂、减肥瘦身的功效，糖尿病患者经常食用，能有效控制血糖。

苦瓜

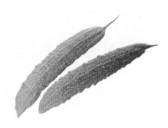

别名：凉瓜、癞瓜。
性味归经：性寒，味苦；归心、肝、脾、胃经。
适用量：每次80克左右。
热量：79.5千焦/100克。

降糖关键词

苦瓜皂苷

苦瓜中含有的苦瓜皂苷有快速降糖、调节胰岛素的功能，能修复胰岛β细胞、增加胰岛素的敏感性，还能预防和改善糖尿病并发症、调节血脂、提高免疫力。

食疗作用

有清暑除烦、清热解毒、明目、止渴的功效。

搭配		
宜	苦瓜+猪肝	可清热解毒、补肝明目
	苦瓜+洋葱	可增强免疫力
忌	苦瓜+豆腐	长期食用，容易引起结石

营养成分表	
营养素	含量（每100克）
碳水化合物	3.5克
脂肪	0.1克
蛋白质	1克
膳食纤维	1.4克
维生素C	56毫克
维生素E	0.85毫克
钙	14毫克
铁	0.7毫克
锌	0.36毫克
硒	0.36微克

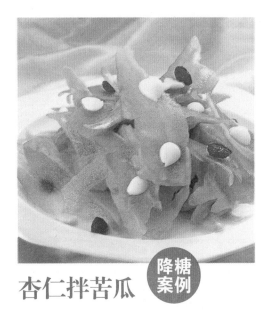

杏仁拌苦瓜

降糖案例

材料：苦瓜250克，杏仁50克，枸杞子10克，香油、盐、鸡精各适量。

做法：

❶ 苦瓜剖开，去瓤，洗净切成薄片，放入沸水中焯至断生，捞出，沥干水分，放入碗中。

❷ 杏仁用温水泡一下，撕去外皮，掰成两半，放入开水中烫熟；枸杞子泡发洗净。

❸ 将香油、盐、鸡精与苦瓜搅拌均匀，撒上杏仁、枸杞子即可。

能量计算：总能量约1633千焦，蛋白质15.2克，脂肪27.1克，糖类30.7克。

营养功效：本菜具有清热通便、降糖降压、止咳化痰、提神健脑的功效，对糖尿病、便秘、肺热咳嗽以及咳吐黄痰的患者有食疗作用。

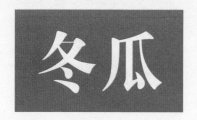

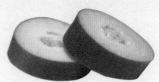

别名： 白瓜、白冬瓜、枕瓜。
性味归经： 性凉，味甘；归肺、大肠、小肠、膀胱经。
适用量： 每次50克为宜。
热量： 46千焦/100克。

降糖关键词

丙醇二酸

  冬瓜中含有的丙醇二酸，能抑制糖类转化为脂肪，可预防人体内的脂肪堆积，具有减肥、降脂的功效，而且冬瓜所含的热量极低，尤其适合肥胖型糖尿病患者食用。

食疗作用

  冬瓜具有清热解毒、利水消肿、减肥美容的功效。

搭配

宜	冬瓜+海带	可降低血压
	冬瓜+甲鱼	可润肤、明目
忌	冬瓜+醋	会降低营养价值

营养成分表

营养素	含量（每100克）
碳水化合物	1.9克
脂肪	0.2克
蛋白质	0.4克
膳食纤维	0.7克
维生素A	13微克
维生素C	18毫克
胡萝卜素	0.2微克
镁	8毫克
钙	19毫克
硒	0.22微克

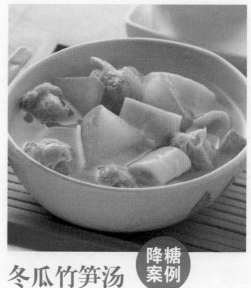

冬瓜竹笋汤

降糖案例

材料： 素肉30克，冬瓜200克，竹笋100克，香油4毫升，盐适量。

做法：

❶ 素肉块放入清水中浸泡至软化，取出挤干水分备用；冬瓜洗净，切块；竹笋洗净，切丝。

❷ 置锅于火上，加入600毫升清水，以大火煮沸，加入所有材料以小火煮沸，加入香油、盐，熟后关火。

能量计算： 总能量约686.2千焦，蛋白质10.3克，脂肪10克，糖类11.6克。

营养功效： 本品具有降血糖、利尿通淋、清热生津的功效，非常适合阴虚火旺的糖尿病患者食用，可改善烦热口渴、多饮多尿、口干舌燥等症状。

南瓜

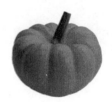

别名：麦瓜、倭瓜、金冬瓜。

性味归经：性温，味甘；归脾、胃经。

适用量：每次约100克为宜。

热量：92千焦/100克。

降糖关键词

果胶、钴

南瓜中含有大量的果胶，可使肠胃对糖类的吸收减慢，并改变肠蠕动的速度，减缓餐后血糖的升高。南瓜中的钴能促进胰岛素分泌，从而降低血糖。

食疗作用

南瓜有润肺益气、化痰、消炎止痛、驱虫解毒、止喘的作用。

搭配

宜	南瓜+牛肉	可补脾健胃
	南瓜+绿豆	可清热解毒、生津止渴
忌	南瓜+羊肉	会发生黄疸和脚气
	南瓜+鲤鱼	会引起中毒

营养成分表

营养素	含量（每100克）
碳水化合物	4.5克
脂肪	0.1克
蛋白质	0.7克
膳食纤维	0.8克
维生素A	148微克
胡萝卜素	0.4微克
镁	8毫克
钙	16毫克
磷	24毫克
硒	0.46微克

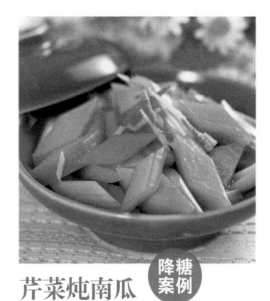

芹菜炖南瓜 降糖案例

材料：芹菜150克，南瓜200克，姜片、葱段、盐、水淀粉各适量。

做法：

❶ 芹菜取茎洗净，切菱形片；南瓜洗净，去皮、去瓤，切菱形片。

❷ 将芹菜片、南瓜片一起下开水锅中余水，然后捞出，沥干水分。

❸ 将南瓜、芹菜装入砂锅中，加适量水，中火炖5分钟，下入适量姜片、葱段、盐，以水淀粉勾芡即可。

能量计算：总能量约259.4千焦，蛋白质2.3克，脂肪0.4克，糖类17.8克。

营养功效：本菜具有降血糖、降压降脂、清热利尿的功效。糖尿病、高血压、高脂血症等患者都可经常食用，还能有效预防心脑血管疾病的发生。

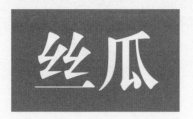

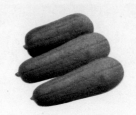

别名：布瓜、绵瓜、絮瓜。
性味归经：性凉，味甘；归肝、
胃经。
适用量：每次100克左右。
热量：83.7千焦/100克。

降糖关键词

膳食纤维、丝瓜苦味质、瓜氨酸、皂苷

丝瓜含有丰富的膳食纤维、丝瓜苦味质、瓜氨酸、皂苷等成分，能减少肠道对葡萄糖的吸收，抑制餐后血糖升高，而且丝瓜所含的热量很低，十分适合糖尿病患者食用。

食疗作用

丝瓜有清暑凉血、通便解毒、祛风化痰、润肌美容等作用。

搭配

宜	丝瓜+毛豆	可降低胆固醇、增强免疫力
	丝瓜+胡萝卜	可通便
忌	丝瓜+菠菜	会引起腹泻
	丝瓜+芦荟	会引起腹痛、腹泻

营养成分表

营养素	含量（每100克）
碳水化合物	3.6克
脂肪	0.2克
蛋白质	1克
膳食纤维	0.6克
维生素A	15微克
胡萝卜素	0.3微克
镁	11毫克
钙	14毫克
锌	0.21毫克
硒	0.86微克

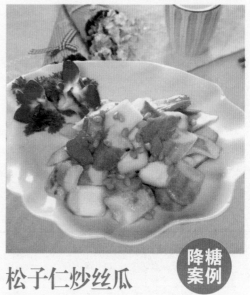

降糖案例

松子仁炒丝瓜

材料： 丝瓜300克，胡萝卜50克，松子仁50克，植物油4毫升，盐、鸡精各适量。

做法：

❶ 将丝瓜去皮洗净，切块；胡萝卜洗净，切片；松子仁洗净备用。

❷ 锅中下入植物油烧热，入松子仁炒香后，放入丝瓜、胡萝卜一起翻炒。

❸ 加适量的盐、鸡精调味，炒熟装盘即可。

能量计算： 总能量约1925.9千焦，蛋白质10.2克，脂肪39.7克，糖类23.1克。

营养功效： 本菜具有降血糖、清热解毒、润肠通便的功效。糖尿病患者常食可预防便秘，缓解阴虚燥热、口渴多饮的症状。

菜花

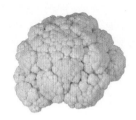

别名： 花菜、球花甘蓝。

性味归经： 性平，味甘；归肝、肺经。

适用量： 每次70克为宜。

热量： 100.4千焦/100克。

降糖关键词

铬、膳食纤维

　　菜花中含有丰富的矿物质铬，能有效调节血糖，降低糖尿病患者对胰岛素的需求量，还含有丰富的膳食纤维，能防止餐后血糖上升过快，促进胃肠蠕动，预防便秘。

食疗作用

　　菜花具有爽喉、开音、抗癌、润肺、止咳等功效。

搭配		
宜	菜花+西红柿	可健脾开胃
	菜花+辣椒	可防癌抗癌
忌	菜花+猪肝	会阻碍营养物质的吸收
	菜花+豆浆	会降低营养价值

营养成分表	
营养素	含量（每100克）
碳水化合物	3.4克
脂肪	0.2克
蛋白质	2.1克
膳食纤维	1.2克
维生素C	61毫克
胡萝卜素	0.7微克
镁	18毫克
钙	23毫克
铁	1.1毫克
硒	0.73微克

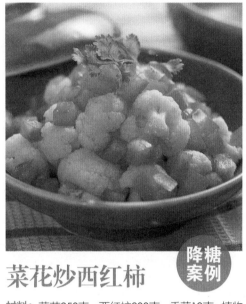

菜花炒西红柿

降糖案例

材料： 菜花250克，西红柿200克，香菜10克，植物油4毫升，盐、鸡精各适量。

做法：

❶ 将菜花去除根部，切成小朵，用清水洗净，汆水，捞出沥水待用；西红柿洗净，切小丁；香菜洗净，切小段。

❷ 锅中加入植物油烧至六成热，将菜花和西红柿丁放入锅中翻炒至熟。

❸ 调入适量盐、鸡精，盛盘，撒上香菜段即可。

能量计算： 总能量约547.3千焦，蛋白质7.1克，脂肪4.6克，糖类19.6克。

西蓝花

别名：绿花菜、青花菜。
性味归经：性平，味甘；归肾、脾、胃经。
适用量：每日60克为宜。
热量：138.1千焦/100克。

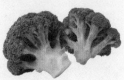

降糖关键词

铬

西蓝花含有丰富的铬，铬能促进胰岛素分泌，降低糖尿病患者对胰岛素的需要量，有效调节血糖水平，还能缓解糖尿病患者对药物胰岛素的依赖，尤其适合2型糖尿病患者食用。

食疗作用

西蓝花有爽喉、开音、通便、抗癌的功效。

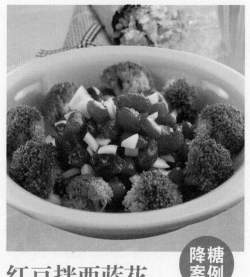

搭配		
宜	西蓝花+胡萝卜	可预防消化系统疾病
	西蓝花+西红柿	可防癌抗癌
	西蓝花+枸杞子	有利于营养吸收
忌	西蓝花+牛奶	会影响钙质吸收

营养成分表	
营养素	含量（每100克）
碳水化合物	2.7克
脂肪	0.6克
蛋白质	4.1克
膳食纤维	1.6克
维生素A	1202微克
维生素C	51毫克
胡萝卜素	0.7微克
钙	67毫克
磷	72毫克
硒	0.7微克

降糖案例

红豆拌西蓝花

材料： 西蓝花50克，红豆、洋葱各50克，橄榄油3毫升，盐、柠檬汁各适量。

做法：

❶ 将红豆泡水洗净；洋葱剥皮，洗净，切丁，泡水；西蓝花洗净，切小朵，放入滚水氽烫至熟，捞起，泡冰水备用。

❷ 红豆煮熟备用；橄榄油和盐、柠檬汁调成酱汁备用。

❸ 将洋葱沥干放入锅，加入西蓝花、红豆、酱汁混合拌匀即可。

能量计算： 总能量约907.9千焦，蛋白质18.9克，脂肪4.6克，糖类44.8克。

营养功效： 本菜具有降糖、利尿、补血养颜、降压降脂的功效，糖尿病、高血压、高脂血症的患者皆可经常食用，能有效预防心脑血管疾病的发生。

白萝卜

别名：菜菔、罗菔。

性味归经：性凉，味辛、甘；归肺、胃经。

适用量：每次50～100克为宜。

热量：83.7千焦/100克。

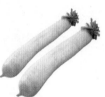

降糖关键词

钾、香豆酸

　　白萝卜含有丰富的钾元素，能有效预防高血压。白萝卜还富含香豆酸等活性成分，能够降低血糖，适合糖尿病合并肥胖症的患者食用。

食疗作用

　　白萝卜能促进新陈代谢、增强食欲、清热化痰、帮助消化、消食化积。

搭配		
宜	白萝卜+紫菜	可清肺热、治咳嗽
	白萝卜+金针菇	可治消化不良
忌	白萝卜+蛇肉	会引起中毒
	白萝卜+黑木耳	易引发皮炎

营养成分表	
营养素	含量（每100克）
碳水化合物	4克
脂肪	0.1克
蛋白质	0.9克
膳食纤维	1克
维生素C	21毫克
镁	16毫克
钙	36毫克
铁	0.5毫克
锌	0.3毫克
钾	173毫克

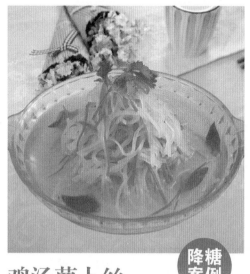

降糖案例

鸡汤萝卜丝

材料：白萝卜200克，胡萝卜100克，红椒30克，植物油4毫升，盐、香菜叶、鸡汤各适量。

做法：

❶ 将白萝卜和胡萝卜分别洗净，去皮，切丝；红椒去蒂洗净，切片。

❷ 锅下植物油烧热，放入白萝卜丝、胡萝卜丝、红椒滑炒片刻。

❸ 加适量盐炒匀，倒入鸡汤煮熟装盘，用香菜叶点缀即可。

能量计算：总能量约507.9千焦，蛋白质4.1克，脂肪4.2克，糖类24.2克。

营养功效：本菜具有降糖降脂、稳定血压、消食化积等功效。糖尿病患者经常食用，还可降低血脂、软化血管，预防冠心病、高血压等并发症的发生。

胡萝卜

别名：红萝卜、金笋、丁香、萝卜。

性味归经：性平，味甘、涩；归心、肺、脾、胃经。

适用量：每次50～100克。

热量：154.8千焦/100克。

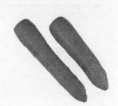

降糖关键词

维生素A

胡萝卜中含有丰富的维生素A，维生素A是构成视网膜的感光物质——视色素的主要物质。若胡萝卜素缺乏,会导致视力降低，因此胡萝卜适合糖尿病合并视网膜病变的患者食用。

食疗作用

健脾和胃、补肝明目、消食、透疹、通便。

搭配

宜	胡萝卜+香菜	可开胃消食
	胡萝卜+绿豆芽	可排毒瘦身
忌	胡萝卜+酒	会损害肝脏
	胡萝卜+山楂	会破坏维生素C

营养成分表

营养素	含量（每100克）
碳水化合物	7.7克
脂肪	0.2克
蛋白质	1克
膳食纤维	1.1克
维生素A	688微克
维生素C	13毫克
胡萝卜素	0.8微克
镁	14毫克
钙	32毫克
硒	0.63微克

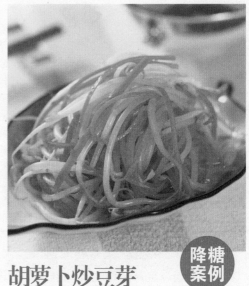

降糖案例

胡萝卜炒豆芽

材料：胡萝卜200克，黄豆芽200克，橄榄油4毫升，盐、鸡精、醋各适量。

做法：

❶ 将胡萝卜洗净，切丝；黄豆芽洗净备用。

❷ 起锅，下入橄榄油烧热，放入胡萝卜、黄豆芽炒至八成熟。

❸ 加入适量盐、鸡精、醋炒匀，起锅装盘即可。

能量计算：总能量约828.4千焦，蛋白质11克，脂肪7.6克，糖类26.6克。

营养功效：本菜具有降糖降压、排毒瘦身、利尿通淋的功效，非常适合糖尿病、高血压患者食用，还可有效地疏通血管，预防动脉硬化、脑卒中等并发症。

莴笋

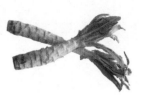

别名： 莴苣、白苣、莴菜。

性味归经： 性凉，味甘、苦；归胃、膀胱经。

适用量： 每次约60克为宜。

热量： 莴笋茎58.6千焦/100克；莴笋叶75.3千焦/100克。

降糖关键词

膳食纤维、烟酸

莴笋中含有丰富的膳食纤维，能减少肠道对葡萄糖的吸收，有助于抑制餐后血糖升高。莴笋还含有较丰富的烟酸，烟酸是胰岛素的激活剂，可激活胰岛素，辅助降低血糖。

食疗作用

莴笋能增进食欲、刺激消化液分泌、促进胃肠蠕动、通便排毒。

搭配

宜	莴笋+蒜苗	可预防高血压
	莴笋+香菇	可通便
忌	莴笋+蜂蜜	会引起腹泻
	莴笋+乳酪	会引起消化不良

营养成分表

营养素	含量（每100克）
碳水化合物	2.2克
脂肪	0.1克
蛋白质	1克
膳食纤维	0.6克
维生素C	4毫克
胡萝卜素	0.6微克
镁	19毫克
钙	23毫克
磷	48毫克
硒	0.54微克

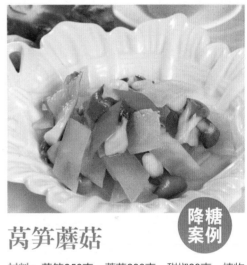

降糖案例

莴笋蘑菇

材料： 莴笋250克，蘑菇200克，甜椒20克，植物油4毫升，盐、白糖、素鲜汤、水淀粉各适量。

做法：

❶ 莴笋去皮，洗净切菱形片；蘑菇洗净，切小块；甜椒洗净，切片。

❷ 起锅，加入植物油，放入蘑菇片、莴笋片、甜椒片，倒入素鲜汤煮沸，加入适量盐、白糖烧沸。

❸ 用水淀粉勾芡即成。

能量计算： 总能量约470千焦，蛋白质8.1克，脂肪4.2克，糖类16.3克。

营养功效： 本品有增进食欲、刺激消化液分泌、促进胃肠蠕动，降低血糖、预防心律失常的作用。

芦笋

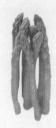

别名: 青芦笋。
性味归经: 性凉,味苦、甘;归肺经。
适用量: 每次50克左右。
热量: 75.3千焦/100克。

降糖关键词

香豆素、薏米素、铬

芦笋中所含的香豆素、薏米素等成分具有降低血糖的作用,而且芦笋中铬的含量也很高,能有效调节血糖,十分适合糖尿病患者食用。

食疗作用

芦笋具有清热解毒、通便、生津、利水消肿的功效。

搭配		
宜	芦笋+黄花菜	可通便、除烦
	芦笋+冬瓜	可降压降脂
忌	芦笋+羊肉	会导致腹痛
	芦笋+羊肝	会降低营养价值

营养成分表	
营养素	**含量**(每100克)
碳水化合物	3克
脂肪	0.1克
蛋白质	1.4克
膳食纤维	1.9克
维生素C	45毫克
镁	10毫克
钙	10毫克
铁	1.4毫克
锌	0.41毫克
硒	0.21微克

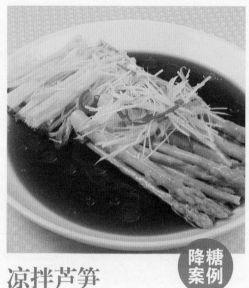

降糖案例

凉拌芦笋

材料: 芦笋300克,金针菇200克,香油4毫升,红椒、葱、酱油、醋、盐各适量。

做法:

❶ 将芦笋洗净,切段;金针菇洗净;红椒、葱洗净,切丝。

❷ 将芦笋、金针菇入沸水中汆熟,摆盘,撒入红椒丝和葱丝。

❸ 净锅加适量水烧沸,倒入适量酱油、醋、盐和香油调匀,淋入盘中即可。

能量计算: 总能量约606.7千焦,蛋白质9克,脂肪5.1克,糖类26.8克。

营养功效: 本菜具有降糖降压、增强免疫力、抗癌防癌的功效,糖尿病、高血压、癌症患者可经常食用。

竹笋

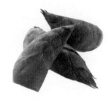

别名：笋、闽笋。

性味归经：性微寒，味甘；归胃、大肠经。

适用量：每次40~60克为宜。

热量：83.7千焦/100克。

降糖关键词

膳食纤维

竹笋的膳食纤维含量高，可延缓肠道对葡萄糖的吸收，有助于控制餐后血糖上升。竹笋的热量、脂肪含量很低，适合高血压、冠心病、肥胖症、糖尿病的患者食用。

食疗作用

竹笋能清热化痰、益气和胃、治消渴、利水道、消食积、防便秘等。

搭配

宜	**竹笋+鸡肉**	可健胃益气，补精填髓
	竹笋+莴笋	可治肺热痰多
忌	**竹笋+羊肉**	会导致腹痛
	竹笋+豆腐	易形成结石

营养成分表

营养素	含量（每100克）
碳水化合物	1.8克
脂肪	0.2克
蛋白质	2.6克
膳食纤维	1.8克
维生素C	5毫克
镁	1毫克
钙	9毫克
铁	1.14毫克
锌	64毫克
硒	0.04微克

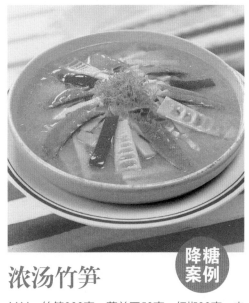

降糖案例

浓汤竹笋

材料：竹笋300克，荷兰豆50克，红椒30克，肉松、鸡汤、盐各适量。

做法：

❶ 将竹笋去笋衣，洗净切片；荷兰豆择好洗净；红椒洗净切条。

❷ 往锅中倒入鸡汤烧热，下入竹笋煮熟，再加入荷兰豆和红椒一同煮熟，最后加入适量盐调味。

❸ 出锅装碗，放上肉松即可。

能量计算：总能量约335.1千焦，蛋白质10.3克，脂肪0.9克，糖类18.6克。

营养功效：本菜具有降糖、降压、降脂、生津、利尿的功效。糖尿病患者常食，可有效改善口渴多饮、五心烦热、便秘等症状，还可有效预防心脑血管疾病的发生。

洋葱

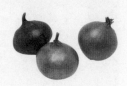

别名: 玉葱、葱头、洋葱头。

性味归经: 性温,味甘、微辛;归肝、脾、胃经。

适用量: 每次50克为宜。

降糖关键词

类似降血糖药甲磺丁脲样有机物

洋葱中含有一种甲磺丁脲的类似有机物,能在人体内生成有强力利尿作用的皮苦素,起到良好的降糖效果。洋葱的挥发油还有降低胆固醇的作用,能预防心血管疾病。

食疗作用

可散寒、健胃、发汗、祛痰、杀菌、抗癌等。

搭配		
宜	洋葱+红酒	可降压降糖
	洋葱+鸡肉	可延缓衰老
	洋葱+猪肉	可滋阴润燥
忌	洋葱+蜂蜜	会伤害眼睛

营养成分表	
营养素	**含量(每100克)**
碳水化合物	8.1克
脂肪	0.2克
蛋白质	1.1克
膳食纤维	0.9克
维生素C	8毫克
镁	15毫克
钙	24毫克
铁	0.6毫克
锌	0.23毫克
硒	0.92微克

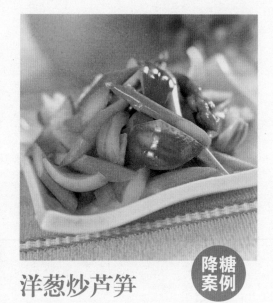

降糖案例

洋葱炒芦笋

材料: 洋葱150克,芦笋200克,植物油4毫升,盐适量。

做法:

❶ 将芦笋洗净,切成斜段;洋葱洗净,切成片。

❷ 锅中加水烧开,下入芦笋段稍焯后捞出沥水。

❸ 另起锅,加入植物油烧热,先下入洋葱爆香,然后下入芦笋稍炒,最后下入适量的盐,炒匀即可。

能量计算: 总能量约541千焦,蛋白质4.5克,脂肪4.2克,糖类23.3克。

营养功效: 本菜具有降糖降压、温胃、消炎杀菌的功效,糖尿病、高血压、高脂血症等患者可经常食用。

蒜薹

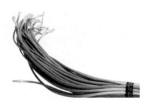

别名：蒜毫、青蒜。

性味归经：性平，味甘；归肺、脾经。

适用量：每日50克为宜。

热量：255.2千焦/100克。

降糖关键词

硫化丙烯、胡萝卜素、蒜素、蒜辣油

蒜薹中含有的硫化丙烯、胡萝卜素、蒜素、蒜辣油等成分均有降血糖的作用。胡萝卜素可保护眼睛，适合糖尿病患者食用，特别是合并眼部疾病的患者。

食疗作用

抑制细菌的生长繁殖、降血脂及预防冠心病和高血压。

搭配

宜	蒜薹+莴笋	可预防高血压
	蒜薹+香干	可均衡营养
	蒜薹+虾仁	可美容养颜
忌	蒜薹+蜂蜜	易伤眼睛

营养成分表

营养素	含量（每100克）
碳水化合物	4.5克
脂肪	0.3克
蛋白质	2.4克
膳食纤维	1.7克
胡萝卜素	0.7微克
镁	17毫克
钙	24毫克
铁	0.8毫克
锌	0.23毫克
硒	2.17微克

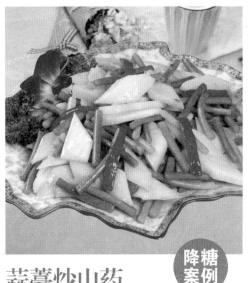

降糖案例

蒜薹炒山药

材料：蒜薹200克，山药200克，红椒20克，盐、植物油各适量。

做法：

❶ 将山药去皮洗净，斜切成片；蒜薹洗净，切段；红椒洗净切丝。

❷ 热锅下油，放入蒜薹段和山药片翻炒至八成熟，然后加入红椒丝翻炒至熟。

❸ 调入盐炒匀即可。

能量计算：总能量约1005.8千焦，蛋白质8.7克，脂肪0.7克，糖类59.2克。

营养功效：本菜具有降血糖、补气健脾、降压降脂的功效，糖尿病、高血压、高脂血症等患者皆可食用。蒜薹含有大量对人体有益的活性成分，能杀菌，促进食欲，调节血脂、血压、血糖，预防心脏病。

黄豆芽

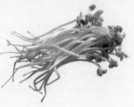

别名：如意菜。

性味归经：性凉，味甘；
归脾、大肠经。

适用量：每次50克为宜。

热量：184.1千焦/100克。

降糖关键词

膳食纤维

　　黄豆芽富含膳食纤维且热量低，食用后能够帮助糖尿病患者控制餐后血糖上升幅度。

食疗作用

　　清热消暑、补气健脾、消肿美白养肤等。

搭配		
宜	黄豆芽+牛肉	可预防感冒,防止中暑
忌	黄豆芽+猪肝	会破坏营养成分
	黄豆芽+皮蛋	易导致腹泻

营养成分表	
营养素	含量（每100克）
碳水化合物	3克
脂肪	1.6克
蛋白质	4.5克
膳食纤维	1.5克
镁	21毫克
钙	21毫克
铁	0.9毫克
锌	0.54毫克
磷	74毫克
硒	0.96微克

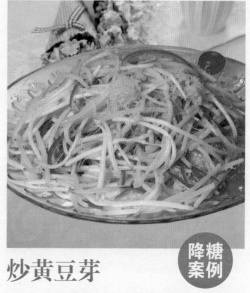

降糖案例

炒黄豆芽

材料：黄豆芽400克，青椒、红椒各30克，粉丝50克，植物油4毫升，盐、鸡精各适量。

做法：

❶ 将黄豆芽洗净，余水至熟；青椒、红椒均洗净、切丝；将粉丝用冷水浸泡，备用。

❷ 锅置火上，加植物油烧热后，将黄豆芽下入锅内，翻炒，再放入粉丝同炒。

❸ 加入青椒和红椒一起翻炒均匀，调入适量的盐和鸡精，待入味后装盘即可食用。

能量计算：总能量约1656.9千焦，蛋白质20.1克，脂肪10.8克，糖类67克。

营养功效：本菜具有降血糖、降压降脂、开胃消食的功效。

西葫芦

别名：荚瓜、白瓜、番瓜。

性味归经：性寒，味甘；归肺、胃、肾经。

适用量：每日80克为宜。

热量：75.3千焦/100克。

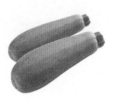

降糖关键词

维生素C

西葫芦富含维生素C，有调节糖代谢、促进胆固醇的排泄、预防动脉硬化的作用。同时西葫芦所含的脂肪、糖类都很低，是糖尿病患者的优选食物。

食疗作用

除烦止渴、润肺止咳、清热利尿、消肿散结。

搭配

宜		
西葫芦+鸡蛋	可益气、润肺
西葫芦+洋葱	可增强免疫力
西葫芦+韭菜	可通便

营养成分表

营养素	含量（每100克）
碳水化合物	3.2克
脂肪	0.2克
蛋白质	0.8克
膳食纤维	0.6克
镁	9毫克
钙	15毫克
铁	0.3毫克
锌	0.12毫克
磷	17毫克
硒	0.28微克

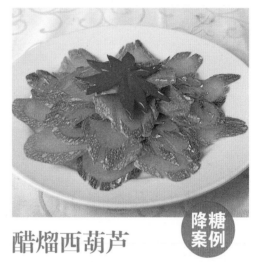

降糖案例

醋熘西葫芦

材料：西葫芦500克，红椒30克，香油4毫升，盐、生抽、醋各适量。

做法：

❶ 将西葫芦、红椒洗净，改刀，入沸水中氽熟，装盘。

❷ 把香油、适量的盐、生抽和醋一起放入碗中，调匀成调味汁，均匀地淋在西葫芦和红椒上即可。

能量计算：总能量约574.9千焦，蛋白质5.3克，脂肪5.2克，糖类24.4克。

营养功效：本菜具有降血糖、开胃消食、除烦利尿的功效。糖尿病患者常食此菜，可改善烦渴多饮的症状，还可软化血管，防止动脉硬化和心脏病的发生。

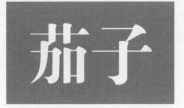

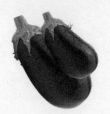

别名： 茄瓜、白茄、紫茄。
性味归经： 性凉，味甘；归脾、胃、大肠经。
适用量： 每次60～100克为宜。
热量： 87.9千焦/100克。

降糖关键词

维生素P、皂苷

　　茄子中所含的维生素P，能增强毛细血管的弹性，防止微血管破裂出血。茄子还富含皂苷，能有效控制血糖的上升，适合糖尿病引起的视网膜出血的患者食用。

食疗作用

　　茄子具有凉血止血、清热消肿、宽肠通便之效。

搭配

宜	茄子+黄豆	可益气、宽肠、润燥消肿
忌	茄子+蟹	会伤肠胃
	茄子+墨鱼	易引起霍乱

营养成分表

营养素	含量（每100克）
碳水化合物	3.6克
脂肪	0.2克
蛋白质	1.1克
膳食纤维	1.3克
镁	13毫克
钙	24毫克
铁	0.5毫克
锌	0.23毫克
磷	23毫克
硒	0.48微克

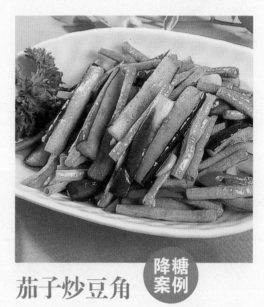

茄子炒豆角 降糖案例

材料： 茄子200克，豆角200克，红椒适量，植物油4毫升，盐、酱油各适量。

做法：

❶ 将茄子、红椒洗净，切段；豆角洗净，撕去荚丝，切段。

❷ 锅中下入植物油烧热，放红椒段爆香，下入茄子段、豆角段，大火煸炒。

❸ 下入适量盐、酱油调味，翻炒均匀即可。

能量计算： 总能量约577.4千焦，蛋白质7.2克，脂肪4.8克，糖类23.2克。

营养功效： 本菜具有降血糖、保肝护肾、降压降脂的功效，适合糖尿病、高血压、高脂血症患者食用。

山药

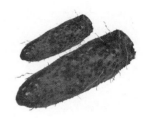

别名：怀山药、淮山药、土薯。

性味归经：性平，味甘；归肺、脾、肾经。

适用量：每次摄入60~80克。

热量：234.3千焦/100克。

降糖关键词

黏液蛋白

山药能够给人体提供一种多糖蛋白质——黏液蛋白，能预防脂肪在心血管管壁上的沉积，保持血管的弹性，防止动脉硬化，还可减少皮下脂肪堆积，防止出现糖尿病引起的血管病变等并发症。

食疗作用

健脾补肺、益胃补肾、固肾益精、延年益寿。

搭配		
宜	山药+芝麻	可预防骨质疏松症
	山药+红枣	可补血养颜
忌	山药+鲫鱼	不利于营养物质的吸收
	山药+黄瓜	会降低营养价值

营养成分表	
营养素	**含量（每100克）**
碳水化合物	11.6克
脂肪	0.2克
蛋白质	1.9克
膳食纤维	0.8克
镁	20毫克
钙	16毫克
铁	0.27毫克
锌	0.24毫克
磷	34毫克
硒	0.55微克

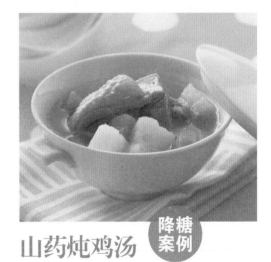

山药炖鸡汤

降糖案例

材料：山药250克，鸡腿100克，胡萝卜100克，盐适量。

做法：

① 山药削皮，冲净，切块；胡萝卜冲净，削皮，切块；鸡腿剁块，放入沸水中汆烫，捞起，冲净。

② 鸡腿、胡萝卜先下锅，加水适量。

③ 以大火煮开后转小火炖15分钟，续下山药转大火煮沸，转小火续炖10分钟，加盐调味即成。

能量计算：总能量约1497.9千焦，蛋白质21.8克，脂肪13.7克，糖类39.8克。

营养功效：本品具有益气补虚、健脾益胃、强身健体、降糖的功效，适合体虚、消瘦的糖尿病患者食用。

西红柿

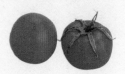

别名： 番茄、番李子、洋柿子。
性味归经： 性凉，味甘、酸；归肺、肝、胃经。
适用量： 每次约100克。
热量： 79.5千焦/100克。

降糖关键词

番茄碱、谷胱甘肽、红浆果素、葫芦巴碱

西红柿中富含番茄碱、谷胱甘肽、红浆果素、葫芦巴碱等成分，能有效降低血糖，而且西红柿所含的脂肪、糖分都很低，适合糖尿病患者及肥胖者食用。

食疗作用

健胃消食、生津止渴、清热解毒、凉血平肝。

搭配

宜	西红柿+芹菜	可降压、健胃消食
	西红柿+蜂蜜	可养颜
忌	西红柿+红薯	会引起呕吐
	西红柿+虾	腹痛、腹泻

营养成分表

营养素	含量（每100克）
碳水化合物	3.5克
脂肪	0.2克
蛋白质	0.9克
膳食纤维	0.5克
胡萝卜素	0.5微克
镁	9毫克
钙	10毫克
铁	0.4毫克
锌	23毫克
硒	0.15微克

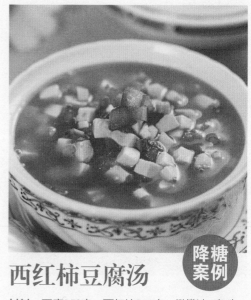

西红柿豆腐汤

降糖案例

材料： 豆腐150克，西红柿250克，橄榄油4毫升，盐、淀粉、葱花各适量。

做法：

❶ 将豆腐洗净，切成小粒；西红柿洗净，入沸水烫后，去皮、剖开，切成粒。

❷ 豆腐入碗，加西红柿、盐、淀粉一起拌匀。

❸ 将炒锅置中火上，下橄榄油烧至六成热，倒入豆腐、西红柿，翻炒至香，加水煮约5分钟，撒上适量葱花即可。

能量计算： 总能量约707.1千焦，蛋白质11.6克，脂肪8.3克，糖类14克。

营养功效： 本品具有降糖降压、清热解毒、清心润肺的功效，适合阴虚火旺的糖尿病患者食用，同时还能预防高血压、冠心病等并发症的发生。

甜椒

别名： 青柿子椒、菜椒、翠椒。
性味归经： 性热，味甘；归心、脾经。
适用量： 每次40～60克为宜。
热量： 92千焦/100克。

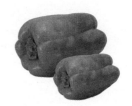

降糖关键词

辣椒素

甜椒有很多品种，红、黄、青等颜色都有，甜椒中含有的辣椒素能提高胰岛素的分泌量，显著降低血糖水平，糖尿病患者可适量食用。

食疗作用

甜椒具有开胃消食、增进食欲、美容养颜的功效。

搭配

宜	甜椒+白菜	可促进肠胃蠕动，帮助消化
忌	甜椒+葵花子	会妨碍维生素E的吸收
	甜椒+香菜	会降低营养价值

营养成分表

营养素	含量（每100克）
碳水化合物	4克
脂肪	0.2克
蛋白质	1克
膳食纤维	1.4克
胡萝卜素	0.4微克
镁	12毫克
钙	1.4毫克
铁	0.8毫克
锌	0.19毫克
硒	0.38微克

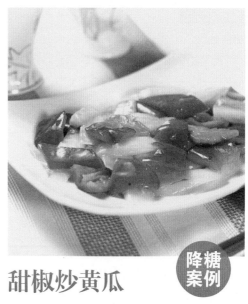

降糖案例

甜椒炒黄瓜

材料： 黄瓜300克，青甜椒、红甜椒各50克，橄榄油4毫升，盐适量。

做法：

❶ 黄瓜洗净，切成斜刀片；青甜椒、红甜椒分别洗净，切成大片。

❷ 在锅中加适量水烧沸，下入黄瓜片、甜椒片焯水后捞出。

❸ 起锅，下橄榄油烧热，将所有材料下入油锅中，加入盐爆炒2分钟即可。

能量计算： 总能量约461.9千焦，蛋白质4.7克，脂肪5克，糖类18.1克。

营养功效： 本菜具有降糖降脂、美容养颜、排毒瘦身的功效，糖尿病、高脂血症的患者可经常食用。

茼蒿

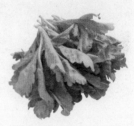

别名：蓬蒿、菊花菜、蒿菜、艾菜。
性味归经：性温，味甘、涩；归肝、肾经。
适用量：每次40~60克为宜。
热量：87.9千焦/100克。

降糖关键词

胡萝卜素

茼蒿的热量极低，食用后不容易引起血糖剧烈波动，十分适合糖尿病患者食用，而且茼蒿还含有丰富的胡萝卜素，可对抗人体内的自由基，有降血糖的作用。

食疗作用

茼蒿具有平补肝肾、缩小便、宽中理气的作用。

搭配

宜	茼蒿+蜂蜜	可润肺止咳
	茼蒿+粳米	可健脾养胃
忌	茼蒿+醋	会降低营养价值
	茼蒿+胡萝卜	会破坏维生素C

营养成分表

营养素	含量（每100克）
碳水化合物	3.9克
脂肪	0.3克
蛋白质	1.9克
膳食纤维	1.2克
维生素E	252微克
胡萝卜素	1510微克
镁	20毫克
钙	73毫克
磷	36毫克
硒	0.6微克

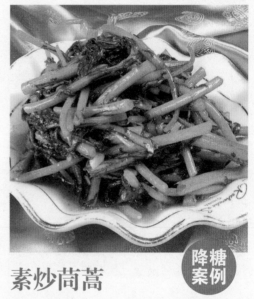

降糖案例

素炒茼蒿

材料：茼蒿500克，蒜蓉10克，盐、植物油、鸡精各适量。

做法：

❶ 将茼蒿洗净，切段。

❷ 起锅，放入适量的油烧热，加入蒜蓉爆香，倒入茼蒿快速翻炒至热。

❸ 调入盐和鸡精调味，出锅装盘即可。

能量计算：总能量约642.7千焦，蛋白质9.95克，脂肪4.32克，糖类25.06克。

营养功效：本品具有降压降糖、缩尿止遗、促进食欲等功效，糖尿病、高血压患者可经常食用，可改善多饮多尿的症状，同时对心悸怔忡、失眠多梦、心烦不安、痰多咳嗽、腹泻、胃脘胀痛、夜尿频多、腹痛寒疝等症也有食疗作用。

蕨菜

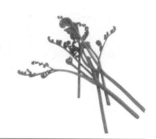

别名： 拳菜、龙头菜、如意菜。

性味归经： 性寒，味甘；归大肠、膀胱经。

适用量： 每次50克左右。

热量： 163.2千焦/100克。

降糖关键词

镁、锰

　　蕨菜中镁、锰的含量较高，常吃可以促进胰岛素的分泌，增强胰岛素活性，有效调节血糖。此外，镁还可以激活各种酶系统，适合糖尿病、高血压、冠心病等患者食用。

食疗作用

　　清热利湿、利尿、滑肠通便。

搭配		
宜	蕨菜+猪肉	可开胃
	蕨菜+豆干	可滋阴润燥、和胃
忌	蕨菜+花生	会降低营养价值
	蕨菜+大豆	会降低营养价值

营养成分表	
营养素	含量（每100克）
碳水化合物	9克
脂肪	0.4克
蛋白质	1.6克
膳食纤维	1.8克
维生素A	183微克
维生素C	23毫克
胡萝卜素	1100微克
镁	30毫克
钙	17毫克
磷	50毫克

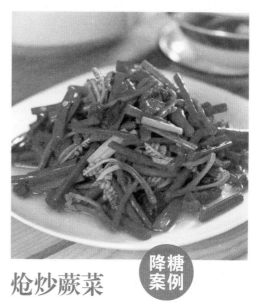

炝炒蕨菜

降糖案例

材料： 蕨菜400克，葱15克，干红辣椒50克，盐、植物油、鸡精各适量。

做法：

❶ 将蕨菜洗净，切段；葱择洗净，切成葱花；干红辣椒洗净切段。

❷ 炒锅注油烧热，下入干红辣椒爆香，再倒入蕨菜翻炒，最后加入盐、鸡精炒至入味，起锅装盘，撒上葱花即可。

能量计算： 总能量约861.9千焦，蛋白质8.7克，脂肪5.5克，糖类45.6克。

营养功效： 蕨菜含有多种氨基酸，营养全面，非常适合糖尿病患者食用。现代研究认为，蕨菜中的膳食纤维具有促进肠道蠕动，减少肠胃对脂肪吸收的作用。

银耳

别名：白木耳、雪耳。

性味归经：性平，味甘、淡；归肺、胃、肾经。

适用量：干品每次20克为宜。

热量：干银耳836.8千焦／100克。

降糖关键词

矿物质、膳食纤维

银耳含有钙、镁、钾、铁、磷等多种矿物质，有助于控制血糖升高，而且银耳所含的热量很低，又含有丰富的膳食纤维，能有效地延缓血糖上升，是糖尿病患者的理想食物。

食疗作用

银耳具有滋阴生津、润肺养胃的功效。

搭配		
宜	银耳+莲子	可滋阴润肺
	银耳+鹌鹑蛋	可健脑强身
忌	银耳+菠菜	会破坏维生素C
	银耳+蛋黄	不利于消化

营养成分表	
营养素	含量（每100克）
碳水化合物	36.9克
脂肪	1.4克
蛋白质	10克
膳食纤维	30.4克
镁	54毫克
钙	36毫克
铁	4.1毫克
锌	3.03毫克
磷	369毫克
硒	2.95微克

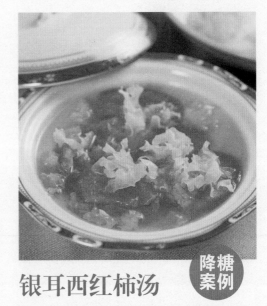

降糖案例

银耳西红柿汤

材料：干银耳40克，西红柿200克，盐适量。

做法：

❶ 将干银耳用温水泡发，去杂质，洗净，撕小块；西红柿洗净，切块。

❷ 在锅内加适量水，放入银耳、西红柿块，大火煮沸后加盐调味即成。

能量计算：总能量286.6千焦，蛋白质3.6克，脂肪0.58克，糖类19.5克。

营养功效：本品具有清热生津、止消渴、降血糖、养心润肺的功效。糖尿病患者经常食用，可改善烦热口渴、多饮多尿、心烦失眠等症，还可预防高血压、冠心病等并发症。

黑木耳

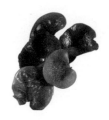

别名：树耳、木蛾、黑菜。
性味归经：性平，味甘；归肺、胃、肝经。
适用量：干品每次约15克。
热量：干黑木耳857.7千焦/100克。

降糖关键词

果胶、钾

　　黑木耳中所含的果胶成分具有调节血糖的功效。而且黑木耳含有丰富的钾，是优质的高钾食物，对糖尿病合并高血压患者有很好的食疗作用。

食疗作用

补气血、降血脂、降血糖、润肠通便、养颜。

搭配		
宜	黑木耳+银耳	可增强免疫力
	黑木耳+绿豆	可消暑降压
忌	黑木耳+田螺	不利于消化
	黑木耳+茶	不利于铁的吸收

营养成分表	
营养素	含量（每100克）
碳水化合物	3.4克
脂肪	0.2克
蛋白质	1.5克
膳食纤维	2.6克
维生素E	7.51毫克
镁	57毫克
钙	34毫克
铁	5.5毫克
锌	0.53毫克
硒	0.46微克

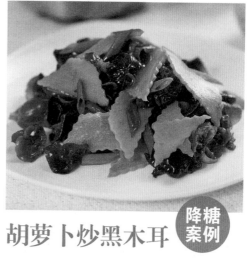

降糖案例

胡萝卜炒黑木耳

材料：黑木耳200克，胡萝卜200克，橄榄油5毫升，姜片、盐、生抽、鸡精各适量。

做法：

❶ 将黑木耳用冷水泡发洗净；胡萝卜洗净切花片。

❷ 炒锅置火上，倒入橄榄油烧热，待油烧至七成熟时，放入姜片煸炒，随后放黑木耳稍炒一下，再加入胡萝卜片翻炒，依次放入盐、生抽、鸡精调味，翻炒均匀即可盛盘食用。

能量计算：总能量约636千焦，蛋白质5克，脂肪4.8克，糖类29.6克。

营养功效：此菜具有降血糖、降压降脂、润肠通便的功效。

草菇

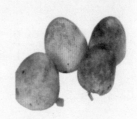

别名： 稻草菇、脚苞菇。
性味归经： 性平，味甘；归胃、脾经。
适用量： 每次30～50克为宜。
热量： 96.2千焦/100克。

降糖关键词

硒

草菇含有丰富的硒元素，可减慢人体对碳水化合物的吸收，从而减缓餐后血糖的上升。常食草菇可预防动脉血管粥样硬化，降低由糖尿病引起的心脑血管疾病的发病率。

食疗作用

清热解暑、养阴生津、降血压、降血脂、增强免疫力等。

搭配		
宜	草菇+豆腐	可降压降脂
	草菇+虾仁	可补肾壮阳
忌	草菇+鹌鹑	会致面生黑斑

营养成分表	
营养素	含量（每100克）
碳水化合物	2.7克
脂肪	0.2克
蛋白质	2.7克
膳食纤维	1.6克
镁	21毫克
钙	17毫克
铁	1.3毫克
锌	0.6毫克
铜	0.4毫克
磷	33毫克

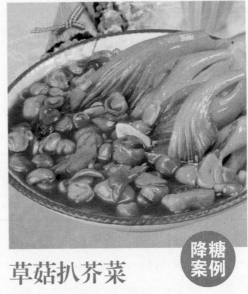

降糖案例

草菇扒芥菜

材料： 芥菜200克，草菇300克，蒜10克，橄榄油5毫升，盐、老抽、鸡精各适量。

做法：

❶ 将芥菜洗净，入沸水锅中余水至熟，捞起装盘待用；草菇洗净，沥干水分待用；蒜去皮，洗净，切片。

❷ 锅中加入橄榄油烧热，加蒜爆香，倒入草菇滑炒片刻，再倒入老抽和少许清水烹调片刻。

❸ 加入盐和鸡精调味，将草菇倒在芥菜上即可。

能量计算： 总能量约609.2千焦，蛋白质12.2克，脂肪5.4克，糖类19.7克。

营养功效： 本菜具有降糖降压、防癌抗癌、清热解毒的功效，糖尿病、高血压患者可经常食用。

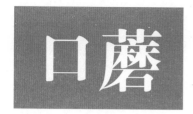

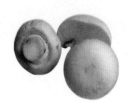

别名： 白蘑、云盘蘑、银盘。

性味归经： 性平，味甘；归肺、心经。

适用量： 每次以20克为宜。

热量： 1012.5千焦/100克（干品）。

降糖关键词

膳食纤维、硒

　　口蘑中含有大量的膳食纤维，有润肠通便、排毒的功效，还可促进胆固醇的排泄，降低胆固醇含量。口蘑还含有大量的硒，硒具有类似胰岛素的作用，可以降低血糖。

食疗作用

　　调节甲状腺功能、增强免疫力、降低胆固醇。

搭配

宜		
	口蘑+鸡肉	可补中益气
	口蘑+鹌鹑蛋	增强免疫力
	口蘑+冬瓜	可利小便、降血压
	口蘑+白菜	可降压

营养成分表

营养素	含量（每100克）
碳水化合物	14.4克
脂肪	3.3克
蛋白质	38.7克
纤维素	17.2克
维生素E	8.57毫克
烟酸	44.3毫克
镁	167毫克
钙	169毫克
铁	19.4毫克
锌	9.04毫克

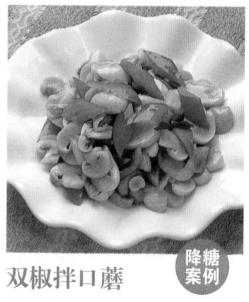

降糖案例

双椒拌口蘑

材料： 口蘑50克，青椒、红椒各30克，香油、盐各适量。

做法：

❶ 将口蘑洗净，泡发，切片；青椒和红椒均去蒂切片。

❷ 将切好的口蘑、青椒、红椒加入沸水中焯熟。

❸ 将口蘑、青椒、红椒、香油、盐一起装盘，拌匀即可。

能量计算： 总能量约737.2千焦，蛋白质20.13克，脂肪4.46克，糖类21.1克。

营养功效： 本品具有开胃消食、降糖降脂的功效，糖尿病、高脂血症患者可经常食用。

鸡腿菇

别名：刺蘑菇、毛头鬼伞。

性味归经：性平，味甘；归脾、胃、肝经。

适用量：每次20克左右为宜。

热量：1075.3千焦/100克（干品）。

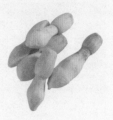

降糖关键词

不饱和脂肪酸、微量元素

鸡腿菇中含有大量的不饱和脂肪酸，可以降低血液中的胆固醇，预防冠心病、肥胖症等。鸡腿菇中还含有多种微量元素，可参与糖代谢，辅助降低血糖。

食疗作用

鸡腿菇能健脾益胃、增进食欲、消食化积。

搭配		
宜	鸡腿菇+牛肉	可健脾养胃
	鸡腿菇+猪肉	可增强营养
	鸡腿菇+鱿鱼	可降低胆固醇
	鸡腿菇+莴笋	可降脂降糖

营养成分表	
营养素	含量（每100克）
碳水化合物	51.8克
脂肪	2克
蛋白质	26.7克
膳食纤维	18.8克
维生素B_2	1.79毫克
磷	-
镁	-
钙	-
铁	-
锌	-

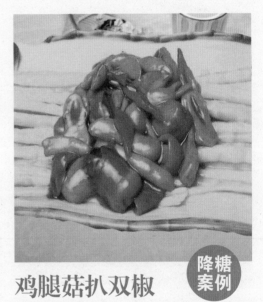

降糖案例

鸡腿菇扒双椒

材料：干鸡腿菇50克，青椒、红椒各20克，竹笋200克，盐、香油、酱油、植物油各适量。

做法：

❶ 干鸡腿菇洗净，泡发，沥干水分；青椒、红椒分别洗净切片待用；将竹笋洗净，切条，放入沸水中，略焯烫，捞出装盘待用。

❷ 油锅烧热，放入鸡腿菇快炒，放盐、酱油，翻炒均匀，加入青椒、红椒，炒熟后淋上香油，起锅，倒在装有竹笋的盘中即可。

能量计算：总能量约738.5千焦，蛋白质13.77克，脂肪3.81克，糖类28.05克。

营养功效：鸡腿菇能调节体内糖代谢，有效降低血糖，并能调节血脂，因此糖尿病、高脂血症、高血压患者可常食。

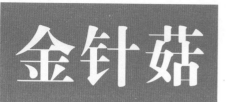

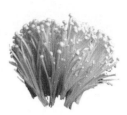

别名： 金钱菌、冻菌、金菇。

性味归经： 性凉，味甘；归脾、大肠经。

适用量： 每次50克为宜。

热量： 108.8千焦/100克。

降糖关键词

锌、氨基酸

金针菇含有丰富的锌元素，可增加对胰岛素的敏感性，降低糖尿病并发症的发病率。金针菇中还含有人体所必需的多种氨基酸，可为糖尿病患者提供丰富的营养成分。

食疗作用

金针菇具有补肝、益肠胃、抗癌的功效。

搭配		
宜	金针菇+豆腐	可降脂降压
	金针菇+豆芽	可清热解毒
	金针菇+猪肝	可补益气血
忌	金针菇+驴肉	会引起心痛

营养成分表	
营养素	**含量（每100克）**
碳水化合物	3.3克
脂肪	0.4克
蛋白质	2.4克
膳食纤维	2.7克
镁	17毫克
铁	1.4毫克
锌	0.39毫克
铜	0.14毫克
磷	97毫克
硒	0.28微克

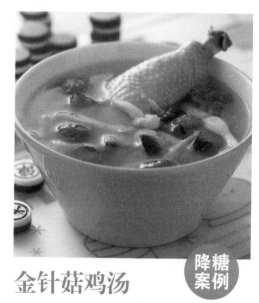

降糖案例

金针菇鸡汤

材料： 黄芪、枸杞子各10克，金针菇200克，鸡腿150克，盐适量。

做法：

❶ 将黄芪、枸杞子洗净，黄芪加水熬取汁液备用。

❷ 金针菇洗净泡软；鸡腿洗净，用热水汆烫，捞起。

❸ 将金针菇、鸡腿、枸杞子一起放入锅中，加入黄芪汁液、盐水，煮至熟即可。

能量计算： 总能量约1492.4千焦，蛋白质30.2克，脂肪20.5克，糖类18.2克。

营养功效： 本品具有降血糖、益气、健脾补虚的功效，适合体质虚弱的糖尿病患者食用。金针菇是高钾低钠食品，可有效降低高血压，预防心脑血管疾病，对老年人大有益处。

牛蒡

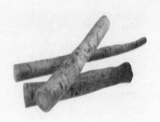

别名：牛子、蒡蓊菜、东洋萝卜。
性味归经：性寒，味苦；归肺经。
适用量：每次80克为宜。
热量：115.9千焦/100克。

降糖关键词

氨基酸、胡萝卜素

　　牛蒡根含有人体必需的多种氨基酸，且含量高，尤其是具有特殊药理作用的氨基酸含量高，对糖尿病患者极为有利。牛蒡还含有丰富的胡萝卜素，有降血糖、明目的作用。

食疗作用

　　牛蒡具有疏风散热、宣肺透疹、解毒利咽等功效。

搭配		
宜	牛蒡+鸭肉	可滋阴润肺
	牛蒡+葱	可开胃消食
	牛蒡+白萝卜	可解毒利咽
	牛蒡+鸡	可增强免疫力

营养成分表	
营养素	含量（每100克）
碳水化合物	17.37克
脂肪	0.17克
蛋白质	2.12克
膳食纤维	-
维生素B$_2$	2.26毫克
维生素C	25毫克
胡萝卜素	390微克
钙	240毫克
磷	106毫克
铁	7.6毫克

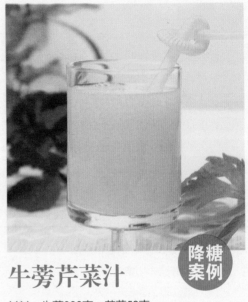

降糖案例

牛蒡芹菜汁

材料：牛蒡300克，芹菜50克。

做法：

❶ 将牛蒡用清水洗干净，去掉皮，切块，放入沸水中焯烫一下，捞出沥干备用；将择好的芹菜用清水洗干净，把芹菜叶去掉，备用。

❷ 将备好的牛蒡和芹菜与200毫升冷开水一起放入榨汁机中榨汁，即可饮用。

能量计算：总能量约389.5千焦，蛋白质14.8克，脂肪0.4克，糖类11.4克。

营养功效：本菜具有降压降糖、疏风散热、生津解渴的功效。糖尿病患者经常饮用，可改善口渴多饮等症状，还可预防高血压、冠心病等并发症。

猴头菇

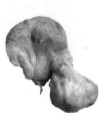

别名： 羊毛菌、猴头菌、猴菇菌。
性味归经： 性平，味甘；归脾、胃、心经。
适用量： 每次30~50克为宜。
热量： 54.4千焦/100克。

降糖关键词

猴头菇多糖、维生素B₁、不饱和脂肪酸

猴头菇含有丰富的猴头菇多糖，猴头菇多糖具有明显的降糖效果。猴头菇还含有丰富的维生素B_1和不饱和脂肪酸，能降低血液中胆固醇的含量，有利于糖尿病合并心血管疾病和神经系统疾病的患者食用。

食疗作用

猴头菇具有健脾、抗癌、增强免疫力的功效。

搭配		
宜	猴头菇+银耳	有助于睡眠
	猴头菇+黄芪	可滋补身体
	猴头菇+鸡肉	可益气养血

营养成分表	
营养素	**含量（每100克）**
碳水化合物	0.7克
脂肪	0.2克
蛋白质	2克
膳食纤维	4.2克
镁	5毫克
钙	19毫克
铁	2.8毫克
锌	0.4毫克
磷	37毫克
硒	1.28微克

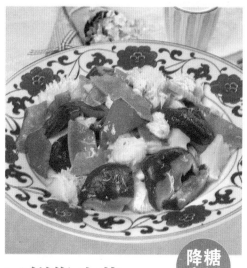

降糖案例

三鲜猴头菇

材料： 猴头菇150克，香菇100克，红椒30克，荷兰豆50克，植物油5毫升，盐、鸡精、生抽各适量。

做法：

❶ 将猴头菇、香菇、红椒分别洗净，切块；荷兰豆去老筋洗净，切段。

❷ 起锅，加入植物油烧热，放入猴头菇、香菇、荷兰豆炒至断生，加入红椒翻炒至熟。

❸ 加入盐、鸡精、生抽调味，起锅盛盘即可。

能量计算： 总能量约395千焦，蛋白质7.7克，脂肪4.6克，糖类20.4克。

营养功效： 本菜具有降血糖、增强免疫力、降压降脂的功效，糖尿病、高血压、高脂血症以及癌症患者可经常食用。

上海青

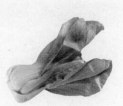

别名：青江菜。
性味归经：性微寒，味甘；归肺经。
适用量：每次50克为宜。
热量：62.8千焦/100克。

降糖关键词

膳食纤维、胡萝卜素

上海青中含有大量的膳食纤维，可润肠通便，减缓餐后血糖上升的适度，促进胆固醇的排泄，预防动脉粥样硬化。上海青中还含有大量的胡萝卜素，有降血糖、保护眼睛的作用。

食疗作用

清热除烦、消肿散结、通利胃肠。

搭配

宜	上海青+虾皮	可使营养更加全面
	上海青+猪肉	可促进儿童成长
忌	上海青+兔肉	会引起腹泻和呕吐
	上海青+醋	会引起营养流失

营养成分表

营养素	含量（每100克）
碳水化合物	2.6克
脂肪	0.2克
蛋白质	2.7克
膳食纤维	2.1克
维生素B₆	0.09毫克
叶酸	165.8毫克
钙	-
铁	-
锌	-
硒	-

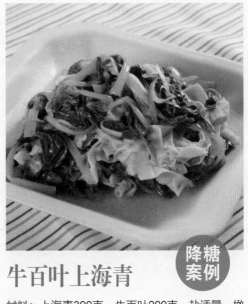

降糖案例

牛百叶上海青

材料： 上海青300克，牛百叶200克，盐适量，橄榄油4毫升。

做法：

❶ 将上海青洗净撕成条；牛百叶用少量盐搓洗干净，放入沸水锅中汆烫，捞出，切成长条薄片。

❷ 置锅于火上，放入橄榄油，油热后，放入牛百叶煸炒，再下入上海青煸炒至熟，加盐调味即可。

能量计算： 总能量约941.4千焦，蛋白质37.1克，脂肪6.6克，糖类7.8克。

营养功效： 本品具有清热除烦、开胃消食、健脾益气、通利肠道等功效，尤其适合脾胃虚弱、五心烦热、大便燥结的糖尿病患者食用。

仙人掌

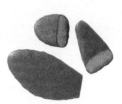

别名：龙舌、平虑草、老鸦舌。
性味归经：性寒，味苦、涩；
归心、肺、胃经。
适用量：每次30~50克为宜。
热量：37.7千焦/100克。

降糖关键词

氨基酸

仙人掌含有人体所需的多种氨基酸，可为糖尿病患者提供全面的营养。此外，仙人掌的含脂肪量和含糖量都很少，糖尿病患者常食，可避免葡萄糖摄入过多，预防血糖升高。

食疗作用

具有清热解毒、健胃补脾、清咽润肺、养颜护肤的功效。

搭配		
宜	仙人掌+牛肉	可补脾胃、益气血
	仙人掌+雪梨	可清热解毒
	仙人掌+猪肚	可健脾益胃

营养成分表	
营养素	**含量（每100克）**
碳水化合物	6.8克
脂肪	0.1克
蛋白质	1.1克
膳食纤维	3.8克
维生素B₆	0.07毫克
碘	1.5微克
叶酸	2.3微克
钙	-
磷	-
铁	-

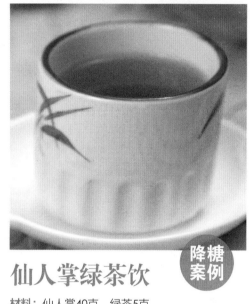

降糖案例

仙人掌绿茶饮

材料：仙人掌40克，绿茶5克。
做法：

❶ 将仙人掌和绿茶分别洗净。

❷ 仙人掌去刺切小块，然后与绿茶一同放入锅中。

❸ 加入适量的水煎煮，去渣取汁服用。

能量计算：总能量约77千焦，蛋白质1.92克，脂肪0.15克，糖类4.35克。

营养功效：本品具有降糖降脂、消炎杀菌、清热解毒的功效，适合糖尿病、高血压、高脂血症等患者饮用。仙人掌含有人体必需的多种氨基酸和多种微量元素，以及抱壁莲、角蒂仙、玉芙蓉等珍贵成分，对人体有清热解毒、清咽润肺、养颜护肤等诸多作用。

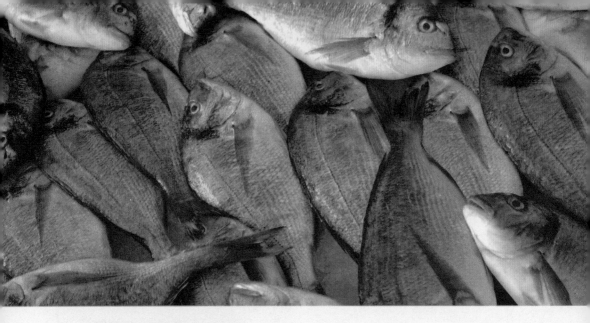

水产类食物怎么吃

水产类食物包括各种海鱼、河鱼和其他各种水产动植物，如鱼、虾、蟹、贝类、海参、海蜇和海带、紫菜等。水产类食物味道鲜美，而且营养价值高，富含蛋白质、ω-3脂肪酸、维生素、微量元素等，深受人们欢迎。

1 为什么糖尿病患者要吃水产类食物

水产类食物有以下优点：第一，富含蛋白质，且所含蛋白质的氨基酸组成与人体需要非常接近，易于消化，利用率较高；第二，其脂肪和碳水化合物含量较低，且多由不饱和脂肪酸组成，含热量较低，部分海产鱼类富含二十碳五烯酸（EPA）和二十二碳六烯酸（DHA），可有效预防血脂异常和心脑血管疾病，对糖尿病患者有利；第三，富含锌、硒、铜、碘等微量元素，并且鱼油和鱼肝油富含维生素A和维生素D。

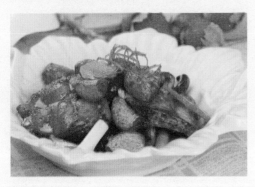

2 糖尿病患者应该怎么吃水产类食物

水产类食物首选深海鱼类，如金枪鱼。糖尿病患者每周可进食2～3次的海产品，进食量要因人而异，合理进食，有利于控制血糖和预防并发症的发生。同时，糖尿病患者吃海鲜还要注意，如对部分海产品过敏，应忌吃。每次进食水产类食物的量应控制好，同时应搭配其他食物。虾头、蟹黄等食物含胆固醇较高，应避免食用。被污染或腐败的水产类食物，一定不能吃，以免发生食物中毒。

鱼类的制作可根据其新鲜的程度来确定烹调方法。新鲜的鱼，可以用汆烫、清蒸的烹制方法，以保持肉质鲜嫩的特点，或者用软炸、炒、烩、干煎等方法来烹制，烹制出来的菜肴色泽光润、风味佳美。次新鲜的鱼，用干烧、红烧、红焖等方法烹制较好。不太新鲜的鱼，宜采用糖醋、焦炸等方法制作。要注意的是，烹调鱼的时候，万一烧焦了，不要再吃，因为鱼里的蛋白质会形成具有致癌性和致突变性的化学物质。

3 糖尿病患者食用水产类食物的误区

误区一："水产品营养丰富，且热量低，可大量食用"。

评析：水产品富含蛋白质，但过量食用会加重肝脏和肾脏的负担，每次进食量应合理。

误区二："吃海鲜，应喝啤酒来助兴"。

评析：食用海鲜时饮用大量啤酒，会产生过多的尿酸，引发痛风。

误区三："生吃水产品,味道更鲜美"。

评析：生吃或吃半生不熟的水产食物，容易感染细菌以及寄生虫，尤其是淡水鱼贝类，所以烹饪时应煮熟、煮透。

4 糖尿病患者宜吃的水产类食物

青鱼、鲫鱼、虾、泥鳅、蚌、蚬、鳝鱼、蛤蜊、海参、田螺等水产品不仅营养丰富，还有降糖功效。

5 糖尿病患者少吃或不吃的水产类食物

一般来说，水产品的胆固醇含量很低，其饱和脂肪酸含量也较低，但虾头、蟹黄、蟹膏、鱼卵等含胆固醇量较高，在食用时最好去掉，这些食物也应尽量少吃。

另外，鱼皮、油脂、内脏、鱼卵、鱼翅、鱼眼睛等部位最好少吃或者不吃。

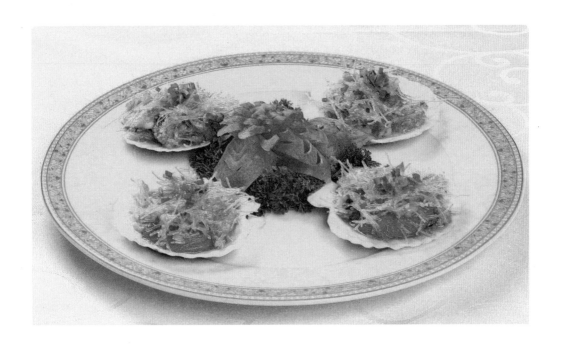

鲫鱼

别名： 鲋鱼。
性味归经： 性平，味甘；归脾、胃、大肠经。
适用量： 每次约50克为宜。
热量： 451.9千焦/100克。

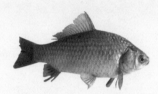

降糖关键词

优质蛋白、氨基酸

鲫鱼中所含的蛋白质属优质蛋白，可增强糖尿病患者机体的免疫力，有助于控制血糖；鲫鱼所含的氨基酸可以降低血液黏稠度，降低糖尿病患者并发心脑血管疾病的发病率。

食疗作用

鲫鱼具有利水消肿、补体虚、益气健脾等功效。

搭配

宜	鲫鱼+黑木耳	可润肤抗衰
	鲫鱼+红豆	可利水消肿
忌	鲫鱼+蜂蜜	易中毒
	鲫鱼+芥菜	会引起水肿

营养成分表

营养素	含量（每100克）
碳水化合物	3.8克
脂肪	2.7克
蛋白质	17.1克
维生素E	0.68毫克
烟酸	2.5毫克
镁	41毫克
钙	79毫克
锌	1.94毫克
磷	193毫克
硒	14.31微克

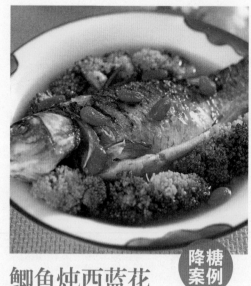

鲫鱼炖西蓝花

降糖案例

材料： 鲫鱼200克，西蓝花100克，植物油6毫升，姜、盐、鸡精、胡椒粉各适量。

做法：

❶ 将鲫鱼宰杀，去鳞、鳃及内脏，用盐水浸泡5分钟后洗净；西蓝花去粗梗洗净，掰成朵；适量的姜洗净，去皮切片。

❷ 煎锅上火，下入植物油烧热，用姜炝锅，放入鲫鱼煎至两面呈金黄色，加入适量水，煮30分钟。

❸ 下西蓝花煮至熟，撒入胡椒粉，用盐、鸡精调味即成。

能量计算： 总能量约1247.7千焦，蛋白质38.3克，脂肪11.5克，糖类11.9克。

营养功效： 此菜具有降血糖、利水消肿、防癌抗癌的功效，可改善糖尿病患者的全身症状。

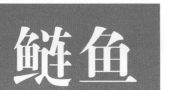

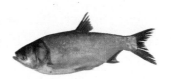

别名：鲢、鲢子、边鱼。

性味归经：性温，味甘；归脾、胃经。

适用量：每次50克为宜。

热量：435.1千焦/100克。

降糖关键词

钙、镁、磷、铁、钾、硒

鲢鱼富含蛋白质、钙、镁、磷、铁、钾、硒等营养成分，可促进胰岛素的形成和分泌，加强胰岛素的功能，维持血糖水平，适合糖尿病患者食用。

食疗作用

鲢鱼具有健脾、利水、温中、益气、通乳、化湿功效。

搭配		
宜	**鲢鱼+豆腐**	可美容
	鲢鱼+萝卜	可利水消肿
忌	**鲢鱼+西红柿**	不利于营养的吸收
	鲢鱼+甘草	会引起中毒

营养成分表	
营养素	**含量（每100克）**
碳水化合物	-
脂肪	3.6克
蛋白质	17.8克
烟酸	2.5毫克
镁	23毫克
钙	53毫克
铁	1.4毫克
锌	1.17毫克
磷	190毫克
硒	15.68微克

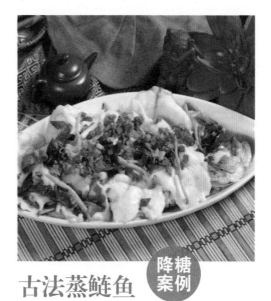

古法蒸鲢鱼

降糖案例

材料：鲢鱼300克，黑木耳10克，黄花菜10克，葱、盐、料酒、酱油、香油各适量。

做法：

❶ 将鲢鱼收拾干净，用盐和料酒腌渍；黑木耳泡发后，洗净切条；葱洗净，切成葱花；黄花菜泡发，洗净。

❷ 把鲢鱼摆入盘中，放上黑木耳和黄花菜，撒上葱花，淋入酱油。

❸ 用大火蒸15分钟后取出，淋上香油即成。

能量计算：总能量约1710.4千焦，蛋白质55.5克，脂肪16.6克，糖类4.1克。

营养功效：此菜具有降血糖、健脾利水、润肠通便的功效。

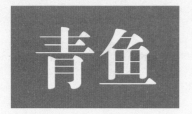

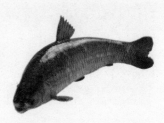

别名： 螺蛳鱼、乌青鱼、青根鱼。

性味归经： 性平，味甘；归脾、胃经。

适用量： 每次80克为宜。

热量： 493.7千焦/100克。

降糖关键词

磷脂、钾、硒、钙、ω-3脂肪酸

青鱼中含有磷脂和ω-3脂肪酸，可减少甘油三酯含量，能有效预防糖尿病所并发的高脂血症。青鱼中还含有丰富的钾、硒、钙，可促进胰岛素的分泌，调节血糖水平。

食疗作用

青鱼具有补气、健脾、养胃、化湿、祛风、利水功效。

搭配

宜	青鱼+银耳	可滋补身体
	青鱼+韭菜	可治疗脚气
忌	青鱼+李子	会引起身体不适
	青鱼+咸菜	会引起消化道癌症

营养成分表

营养素	含量（每100克）
碳水化合物	-
脂肪	4.2克
蛋白质	20.1克
镁	32毫克
钙	31毫克
铁	0.9毫克
锌	0.96毫克
铜	0.06毫克
磷	184毫克
硒	37.69微克

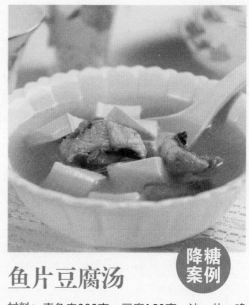

降糖案例

鱼片豆腐汤

材料： 青鱼肉300克，豆腐150克，油、盐、鸡精、蚝油各适量。

做法：

❶ 将青鱼肉洗净，切片；豆腐洗净，切块。

❷ 油烧热，下入鱼肉片滑炒，倒入清水烧开，再加入豆腐煮至熟，调入盐和鸡精调味。

❸ 起锅装盘，加入蚝油即可。

能量计算： 总能量约1838.9千焦，蛋白质69.6克，脂肪16.4克，糖类3.9克。

营养功效： 此菜具有降糖降脂、健脾祛湿、提神健脑的功效，既可改善糖尿病患者体虚症状，又可有效预防心脑血管疾病的发生。

鳝鱼

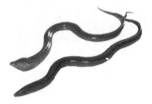

别名：黄鳝、长鱼。
性味归经：性温，味甘；归肝、脾、肾经。
适用量：每次100~150克。
热量：372.4千焦/100克。

降糖关键词

EPA和DHA、蛋白质

鳝鱼中含有丰富的不饱和脂肪酸DHA和EPA，有很强的抗氧化作用，能保护胰腺 β 细胞。鳝鱼中还有一种天然的蛋白质，能改善糖代谢，有效调节血糖水平。

食疗作用

鳝鱼具有补气养血、祛风湿、强筋骨、壮阳等功效。

搭配		
宜	鳝鱼+青椒	可降低血糖
	鳝鱼+苹果	可治疗腹泻
忌	鳝鱼+菠菜	易导致腹泻
	鳝鱼+白果	易引起中毒

营养成分表	
营养素	**含量**（每100克）
碳水化合物	1.2克
脂肪	1.4克
蛋白质	18克
胆固醇	126毫克
镁	18毫克
钙	42毫克
铁	2.5毫克
锌	1.97毫克
磷	206毫克
硒	34.56微克

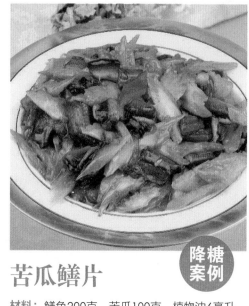

降糖案例

苦瓜鳝片

材料：鳝鱼200克，苦瓜100克，植物油6毫升，红椒、姜丝、蒜末、盐、料酒、酱油各适量。

做法：

❶ 将鳝鱼处理干净，剔骨切段，加盐、料酒腌渍；苦瓜洗净，去瓤，切斜块；红椒洗净切块。

❷ 起锅，加入植物油，放入鳝鱼大火翻炒3分钟后盛出。

❸ 另起油锅，下姜丝、蒜末、红椒、苦瓜翻炒，五成熟时下鳝鱼翻炒至熟，最后加酱油调味即成。

能量计算：总能量约1030.1千焦，蛋白质37克，脂肪8.4克，糖类7.3克。

营养功效：此菜具有降糖降压、排毒瘦身的功效。鳝鱼可降低血液中胆固醇的浓度，预防高脂血症以及心血管疾病。

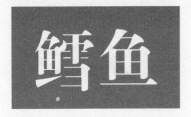

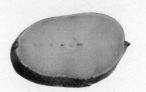

别名： 大头青、大口鱼、大头鱼。

性味归经： 性平，味甘；归肝、胃经。

适用量： 每次80克为宜。

热量： 368.2千焦/100克。

降糖关键词

EPA和DHA

鳕鱼中富含不饱和脂肪酸EPA和DHA，能够降低糖尿病患者血液中的总胆固醇、低密度脂蛋白、甘油三酯的含量，可降低糖尿病性心脑血管疾病的发病率。

食疗作用

鳕鱼具补血止血、治脚气、敛疮、清热消炎的功效。

搭配		
宜	鳕鱼+咖喱	易消化且营养丰富
	鳕鱼+辣椒	可增进食欲
忌	鳕鱼+香肠	会损害肝功能
	鳕鱼+洋葱	会影响蛋白质的吸收

营养成分表	
营养素	含量（每100克）
碳水化合物	0.5克
脂肪	0.5克
蛋白质	20.4克
胆固醇	114毫克
镁	84毫克
钙	42毫克
铁	0.5毫克
锌	0.86毫克
磷	232毫克
硒	24.8微克

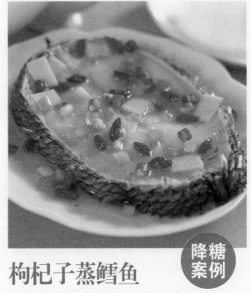

降糖案例

枸杞子蒸鳕鱼

材料： 鳕鱼300克，枸杞子10克，葱、姜、盐、味精、植物油各适量。

做法：

❶ 将枸杞子洗净；葱洗净，切成葱花；姜洗净切片。

❷ 鳕鱼收拾干净后用盐腌渍8分钟。

❸ 将鳕鱼装盘，铺上枸杞子、姜片，上锅蒸8分钟至熟，撒上葱花，浇上热油即可。

能量计算： 总能量约1400千焦，蛋白质62.6克，脂肪6.7克，糖类7.9克。

营养功效： 此菜具有降血糖、养心润肺、清肝明目的功效，糖尿病患者经常食用，可改善阴虚口渴的症状。

牡蛎

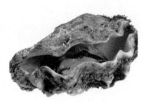

别名：蛎黄、蚝白、青蚵、生蚝。

性味归经：性微寒，味咸、涩；归肝、心、肾经。

适用量：每次2~3个为宜。

热量：305.4千焦/100克。

降糖关键词

铬、锌、镁、铁、钾等矿物质

牡蛎中富含铬、锌、镁、铁、钾等矿物质，能促进胰岛素分泌，有效调节血糖水平，同时，也能为糖尿病患者补充丰富的矿物质，是不可多得的佳品。

食疗作用

牡蛎具有平肝潜阳、镇惊安神、软坚散结、收敛固涩的功效。

搭配

宜	牡蛎+发菜	可滋阴润肺、润肠通便
	牡蛎+百合	可润肺滋阴
忌	牡蛎+柿子	会引起肠胃不适

营养成分表

营养素	含量（每100克）
碳水化合物	8.2克
脂肪	2.1克
蛋白质	5.3克
胆固醇	100毫克
镁	65毫克
钙	131毫克
锌	9.39毫克
铜	8.13毫克
磷	115毫克
硒	86.64微克

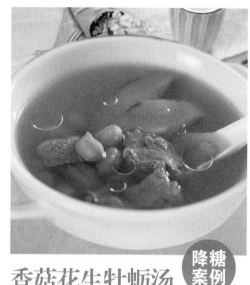

香菇花生牡蛎汤　降糖案例

材料：牡蛎200克，香菇20克，花生20克，植物油6毫升，姜片、盐各适量。

做法：

① 将香菇剪去蒂，浸泡半小时，洗净；花生洗净，浸泡1小时；牡蛎洗净，汆水。

② 起锅，加入植物油，爆香姜片，下牡蛎爆炒。

③ 将清水倒入瓦煲内，煮沸后放入牡蛎、花生、香菇，大火煮沸后，改用小火煲3小时，加盐调味即可。

能量计算：总能量约2500.4千焦，蛋白质56.6克，脂肪31克，糖类24.8克。

营养功效：此菜具有降血糖、滋阴解渴、益气补虚的功效，可改善口渴喜饮、五心烦热、阴虚盗汗、多尿等症状。

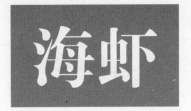

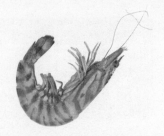

别名：虾米。

性味归经：性温，味甘、咸；归脾、肾经。

适用量：每日20～30克为宜。

热量：330.5千焦/100克。

降糖关键词

镁

虾肉中含有丰富的镁元素，可促进胰岛素分泌，维持血糖水平的功效，而且还对心脏活动有良好的调节作用，能更好地保护心血管系统，预防糖尿病性心脑血管疾病。

食疗作用

虾具有补肾、壮阳、通乳的功效，属强壮补精食品。

搭配

宜	海虾+白菜	可增强机体免疫力
	海虾+西蓝花	可补脾和胃、补肾益精
忌	海虾+南瓜	会引发痢疾

营养成分表

营养素	含量（每100克）
碳水化合物	1.5克
脂肪	0.6克
蛋白质	16.8克
胆固醇	117毫克
镁	46毫克
钙	146毫克
铁	3毫克
锌	1.44毫克
磷	196毫克
硒	56.41微克

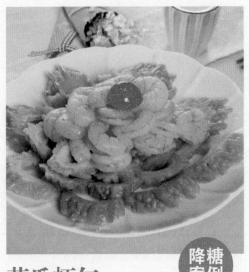

降糖案例

苦瓜虾仁

材料：苦瓜200克，虾仁150克，植物油、盐、淀粉、香油各适量。

做法：

❶ 将苦瓜洗净，剖开，去瓤，切成薄片，放在盐水中余一下，装入盘中。

❷ 虾仁洗净，用盐和淀粉腌5分钟，下入油锅滑炒至呈玉白色。

❸ 将虾仁捞出，盛放在苦瓜上，再淋上香油即可。

能量计算：总能量约666.1千焦，蛋白质17.6克，脂肪6.7克，糖类9.8克。

营养功效：此菜具有降血糖、清热解毒、补脑益智的功效，适合老年糖尿病患者食用。

鱿鱼

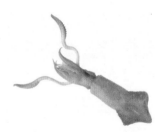

别名： 柔鱼、枪乌贼。
性味归经： 性温，味甘；归肝、肾经。
适用量： 每次30克为宜。
热量： 313.8千焦/100克。

降糖关键词

牛磺酸、锌

鱿鱼中富含牛磺酸，牛磺酸能够刺激胰岛素的分泌，维持血糖的正常水平。另外，还富含矿物质锌，能促进胰岛素合成，从而有降血糖的作用，适合糖尿病患者食用。

食疗作用

鱿鱼具有补虚益气、滋阴养颜等功效，可降低血液中胆固醇浓度。

搭配		
宜	鱿鱼+银耳	可延年益寿
	鱿鱼+虾	可抵抗寒冷
忌	鱿鱼+茶叶	会影响蛋白质的吸收
	鱿鱼+番茄酱	会加重肾脏负担

营养成分表	
营养素	含量（每100克）
碳水化合物	7.8克
脂肪	4.6克
蛋白质	60克
镁	192毫克
钙	87毫克
铁	4.1毫克
锌	11.24毫克
磷	392毫克
钠	965.3毫克
硒	156.12微克

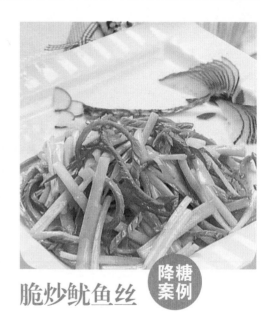

脆炒鱿鱼丝 降糖案例

材料： 鱿鱼干150克，竹笋100克，红椒20克，植物油6毫升，盐、醋、生抽各适量。

做法：

❶ 将鱿鱼干泡发，洗净，打上花刀，再切成细丝；竹笋洗净，对剖开切丝；红椒洗净，切丝。

❷ 锅内加入植物油烧热，放入鱿鱼翻炒至将熟，加入竹笋丝、红椒一起炒匀。

❸ 炒至熟后，加入盐、醋、生抽翻炒至入味，起锅装盘即可。

能量计算： 总能量约2276.5千焦，蛋白质93.5克，脂肪12.7克，糖类18.9克。

营养功效： 此菜可调节血糖、血压。

扇贝

别名：海扇。

性味归经：性平，味甘、咸；归脾经。

适用量：每次5个左右。

热量：251千焦/100克。

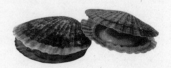

降糖关键词

维生素B$_{12}$、硒

　　扇贝富含维生素B$_{12}$，维生素B$_{12}$能维持神经系统的正常功能。扇贝中还含有丰富的硒元素，能促进细胞对糖的利用，具有类似胰岛素的功能，能调节糖代谢。

食疗作用

　　扇贝有滋阴、补肾、调中、下气、利五脏的功效。

搭配		
宜	扇贝+瓠瓜	可滋阴润燥
	扇贝+瘦肉	可滋阴补肾
	扇贝+蒜	可降胆固醇
忌	扇贝+香肠	会生成有害物质

营养成分表	
营养素	含量（每100克）
碳水化合物	2.6克
脂肪	0.6克
蛋白质	11.1克
胆固醇	140毫克
镁	39毫克
钙	142毫克
钾	122毫克
磷	132毫克
钠	339毫克
硒	20.22微克

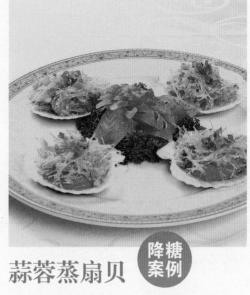

蒜蓉蒸扇贝

降糖案例

材料：扇贝200克，粉丝30克，植物油6毫升，蒜蓉50克，葱丝、红椒丁、盐、番茄酱各适量。

做法：

❶ 将扇贝洗净，剖开外壳，留一半壳；粉丝泡发后，剪成小段。

❷ 将留在贝壳中的贝肉洗净，去肚、腮、沙等杂质，剖两三刀，放置在贝壳上，再撒上粉丝，上笼屉，蒸2分钟。

❸ 锅中加入植物油烧热，下蒜蓉、葱丝和红椒丁，煸出香味，放入盐翻炒至熟后淋到扇贝上，可加少许番茄酱调味。

能量计算：总能量约1392千焦，蛋白质24.7克，脂肪6.9克，糖类41.2克。

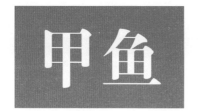

甲鱼

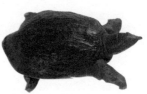

别名：鳖、团鱼。

性味归经：性平，味甘；归肝经。

适用量：每次80克左右为宜。

热量：493.7千焦/100克。

降糖关键词

蛋白质

甲鱼中含有优质蛋白，可增强糖尿病患者的免疫力，有助于控制血糖。

食疗作用

甲鱼具有益气补虚、滋阴、益肾、凉血散结的功效。

搭配

宜	甲鱼+山药	可补脾胃、滋肝肾
	甲鱼+乌鸡	可治更年期综合征
忌	甲鱼+柑橘	会影响蛋白质吸收
	甲鱼+柿饼	会引起消化不良

营养成分表

营养素	含量（每100克）
碳水化合物	-
脂肪	0.9克
蛋白质	20.2克
胆固醇	62毫克
镁	18毫克
钙	21毫克
铁	1.1毫克
锌	0.81毫克
磷	228毫克
硒	51.09微克

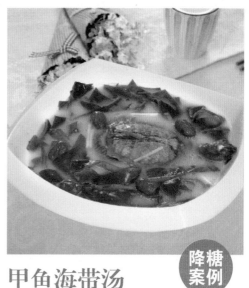

甲鱼海带汤

降糖案例

材料：甲鱼300克，海带200克，红枣、枸杞子各10克，姜5克，葱10克，高汤250毫升，盐3克，胡椒粉3克。

做法：

❶ 将甲鱼宰杀后，去除内脏再洗净；海带洗净，切成条；红枣和枸杞子分别洗净；姜洗净切片；葱洗净切段。

❷ 锅里加入高汤，将姜片、葱段、甲鱼、红枣、枸杞子、海带一起放进锅里炖煮至肉熟。

❸ 加入盐、胡椒粉调味，煮50～60分钟即可。

能量计算：总能量约1773.2千焦，蛋白质60.2克，脂肪13.25克，糖类15.11克。

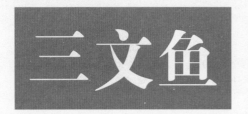

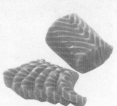

别名：撒蒙鱼、萨门鱼、鲑鱼。

性味归经：性平，味甘；归脾、胃经。

适用量：每次以50克左右为宜。

热量：581.6千焦/100克。

降糖关键词

ω-3不饱和脂肪酸

三文鱼中含有丰富的不饱和脂肪酸，能有效降低血脂和血胆固醇，防治心血管疾病。其中的ω-3不饱和脂肪酸还可以改善人体的胰岛功能，降低血糖，尤其适合肥胖人群。

食疗作用

三文鱼具有降低血脂和血胆固醇、防治心血管疾病的功效。

搭配		
宜	**三文鱼+芥末**	可除腥、补充营养
	三文鱼+柠檬	有利于营养吸收
	三文鱼+蘑菇酱	营养丰富

营养成分表	
营养素	**含量（每100克）**
碳水化合物	-
脂肪	7.8克
蛋白质	17.2克
胆固醇	68毫克
镁	36毫克
钙	13毫克
钾	361毫克
磷	154毫克
钠	63.3毫克
硒	29.47微克

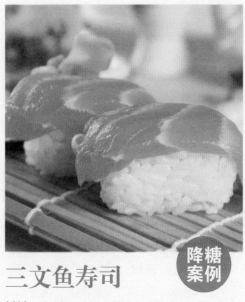

降糖案例

三文鱼寿司

材料：寿司米50克，新鲜三文鱼肉200克，寿司醋、芥末、日本酱油、寿司姜各适量。

做法：

❶ 将寿司米蒸熟，加入适量寿司醋，拌匀置凉，即成寿司饭。

❷ 将新鲜的三文鱼肉去净刺，切成若干大小适中的薄片；取适量寿司饭捏成梯形饭团，将鱼片置于手掌上，放上饭团轻压，随后摆好即成。

❸ 食用时佐以芥末、日本酱油、寿司姜。

能量计算：总能量约1405.8千焦，蛋白质35.7克，脂肪15.75克，糖类12.9克。

营养功效：常食本品可有效预防糖尿病，促进机体对钙的吸收，还能预防老年性骨质疏松症。

鲤鱼

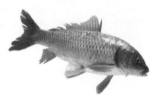

别名： 白鲤、黄鲤、赤鲤。

性味归经： 性平，味甘；归脾、肾、肺经。

适用量： 每次80克为宜。

热量： 456.1千焦/100克。

降糖关键词

镁、不饱和脂肪酸

鲤鱼中含有丰富的微量元素镁，可促进胰岛素的分泌，从而降低血糖。鲤鱼还含有大量的不饱和脂肪酸，具有降低胆固醇、防治心脑血管并发症的作用。

食疗作用

鲤鱼具有健胃、滋补、催乳、利水、促进大脑发育、降低胆固醇的功效。

搭配		
宜	**鲤鱼+白菜**	可治水肿
	鲤鱼+黑豆	可利水消肿
忌	**鲤鱼+甘草**	易引起中毒

营养成分表	
营养素	**含量**（每100克）
碳水化合物	0.5克
脂肪	4.1克
蛋白质	17.6克
胆固醇	84毫克
镁	33毫克
钙	50毫克
锌	2.08毫克
钾	334毫克
磷	204毫克
硒	15.38微克

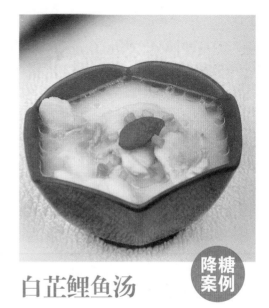

降糖案例

白芷鲤鱼汤

材料： 鲤鱼300克，白芷5克，盐适量。

做法：

❶ 将鲤鱼收拾干净，取肉切片备用；白芷洗净。

❷ 锅洗净，置于火上，倒入清水，放入盐、白芷，下入鱼片煲至熟即可。

能量计算： 总能量约1518.8千焦，蛋白质52.8克，脂肪12.3克，糖类1.5克。

营养功效： 常食此汤不仅可以降低血糖，还能发散风寒、增强体质，预防感冒。

金枪鱼

别名：鲔鱼、吞拿鱼。
性味归经：性平，味甘、咸；归肝、肾经。
适用量：每次50克为宜。
热量：790.8千焦/100克。

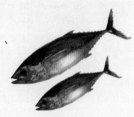

降糖关键词

ω-3不饱和脂肪酸、牛磺酸

金枪鱼中含有的ω-3不饱和脂肪酸有助于改善胰岛功能，维持血糖的正常状态。金枪鱼还含有大量的牛磺酸，可降低血压和血液中的胆固醇，预防高血压和动脉硬化等。

食疗作用

金枪鱼具有益气血、补肝肾的功效，能防治动脉硬化。

搭配

宜	金枪鱼+山药	可改善肠胃功能
	金枪鱼+西红柿	营养、美容
	金枪鱼+樱桃	可健脾和胃
忌	金枪鱼+黄瓜	不利于蛋白质的吸收

营养成分表

营养素	含量（每100克）
碳水化合物	-
脂肪	9克
蛋白质	27.1克
胆固醇	51毫克
烟酸	16.1毫克
钙	12毫克
镁	33毫克
磷	200毫克
钾	260毫克
硒	90微克

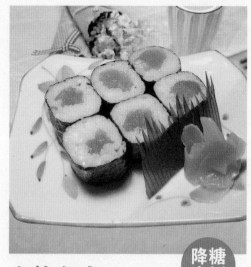

降糖案例

金枪鱼卷

材料：米饭100克，金枪鱼200克，烤紫菜1张，寿司醋、芥末、日本酱油各适量。

做法：

❶ 将米饭与寿司醋拌匀成寿司饭；金枪鱼解冻，切片。

❷ 将烤紫菜摊平，放上寿司饭，涂一层芥末，放入金枪鱼卷好，分切成6段。

❸ 最后配以日本酱油食用即可。

能量计算：总能量约3029.2千焦，蛋白质61.6克，脂肪18.8克，糖类77.9克。

营养功效：金枪鱼肉含有丰富的优质蛋白质、DHA、EPA、牛磺酸，能降低血脂肪，保护肝脏，降低胆固醇，并疏通血管，有效地防治动脉硬化。

海参

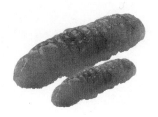

别名：刺参、海鼠。

性味归经：性温，味咸；归心、肾经。

适用量：每次40克为宜。

热量：326.4千焦/100克。

降糖关键词

矿物质、酸性黏多糖和海参皂苷

海参中含有的镁、磷、硒等矿物质元素，具有调节血糖代谢、降低血糖的作用。海参还含有酸性黏多糖和海参皂苷等，可激活胰岛 β 细胞的活性，降低血糖。

食疗作用

海参具有补肾、养血、益精、养颜乌发功效。

搭配		
宜	海参+豆腐	可健脑益智、生肌健体
	海参+菠菜	可补血补铁、生津润燥
忌	海参+葡萄	会引起腹痛、恶心
	海参+醋	会影响口感

营养成分表	
营养素	**含量（每100克）**
碳水化合物	2.5克
脂肪	0.2克
蛋白质	16.5克
胆固醇	51毫克
镁	149毫克
钙	285毫克
铁	13.2毫克
磷	28毫克
钠	502.9毫克
硒	63.93微克

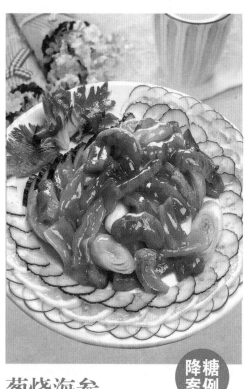

降糖案例

葱烧海参

材料：海参300克，葱3克，植物油5毫升，盐3克，酱油、料酒、水淀粉各适量。

做法：

❶ 海参洗净，切条；葱洗净，切段。

❷ 起锅，加入植物油加热，放入海参翻炒片刻，加盐、酱油、料酒调味，加清水烧一会儿，待汤汁变浓，放入葱段，用水淀粉勾芡，装盘即可。

能量计算：总能量约1261.5千焦，蛋白质51.75克，脂肪3.85克，糖类11.55克。

蛤蜊

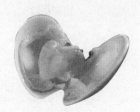

别名： 海蛤、文蛤、沙蛤。
性味归经： 性寒，味咸；归肝、胃经。
适用量： 每次5个左右为宜。
热量： 259.4千焦/100克。

降糖关键词

硒

蛤蜊中含有丰富的硒，硒具有类似胰岛素的作用，可以促进葡萄糖的运转和利用，以降低血糖。

食疗作用

蛤蜊能滋阴、软坚、化痰，用于五脏阴虚消渴之症。

搭配

宜	蛤蜊+豆腐	可补气养血、美容养颜
	蛤蜊+绿豆芽	可清热解暑、利水消肿
忌	蛤蜊+田螺	会引起麻痹性中毒
	蛤蜊+啤酒	会引发痛风

营养成分表

营养素	含量（每100克）
碳水化合物	2.8克
脂肪	1.1克
蛋白质	10.1克
胆固醇	156毫克
镁	78毫克
钙	133毫克
铁	10.9毫克
磷	128毫克
钠	425.7毫克
硒	54.31微克

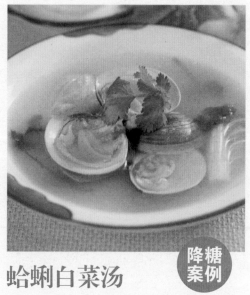

降糖案例

蛤蜊白菜汤

材料： 蛤蜊300克，白菜250克，香菜10克，植物油5毫升，盐5克，高汤、姜各适量。

做法：

❶ 将蛤蜊剖开洗净；白菜洗净，切段；香菜洗净，切段。

❷ 锅上火，加入植物油烧热，下入蛤蜊煎2分钟至腥味去除。

❸ 锅中加入高汤烧沸，下入蛤蜊、白菜、姜煲20分钟，调入盐，撒上香菜即可。

能量计算： 总能量约1173.6千焦，蛋白质34.55克，脂肪6.95克，糖类15.15克。

营养功效： 蛤蜊有滋阴、润燥、软坚、化痰的作用，能用于糖尿病、自汗盗汗、干咳、失眠、目干、五心烦热等病症的调理和治疗。

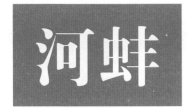

别名：河歪、河蛤蜊、鸟贝。
性味归经：性寒，味甘、咸；归肝、肾经。
适用量：每次5个左右为宜。
热量：225.9千焦/100克。

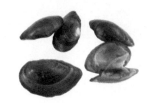

降糖关键词

钙

河蚌含有的热量极低，十分适合糖尿病患者，特别是肥胖型的糖尿病患者食用。河蚌中还含有大量的钙，钙有促进胰岛素分泌的作用，并且可以防治骨质疏松症。

食疗作用

河蚌具有清热解毒、滋阴明目的功效。

搭配		
宜	河蚌+西蓝花	可防癌抗癌
	河蚌+豆腐	可滋阴解毒
	河蚌+姜汁	可清热降脂
	河蚌+鸭肉	可补虚养身

营养成分表	
营养素	含量（每100克）
碳水化合物	0.7克
脂肪	0.8克
蛋白质	10.9克
胆固醇	103毫克
镁	16毫克
钙	248毫克
铁	26.6毫克
锌	6.23毫克
磷	305毫克
硒	20.24微克

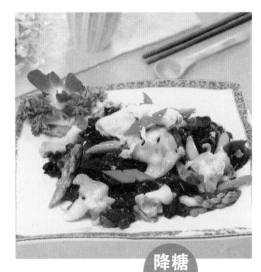

降糖案例

芦笋黑木耳炒河蚌

材料：河蚌300克，芦笋100克，黑木耳10克，胡萝卜50克，植物油5毫升，高汤、盐各适量。

做法：

❶ 将河蚌肉洗净，切成薄片；芦笋洗净，斜切成小段，焯烫；黑木耳泡发去蒂，洗净，撕成小片；胡萝卜洗净，斜切成片。

❷ 锅中倒入植物油烧热，放入河蚌滑炒，然后加入芦笋、黑木耳、胡萝卜煸炒，再烹入高汤继续翻炒至熟。

❸ 最后加入盐调味即可。

能量计算：总能量约1066.9千焦，蛋白质35.8克，脂肪5.55克，糖类17.96克。

营养功效：本菜具有滋阴解渴，生津利尿，降低血脂、血糖、血压的功效。

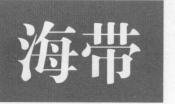

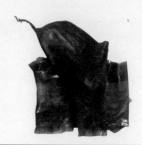

别名：昆布、江白菜。

性味归经：性寒，味咸；归肝、胃、肾经。

适用量：每次100克为宜。

热量：50.2千焦/100克。

降糖关键词

海带多糖

海带中含有的海带多糖，能够保护胰岛细胞，并且可增加糖尿病患者的糖耐量，降血糖作用明显，而且还可降低血清总胆固醇和甘油三酯含量，防治动脉硬化。

食疗作用

化痰、软坚、清热、降血压、利水，维持甲状腺正常功能。

搭配		
宜	海带+冬瓜	可降血压、降血脂
	海带+紫菜	可治水肿、贫血
忌	海带+猪血	会引起便秘
	海带+白酒	会引起消化不良

营养成分表	
营养素	**含量（每100克）**
碳水化合物	2.1克
脂肪	0.1克
蛋白质	1.1克
膳食纤维	0.9毫克
镁	61毫克
钙	24.1毫克
铁	3.3毫克
锌	0.66毫克
磷	29毫克
硒	4.9微克

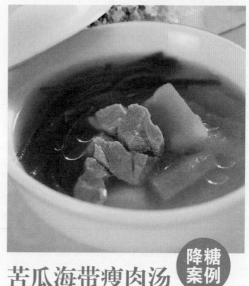

苦瓜海带瘦肉汤

降糖案例

材料：苦瓜150克，海带100克，瘦肉200克，盐适量。

做法：

❶ 将苦瓜洗净，切成两半，去瓤，切块；海带浸泡1小时，洗净；瘦肉切成小块。

❷ 把苦瓜、瘦肉、海带放入砂锅中，加适量清水，煲至瘦肉烂熟。

❸ 调入盐即可。

能量计算：总能量约1374.4千焦，蛋白质43.2克，脂肪12.7克，糖类13.4克。

营养功效：本品具有降糖降压、排毒瘦身、清热泻火的功效，适合糖尿病、高血压、肥胖症等患者食用。此外，海带能软坚化痰、防治夜盲症、维持甲状腺正常功能，防治甲状腺肿大。

紫菜

别名：紫英、索菜、灯塔菜。
性味归经：性寒，味甘、咸；归肺经。
适用量：每次15克左右为宜。
热量：866.1千焦/100克。

降糖关键词

紫菜多糖、硒

紫菜中含有的紫菜多糖可降低血糖和胆固醇，增强免疫力。紫菜中还含有大量的硒元素，硒具有类似胰岛素的生理活性，可促进细胞对糖的利用，调节糖代谢。

食疗作用

紫菜具有化痰软坚、清热利水、散结的功效。

搭配

宜	紫菜+猪肉	可化痰软坚、滋阴润燥
	紫菜+鸡蛋	可补充维生素B₁₂和钙质
忌	紫菜+菜花	会影响钙的吸收
	紫菜+柿子	不利于消化

营养成分表

营养素	含量（每100克）
碳水化合物	22.5克
脂肪	1.1克
蛋白质	26.7克
膳食纤维	21.6毫克
维生素A	228微克
胡萝卜素	15.4微克
镁	105毫克
钙	264毫克
铁	54.9毫克
硒	7.22微克

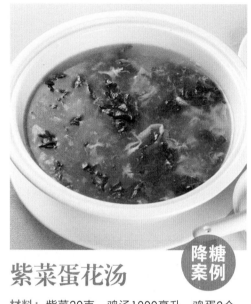

降糖案例

紫菜蛋花汤

材料：紫菜20克，鸡汤1000毫升，鸡蛋2个，盐、鸡精、姜片、胡椒粉各适量。

做法：

❶ 将紫菜洗净，放入清水中泡发，捞出备用。

❷ 将鸡汤放入锅中，加入盐、鸡精、姜片，待汤煮沸时放入紫菜。

❸ 将鸡蛋打成蛋花，倒入锅中，搅散加入味精、胡椒粉即可。

能量计算：总能量约774千焦，蛋白质18.6克，脂肪9.02克，糖类11.62克。

营养功效：本品具有清热利尿、生津止渴、软坚散结的功效，适合糖尿病患者食用，可改善口渴多饮的症状。

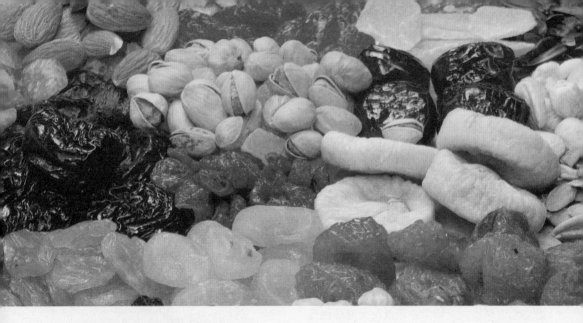

水果、干果怎么吃

水果的糖分含量比较高，糖尿病患者如何吃水果和干果非常有讲究，必须掌握好吃水果和干果的时间、方法以及数量和种类。

1 糖尿病患者为什么要吃水果、干果

水果富含果胶，果胶可以延长胃排空的时间以及食物在小肠中停留的时间，从而延缓葡萄糖的吸收，有利于餐后血糖的下降。它还能与胆盐结合，增加胆盐的排出，降低胆固醇。

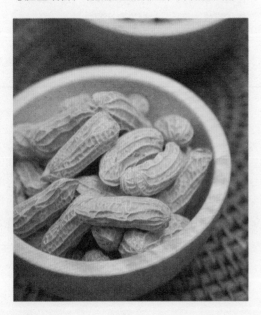

此外，它还可刺激肠蠕动，有助于排便，缓解便秘。水果还富含维生素、矿物质等对人体有益的物质，但同时水果含糖类化合物较多，食用的时候需注意。

干果的营养价值很高，如板栗、腰果等富含不饱和脂肪酸，有抗动脉硬化的作用；榛子中富含的维生素E有防治血管硬化、保护血管的作用，适合糖尿病患者食用。

2 糖尿病患者怎么吃水果、干果比较好

（1）把握好吃水果的时机：在血糖值控制得比较理想时，如不常出现高血糖或低血糖，就具备了享受水果的前提条件。因为水果中富含糖类，而且能被机体迅速吸收，易引起血糖增高，所以糖尿病患者病情尚未控制，血糖、尿糖均高时，最好不要吃水果。重症糖尿病患者不宜吃过多的水果，以免病情恶化。有时为了预防低血糖的发生，允许吃少量的水果，但须注意血糖、尿糖的变化。如果吃了水果后，尿糖增多，应减少主食摄入，以免血糖升高。

（2）把握好吃水果的时间：水果一般应作为加餐食品，也就是在两次正餐中间或睡前1小时吃，这样能避免一次性摄入过多的碳水化合物而使胰腺负担过重，一般不提倡在餐前或餐后立即吃水果，否则会令血糖急速上升。在饥饿时或者体力劳动后，可将吃水果作为补充能量和营养素的方法之一。具体时间通常为上午9:30～10:30，下午时间最好是15:30左右，晚上如果要吃水果，那么饭后1小时或睡前1小时吃是最科学的。

（3）把握好所吃水果的数量和种类：根据水果对血糖的影响，糖尿病患者每天可食用水果100克左右，同时应减少约25克主食，这样可使每日摄入的总热量保持不变。不同品种的水果其含糖量不同，糖尿病患者在吃水果的时候应选择含糖量相对较低及升高血糖速度较慢的水果，也可根据自身的实际经验做出选择。总之，糖尿病患者吃水果的大前提是不宜多吃，可根据病情在保证总热量正常范围内适量地吃。同时，糖尿病患者还应自己摸索自身的规律。如果有条件，还应在吃完水果后1～2小时内检测血糖和尿糖，对确定能不能吃这种水果、吃得是否过量大有裨益。

而对于干果，因其热量较高，含油脂量也较高，所以糖尿病患者在食用时要特别注意，切勿过多食用，以免引起血糖的快速升高，不利于血糖的控制。同时，在食用干果时，最好可相应地减少主食的摄入量。

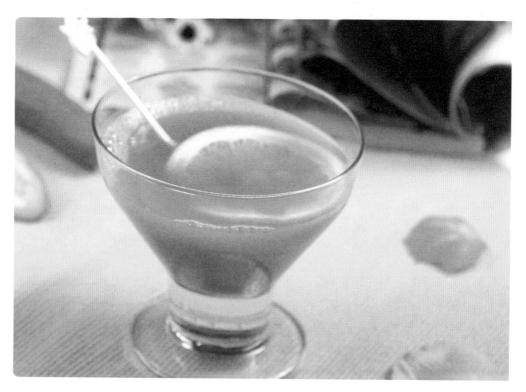

苹果

别名： 滔婆、柰、柰子。

性味归经： 性平，味甘、微酸；归脾、肺经。

适用量： 每日1个为宜。

热量： 217.6千焦/100克。

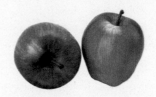

降糖关键词

铬、钾、苹果酸

　　苹果含有丰富的铬，能提高糖尿病患者对胰岛素的敏感性；苹果中所含的钾，有降低血压、防治心脑血管并发症的作用；苹果酸可以辅助血糖，预防老年性糖尿病。

食疗作用

　　苹果具有润肺、健胃、生津止渴、消食、醒酒的功效。

搭配		
宜	苹果+洋葱	可降糖降脂、保护心脏
忌	苹果+白萝卜	易导致甲状腺肿大
	苹果+海鲜	易导致腹痛、恶心、呕吐

营养成分表	
营养素	含量（每100克）
碳水化合物	12.3克
脂肪	0.2克
蛋白质	0.2克
膳食纤维	1.2毫克
维生素C	4毫克
维生素E	2.12毫克
镁	4毫克
钙	4毫克
铁	0.6毫克
硒	0.12微克

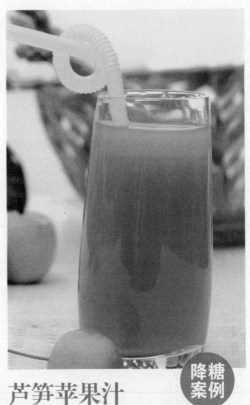

降糖案例

芦笋苹果汁

材料： 芦笋100克，生菜50克，苹果1个，柠檬1/3个。

做法：

❶ 将芦笋洗净，切成小块；生菜洗净，撕碎。

❷ 将苹果洗净，去皮去籽，切成小块；柠檬洗净。全部材料一起放入榨汁机中。

❸ 榨出汁，倒入杯中即可饮用。

能量计算： 总能量约748.9千焦，蛋白质3.32克，脂肪1.59克，糖类44.42克。

营养功效： 常饮本品可开胃消食、降压降糖。

樱桃

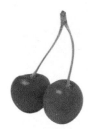

别名：含桃、荆桃、车厘子。

性味归经：性温，味甘；归脾、胃经。

适用量：每日10个为宜。

热量：192.5千焦/100克。

降糖关键词

花青素

樱桃含有丰富的花青素，花青素具有促进体内胰岛素合成，从而辅助降低血糖的功效。常吃樱桃还能减少人体内的嘌呤成分，促进尿酸排泄。

食疗作用

樱桃具有益气、补血健脾、和胃、祛风湿的功效，可增强体质、健脑益智。

搭配		
宜	樱桃+白酒	祛风湿
	樱桃+银耳	能美容养颜
忌	樱桃+黄瓜	会破坏维生素C
	樱桃+牛肝	

营养成分表	
营养素	含量（每100克）
碳水化合物	9.9克
脂肪	0.2克
蛋白质	1.1克
膳食纤维	0.3毫克
维生素C	10毫克
维生素E	2.22毫克
维生素A	35微克
镁	12毫克
钙	11毫克
铁	0.4毫克

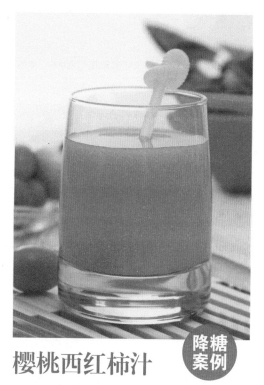

樱桃西红柿汁

降糖案例

材料：柳橙1个，樱桃300克，西红柿1个。

做法：

❶ 将柳橙对半切开，榨汁。

❷ 将樱桃、西红柿切成小块，放入榨汁机内榨成汁。

❸ 以滤网过滤残渣，和柳橙汁混合搅拌即可。

能量计算：总能量约951.9千焦，蛋白质5.4克，脂肪1.1克，糖类51.52克。

营养功效：本品具有解渴消暑、降糖降脂、补血养颜的功效，一般人皆可饮用，尤其适合暑热烦渴、糖尿病、高脂血症、贫血、风湿病、痛风等患者以及爱美的人士饮用。

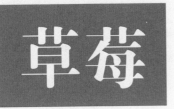

别名： 洋莓果、红莓。

性味归经： 性凉，味甘、酸；归肺、脾经。

适用量： 每日100~150克为宜。

热量： 125.5千焦/100克。

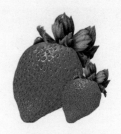

降糖关键词

维生素、矿物质

　　草莓中含有丰富的维生素和矿物质，有辅助降低血糖的作用，而且草莓含热量较低，可防止餐后血糖迅速上升，且不会增加胰腺的负担。常食草莓还能预防心脑血管疾病。

食疗作用

　　草莓具有生津润肺、养血润燥、健脾、解酒的功效。

搭配		
宜	草莓+蜂蜜	可补虚养血
	草莓+牛奶	有利于吸收维生素B$_{12}$
忌	草莓+黄瓜	会破坏维生素C
	草莓+牛肝	

营养成分表	
营养素	**含量（每100克）**
碳水化合物	6克
脂肪	0.2克
蛋白质	1克
膳食纤维	1.1毫克
维生素C	47毫克
维生素E	0.71毫克
镁	12毫克
钙	18毫克
铁	1.8毫克
锌	0.14毫克

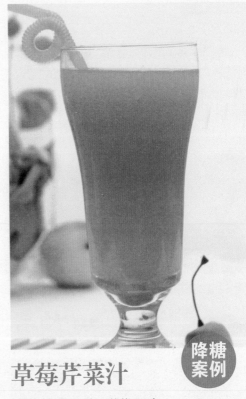

降糖案例

草莓芹菜汁

材料： 草莓200克，芹菜100克。

做法：

❶ 将草莓洗净，去蒂；芹菜洗净，切小段。

❷ 将草莓与芹菜一同放入榨汁机中，榨成汁即可饮用。

能量计算： 总能量约334.7千焦，蛋白质10.4克，脂肪0.6克，糖类57克。

营养功效： 本品具有利尿降压、降糖消脂、防癌抗癌的功效。高血压、糖尿病、高脂血症、肥胖症以及癌症患者可经常饮用。

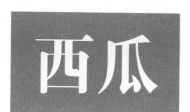

别名：寒瓜、夏瓜。

性味归经：性寒，味甘；归心、胃、膀胱经。

适用量：每天100～150克为宜。

热量：104.6千焦/100克。

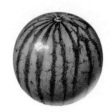

降糖关键词

酶类、维生素C、有机酸

西瓜富含酶类、维生素C以及有机酸等营养成分，有防止血糖上升过快的作用。

食疗作用

西瓜具有清热解暑、除烦止渴、利水消肿等功效。

搭配

宜	西瓜+冬瓜	可治疗暑热烦渴、尿浊等症
忌	西瓜+羊肉	引起脾胃功能失调

营养成分表

营养素	含量（每100克）
碳水化合物	5.5克
脂肪	0.1克
蛋白质	0.6克
膳食纤维	0.3毫克
维生素C	6毫克
维生素A	75微克
镁	8毫克
钙	8毫克
铁	0.3毫克
锌	0.1微克

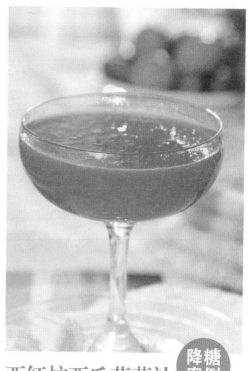

西红柿西瓜芹菜汁　降糖案例

材料：西红柿1个，西瓜200克，芹菜50克。

做法：

❶ 将西红柿洗净，去皮并切块；西瓜洗净去皮，切成薄片；芹菜撕去老皮，洗净切成小块。

❷ 将所有材料放入榨汁机中，一起搅打成汁，滤出果肉即可。

能量计算：总能量约330.5千焦，蛋白质2.8克，脂肪0.5克，糖类16.5克。

营养功效：本品具有清热解暑、利尿通便、降糖降压的功效。西瓜可消暑止渴，常用于暑热烦渴、口舌生疮、小便短亦、糖尿病等症。

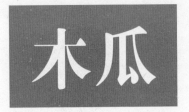

别名：瓜海棠、木梨、木李。

性味归经：性温，味甘；归心、肺、肝经。

适用量：每日1个为宜。

热量：113千焦/100克。

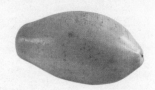

降糖关键词

齐墩果酸

木瓜中富含一种活性物质——齐墩果酸，齐墩果酸能有效地降低血脂、软化血管、预防动脉粥样硬化，尤其适合糖尿病合并高血压、动脉硬化、高脂血症以及肥胖症等患者食用。

食疗作用

木瓜具有养血、通乳、生津止渴、消食、和胃、养颜的功效。

搭配

宜	木瓜+玉米	可治消化不良、糖尿病、高血压
	木瓜+竹笋	
忌	木瓜+虾	易生成有毒物质
	木瓜+油炸食品	易引起腹泻、腹痛

营养成分表

营养素	含量（每100克）
碳水化合物	6.2克
脂肪	0.1克
蛋白质	0.4克
膳食纤维	0.8克
维生素C	43毫克
维生素E	0.3毫克
镁	9毫克
钙	17毫克
锌	0.25毫克
硒	1.8微克

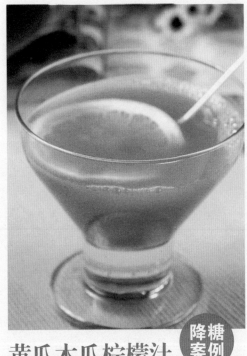

黄瓜木瓜柠檬汁

降糖案例

材料：黄瓜2根，木瓜400克，柠檬半个。

做法：

❶ 将黄瓜洗净，切成块；木瓜洗净，去皮，去瓤，切块；柠檬洗净，切成小片。

❷ 将所有材料放入榨汁机中榨出果汁即可。

能量计算：总能量约702.9千焦，蛋白质4.8克，脂肪1.2克，糖类36.6克。

营养功效：本品具有清热利尿、生津止渴、降糖降脂的功效。糖尿病、高脂血症、心脏病患者可经常饮用，还可缓解口干舌燥、便秘、小便短赤等症。另外，木瓜含有蛋白酶，能帮助蛋白质分解，可用于消化不良、胃炎等症。

桃

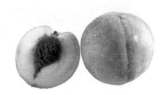

别名：佛桃、水蜜桃。

性味归经：性温，味甘、酸；归肝、大肠经。

适用量：每日1个为宜。

热量：200.8千焦/100克。

降糖关键词

膳食纤维

桃中富含的膳食纤维能加速胃肠道的蠕动，减少人体对热量的吸收。桃还富含果胶，能推迟食物排空的时间，延缓人体对糖分的吸收，从而控制血糖的升高。

食疗作用

桃子具有解渴、充饥、生津润肠、温胃的功效。

搭配		
宜	桃+牛奶	可滋养皮肤、增强营养
	桃+莴笋	
忌	桃+白酒	会导致头晕、呕吐、心跳加快
	桃+蟹肉	会影响蛋白质的吸收

营养成分表	
营养素	含量（每100克）
碳水化合物	10.9克
脂肪	0.1克
蛋白质	0.9克
膳食纤维	1.3克
维生素C	7毫克
维生素E	1.54毫克
镁	7毫克
钙	6毫克
铁	0.8毫克
锌	0.34毫克

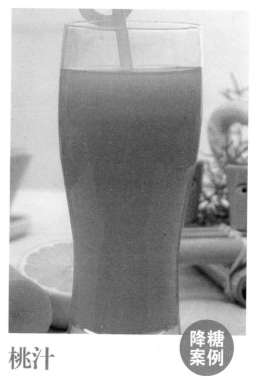

降糖案例

桃汁

材料：桃200克，胡萝卜100克。

做法：

❶ 将桃去皮、去核；胡萝卜洗净，去皮。

❷ 将以上材料切成适当大小的块状，一起放入榨汁机内搅打成汁，滤出果肉即可。

能量计算：总能量约497.9千焦，蛋白质2.8克，脂肪0.6克，糖类28.4克。

营养功效：本品具有降压降糖、防癌抗癌的功效。高血压、糖尿病、冠心病的患者可经常饮用。

猕猴桃

别名：狐狸桃、洋桃、藤梨、奇异果。

性味归经：性寒，味甘、酸；归胃、膀胱经。

适用量：每天1~2个为宜。

热量：234.3千焦/100克。

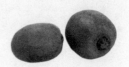

降糖关键词

维生素C、天然肌醇

　　猕猴桃含有丰富的维生素C，能预防糖尿病引起的心脑血管疾病以及感染性疾病；猕猴桃还含有一种天然糖醇类物质——肌醇，对调节糖代谢、降低血糖有很好的疗效。

食疗作用

　　猕猴桃有生津、解热、调中下气、止渴、利尿、滋补强身的功效。

搭配

宜	猕猴桃+橙子	可预防关节磨损
	猕猴桃+薏米	可抑制癌细胞生长
忌	猕猴桃+牛奶	会出现腹痛、腹泻等不良反应

营养成分表

营养素	含量（每100克）
碳水化合物	14.5克
脂肪	0.6克
蛋白质	0.8克
维生素E	2.43克
烟酸	0.3毫克
镁	12毫克
钙	27毫克
锌	0.57毫克
磷	2.6毫克
硒	0.28微克

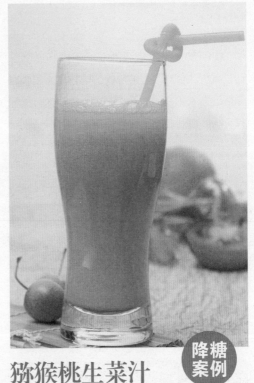

降糖案例

猕猴桃生菜汁

材料： 猕猴桃200克，生菜100克。

做法：

❶ 取猕猴桃，剥皮取肉。

❷ 生菜洗净，切段，焯水后捞起，以冰水浸泡片刻，沥干。

❸ 将材料倒入榨汁机内榨成汁即可。

能量计算： 总能量约523千焦，蛋白质2.9克，脂肪1.5克，糖类31克。

营养功效： 本品具有清热除烦、生津润燥功效，能降低血清胆固醇和甘油三酯，具有抗动脉硬化的作用，经常饮用，可防治糖尿病性高脂血症。

菠萝

别名：凤梨、番梨、露兜子。

性味归经：性平，味甘；归脾、胃经。

适用量：每日100克为宜。

热量：171.5千焦/100克。

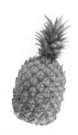

降糖关键词

果胶

菠萝中富含果胶，能调节胰岛素的分泌，从而有效控制血糖的上升，还可降低糖尿病患者对胰岛素药物的依赖性。

食疗作用

菠萝具有清暑解渴、消食、止泻、补脾益气等功效。

搭配

宜	菠萝+淡盐水	可下火、预防过敏
	菠萝+黄瓜	可降脂、利尿、清热生津
忌	菠萝+萝卜	会引起甲状腺肿大

营养成分表

营养素	含量（每100克）
碳水化合物	9.5克
脂肪	0.1克
蛋白质	0.5克
膳食纤维	1.3克
维生素C	18毫克
维生素E	-
镁	8毫克
钙	12毫克
铁	0.6毫克
锌	0.14毫克

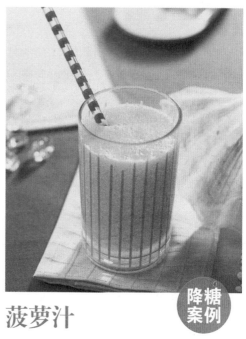

降糖案例

菠萝汁

材料：菠萝200克。

做法：

❶ 将菠萝去皮，洗净，切成小块。

❷ 把菠萝放入果汁机内，加50毫升冷开水，搅打均匀。

❸ 倒入杯中即可饮用。

能量计算：总能量约343.1千焦，蛋白质1.0克，脂肪0.2克，糖类21.6克。

营养功效：本品可降低血压、利尿消肿，能防治糖尿病性肾炎和高血压。菠萝具有生津止渴、清热除烦、消肿利尿、开胃消食、防癌抗癌、解酒、消暑、降血压等功效。常饮可防治高血压、食欲不振、消化不良、醉酒、神疲倦怠、肾炎性水肿等症。

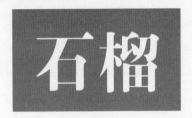

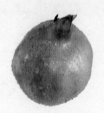

别名： 甜石榴、安石榴、海榴。

性味归经： 性温，味甘、酸、涩；归肺、肾、大肠经。

适用量： 每日40克为宜。

热量： 236.6千焦/100克。

降糖关键词

铬

　　石榴中富含铬元素，铬元素在体内参与糖的代谢，能有效地稳定血糖，预防血糖升高。

食疗作用

　　石榴具有生津止渴、涩肠止泻、杀虫止痢的功效，常用来治疗久泻久痢、虫积腹痛、白带过多、崩漏、脱肛、便血、滑精、口腔溃疡。

搭配		
宜	石榴+山楂	可治痢疾
	石榴+苹果	可治疗腹泻
忌	石榴+土豆	会引起食物中毒
	石榴+带鱼	

营养成分表	
营养素	含量（每100克）
碳水化合物	13.9克
脂肪	0.2克
蛋白质	1.4克
膳食纤维	4.8克
维生素C	9毫克
维生素E	4.91毫克
镁	16毫克
钙	9毫克
铁	0.3毫克
锌	0.19毫克

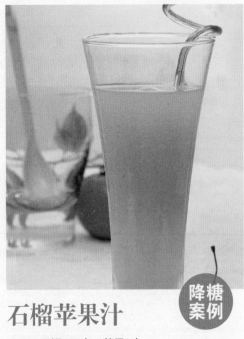

降糖案例

石榴苹果汁

材料： 石榴150克，苹果1个。

做法：

❶ 取石榴，剥开皮，取出果实。

❷ 将苹果洗净，去核，切块。

❸ 将苹果、石榴放进榨汁机，榨汁即可。

能量计算： 总能量约543.9千焦，蛋白质2.6克，脂肪1.2克，糖类39克。

营养功效： 本品具有涩肠止泻、增强免疫力、降糖降压的功效，适合糖尿病性腹泻的患者食用。

火龙果

别名：仙蜜果、红龙果。
性味归经：性凉，味甘；
归胃、大肠经。
适用量：每日半个为宜。
热量：213.4千焦/100克。

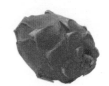

降糖关键词

花青素

火龙果含有丰富的花青素，花青素是一种强有力的抗氧化物，能有效控制血糖的上升。

食疗作用

火龙果具有明目降火、润肠通便、抗氧化、抗自由基的功效。

搭配

宜	火龙果+枸杞子	可降糖降压、美容养颜
忌	火龙果+萝卜	会诱发甲状腺肿大
	火龙果+鲜贝	会产生有害物质

营养成分表

营养素	含量（每100克）
碳水化合物	13.3克
脂肪	0.2克
蛋白质	1.1克
膳食纤维	2克
维生素C	-
果糖	-
葡萄糖	-
钙	-
铁	-
锌	-

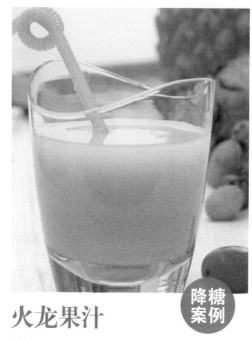

降糖案例

火龙果汁

材料： 火龙果300克。

做法：

❶ 将火龙果洗净，对半切开后挖出果肉，切成小块。

❷ 将火龙果放入榨汁机内，加50毫升水，以高速搅打3分钟即可。

能量计算： 总能量约640.2千焦，蛋白质3.3克，脂肪0.6克，糖类40克。

营养功效： 本品具有降糖降压、明目降火、润肠通便的功效，常饮可预防糖尿病性高血压以及糖尿病性眼病。火龙果富含的植物性白蛋白是具黏性和胶质的物质，对胃壁有保护作用。

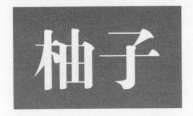

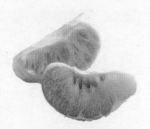

别名：文旦、气柑。

性味归经：性寒，味甘、酸；归肺、脾经。

适用量：每日50克为宜。

热量：171.5千焦/100克。

降糖关键词

拟胰岛素物质、钙

　　柚子含有一种类似胰岛素的成分，能有效降低血糖。柚子中还含有丰富的钙，不仅能防治糖尿病患者的骨质疏松症，还能有效预防糖尿病引起的肾病并发症。

食疗作用

　　柚子有下气化痰、健脾消食、生津止渴、增强食欲的功效。

搭配

宜	柚子+鸡肉	可补肺、下气、消痰止咳
忌	柚子+胡萝卜	会破坏维生素C
	柚子+螃蟹	会刺激肠胃，易引起不良反应

营养成分表

营养素	含量（每100克）
碳水化合物	7.1克
脂肪	0.2克
蛋白质	0.8克
膳食纤维	0.4克
维生素C	23毫克
维生素E	-
镁	4毫克
钙	4毫克
铁	0.3毫克
锌	0.4毫克

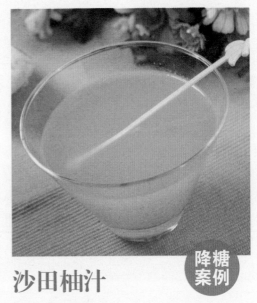

降糖案例

沙田柚汁

材料：沙田柚300克。

做法：

❶ 将沙田柚的厚皮去掉，切成可放入榨汁机中大小适当的块。

❷ 放入榨汁机内榨成汁即可。

能量计算：总能量约514.6千焦，蛋白质2.4克，脂肪0.6克，糖类28.5克。

营养功效：本品具有降压降脂、醒酒消食的功效，经常饮用本品，对糖尿病、高血压以及冠心病等患者大有好处。柚子可下气、消食、醒酒、化痰、美白养颜，还具有独特的降血糖功效，可增强毛细血管韧性、降低血脂等，对高血压、冠心病等患者有补益作用。

鲜荔枝

别名：妃子笑、丹荔。

性味归经：性热，味甘；归心、脾经。

适用量：每日10颗以内为宜。

热量：292.9千焦/100克。

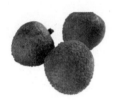

降糖关键词

果胶、苹果酸

荔枝富含果胶，而果胶能调节胰岛素的分泌，有效控制血糖的上升。此外，荔枝所含的苹果酸可以稳定血糖，预防老年性糖尿病。

食疗作用

生津止渴、和胃降逆。

搭配		
宜	荔枝+扁豆	可缓解慢性腹泻
	荔枝+山药	可补益脾肾、益胃止渴
忌	荔枝+黄瓜	会破坏维生素C
	荔枝+胡萝卜	

营养成分表	
营养素	**含量（每100克）**
碳水化合物	16.6克
脂肪	0.2克
蛋白质	0.9克
膳食纤维	0.5克
维生素C	41毫克
维生素E	-
镁	12毫克
钙	2毫克
铁	0.4毫克
锌	0.17毫克

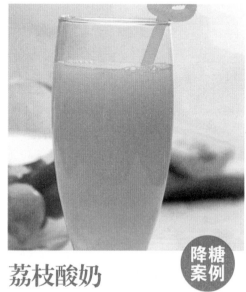

降糖案例

荔枝酸奶

材料： 鲜荔枝8颗，酸奶200毫升。

做法：

❶ 取荔枝，去壳去核，放入榨汁机中，榨成汁。

❷ 倒入酸奶，搅匀后饮用。

能量计算： 总能量约916.3千焦，蛋白质7.2克，脂肪1.1克，糖类44.9克。

营养功效： 本品具有生津止渴、和胃降逆、润肠通便的功效，适合糖尿病患者饮用，可改善口渴多饮、便秘等症状。荔枝富含铁元素及维生素C，其中，铁元素能提高血红蛋白的含量，可防治缺铁性贫血，改善面色萎黄症状，使人面色红润，皮肤细腻富有弹性。

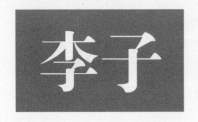

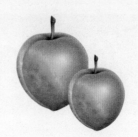

别名：嘉庆子、李实、嘉应子。

性味归经：性凉，味甘、酸；归肝、肾经。

适用量：每日3个为宜。

热量：150.6千焦/100克。

降糖关键词

维生素B₁、维生素B₂、钙

李子富含维生素B₁、维生素B₂、钙等成分，这些成分都参与体内糖的代谢；所含的钙，不仅能防治糖尿病性骨质疏松症，还能有效预防糖尿病引起的肾病并发症。

食疗作用

李子具有清热生津、利水消肿、生津止渴的功效，适用于治疗胃阴不足、口渴咽干、大腹水肿、小便不利等症。

搭配

宜	李子+香蕉	可美容养颜
	李子+绿茶	可清热利尿、降糖降压
忌	李子+鸡肉	会引起腹泻
	李子+青鱼	会导致消化不良

营养成分表

营养素	含量（每100克）
碳水化合物	8.7克
脂肪	0.2克
蛋白质	0.7克
膳食纤维	0.9克
维生素C	5毫克
维生素A	25微克
镁	10毫克
钙	8毫克
铁	0.6毫克
锌	0.14微克

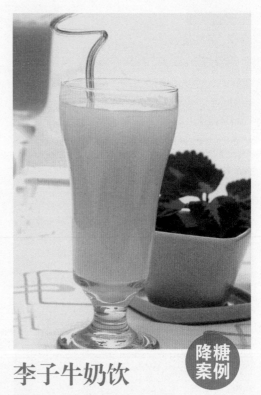

降糖案例

李子牛奶饮

材料：李子200克，牛奶200毫升。

做法：

❶ 将李子洗净，去核取肉，放入榨汁机中。

❷ 再倒入牛奶，一并榨成汁即可饮用。

能量计算：总能量约753.1千焦，蛋白质7.4克，脂肪6.6克，糖类24.2克。

营养功效：本品具有健脾补虚、生津止渴、提神健脑的功效，适合体虚的糖尿病患者饮用，可改善口渴多饮、神疲乏力的症状。

柠檬

别名：益母果、柠果、黎檬。
性味归经：性微温，味甘、酸；归肺、胃经。
适用量：每日1个为宜。
热量：146.4千焦/100克。

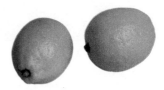

降糖关键词

圣草枸橼酸苷

柠檬含糖量很低，对糖尿病患者大有益处。此外，柠檬中含有一种成分为圣草枸橼酸苷，可预防脏器功能障碍和白内障等糖尿病并发症。

食疗作用

柠檬具有生津祛暑、止咳化痰、健脾消食、预防癌症及感冒的功效，可用于暑天烦渴、孕妇食少等症。

搭配

宜	柠檬+马蹄	可生津解渴、利尿通淋
忌	柠檬+牛奶	会影响蛋白质的吸收
	柠檬+山楂	会影响肠胃消化功能

营养成分表

营养素	含量（每100克）
碳水化合物	6.2克
脂肪	1.2克
蛋白质	1.1克
膳食纤维	1.3克
维生素C	22毫克
维生素E	1.14毫克
镁	37毫克
钙	101毫克
铁	0.8毫克
锌	0.65毫克

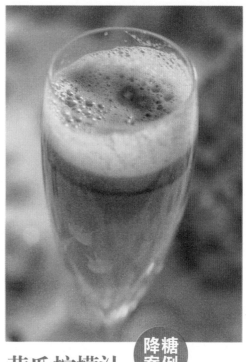

黄瓜柠檬汁　降糖案例

材料： 黄瓜300克，柠檬50克。

做法：

❶ 取黄瓜洗净、切块，稍焯水，捞出，切碎。

❷ 将柠檬洗净，切片。

❸ 将黄瓜和柠檬一起放入榨汁机中，加少量水榨成汁即可。

能量计算： 总能量约261.5千焦，蛋白质2.95克，脂肪1.2克，糖类11.8克。

营养功效： 本品可滋阴解渴、瘦身减肥、降糖降压、美白祛斑。糖尿病患者经常饮用，可预防糖尿病性高血压和高脂血症，还可缓解多饮多尿症状。

橄榄

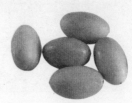

别名： 青果、忠果。

性味归经： 性凉，味甘、酸；归肺、胃经。

适用量： 每日1个为宜。

热量： 121.3千焦/100克。

降糖关键词

橄榄多酚、水分

橄榄中含有大量水分及多种营养成分，有生津止渴的功效，糖尿病伴有烦渴多饮症状者可经常食用。此外，橄榄含有橄榄多酚，具有很强的抗氧化作用，能预防冠心的发生。

食疗作用

新鲜橄榄有清热解毒、止咳化瘀、滋阴解渴、清肺利咽的功效。

搭配		
宜	橄榄+萝卜	可清热解毒、泻火利咽
忌	橄榄+萝卜	会破坏维生素C
	橄榄+黄瓜	

营养成分表	
营养素	含量（每100克）
碳水化合物	15.1克
脂肪	0.2克
蛋白质	0.8克
膳食纤维	4克
维生素C	3毫克
维生素E	-
镁	10毫克
钙	4.9毫克
铁	0.2毫克
锌	0.25毫克

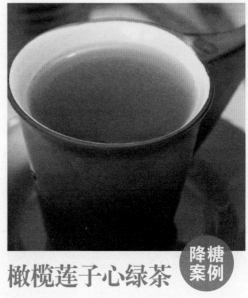

橄榄莲子心绿茶

降糖案例

材料： 橄榄4颗，莲子心、绿茶各3克。

做法：

❶ 取橄榄洗净，去核，捣碎。

❷ 将莲子心与绿茶用沸水冲泡，加盖闷5分钟，再放入捣碎的橄榄，搅拌均匀即可饮用。

营养功效： 本品具有清热泻火、降压降糖的功效，常饮可有效降低血糖、血压，预防心脑血管疾病的发生。橄榄富含钙、磷、铁及维生素C等成分，能开胃消食、生津润喉、除烦热、治消渴、解酒毒，非常适合儿童、孕妇、老年人食用，对胃虚津少、糖尿病、咽喉肿痛、音哑、阴虚咳嗽、咯血、痢疾、流感等有一定的疗效。

山楂

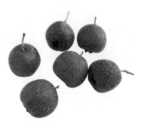

别名：山里红、酸楂。

性味归经：性微温，味酸、甘；归脾、胃、肝经。

适用量：每天3～4个。

热量：397.5千焦/100克。

降糖关键词

钙、维生素C、黄酮类物质、胡萝卜素、有机酸

山楂中含丰富的钙、维生素C、黄酮类物质、胡萝卜素及有机酸，可降低血糖、血压、血脂，预防高血压、高脂血症以及糖尿病性心脑血管疾病。

食疗作用

山楂具有消食化积、活血化淤、行气散淤、收敛止泻、杀菌的功效。

搭配

宜	山楂+莱菔子	可健胃消食
	山楂+神曲	
忌	山楂+海鲜	会引起便秘、腹痛、恶心等
	山楂+牛奶	

营养成分表

营养素	含量（每100克）
碳水化合物	22克
脂肪	0.6克
蛋白质	0.5克
膳食纤维	3.1克
维生素C	53毫克
维生素E	7.32毫克
镁	19毫克
钙	52毫克
铁	0.9毫克
锌	0.28微克

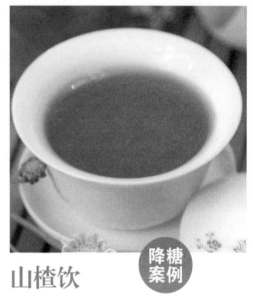

降糖案例

山楂饮

材料：山楂5克，何首乌、冬瓜皮各5克，乌龙茶叶3克。

做法：

❶ 先将山楂、何首乌、冬瓜皮洗净。

❷ 将山楂、何首乌、冬瓜皮加水煮沸后，去除残渣，在汁液中加入乌龙茶叶，加盖闷上约5分钟，即可饮用。

营养功效：本品具有降糖降脂、消食、利尿、滋补肝肾的功效。山楂中富含解脂酶、鞣质等成分，有促进脂肪类食物消化的作用，亦能增加冠脉血流量，具有降低血压、血糖和血清胆固醇的作用，适合糖尿病、高血压、高脂血症的患者食用。此外，山楂能消肉食之积，对嗜食肥腻食物、经常腹胀、腹部肥胖的患者非常有益。

葡萄柚

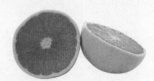

别名： 朱栾、西柚。
性味归经： 性寒，味甘、酸；归肺、脾经。
适用量： 每日50克为宜。
热量： 138.1千焦/100克。

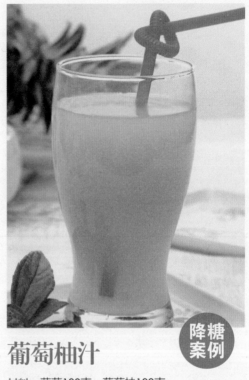

降糖关键词

可溶性膳食纤维、维生素C

　　葡萄柚的热量很低，而且其中含有丰富的可溶性膳食纤维，有助于减少机体对胆固醇的吸收，而且它还含有丰富的维生素C，能预防糖尿病引起的心脑血管疾病以及感染性疾病。

食疗作用

　　葡萄柚具有降胆固醇、减肥、防癌抗癌、生津、消食的作用。

搭配		
宜	葡萄柚+白苦瓜	可减轻痛风
	葡萄柚+苹果	
忌	葡萄柚+南瓜	会破坏维生素C
	葡萄柚+黄瓜	

营养成分表	
营养素	含量（每100克）
碳水化合物	7.8克
脂肪	0.3克
蛋白质	0.7克
膳食纤维	1.2克
镁	-
钙	-
铁	-
锌	-
锰	-
硒	-

降糖案例

葡萄柚汁

材料： 菠萝100克，葡萄柚100克。

做法：

❶ 将菠萝去皮、洗净，葡萄柚去皮。

❷ 将二者均切成适当大小的块，然后放入榨汁机内搅打成汁，滤出果肉即可。

能量计算： 总能量约309.6千焦，蛋白质18.6克，脂肪0.4克，糖类1.2克。

营养功效： 葡萄柚含有丰富的果胶，果胶是一种可溶性膳食纤维，可以降胆固醇，对于肥胖症、糖尿病等颇有改善作用，还可降低癌症的发生概率。

榛子

别名：山板栗、棰子、尖栗。
性味归经：性平，味甘；归脾、胃、肾经。
适用量：每日10个为宜。
热量：干品：2267.7千焦/100克。

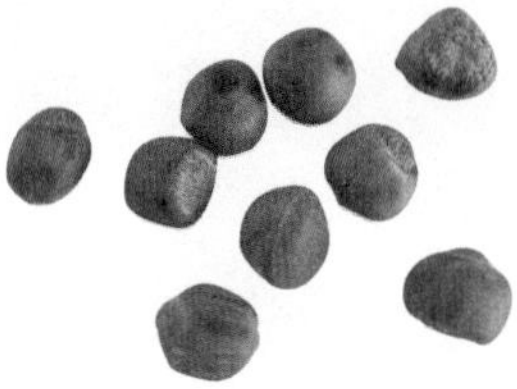

降糖关键词

维生素E、钙、铁、磷

榛子含有丰富的维生素E，能够促进胰岛素的分泌，有效控制血糖上升过快，还富含钙、磷、铁等多种矿物质成分，糖尿病患者经常食用有助于降低血糖，控制病情。

食疗作用

榛子有补脾胃、益气、明目、延缓衰老、防治血管硬化的功效。

搭配		
宜	榛子+丝瓜	可降低血糖
宜	榛子+粳米	健脾开胃、增强免疫力
宜	榛子+核桃	增强体力、美颜抗衰
忌	榛子+牛奶	会影响营养吸收

营养成分表

营养素	含量（每100克）
碳水化合物	24.3克
脂肪	44.8克
蛋白质	20克
膳食纤维	9.6克
维生素A	8微克
维生素E	36.43毫克
镁	420毫克
钙	104毫克
铁	6.4毫克
锌	5.83毫克

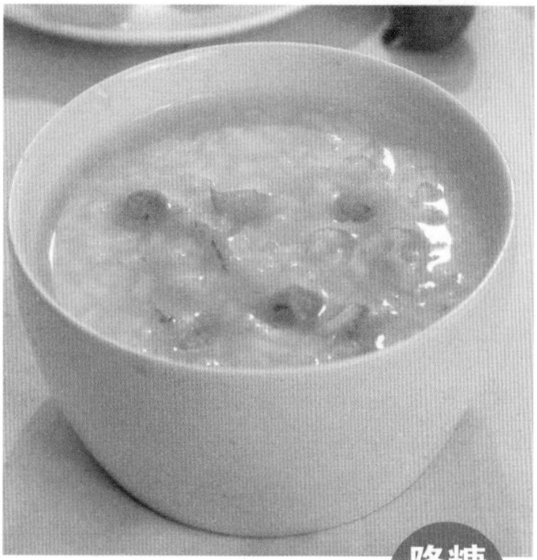

降糖案例

桂圆榛子粥

材料：榛子30克，桂圆肉、玉竹各20克，大米90克。

做法：

❶ 将榛子去壳、去皮洗净，切碎；桂圆肉、玉竹洗净；大米泡发洗净。

❷ 锅置火上，注入清水，放入大米，用大火煮至米粒开花。

❸ 放入榛子仁、桂圆肉、玉竹，用中火煮至熟即可。

能量计算：总能量约2211.7千焦，蛋白质13.66克，脂肪14.2克，糖类90.36克。

营养功效：此粥具有补肾、补益心脾、养血安神、润肤美容等功效，适合阴血亏虚的糖尿病患者食用。榛子有益于体弱、病后虚弱者补养之用，还能防治血管硬化、延缓衰老。

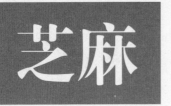

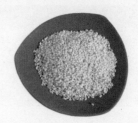

别名： 胡麻。

性味归经： 性平，味甘；归肝、肾、肺、脾经。

适用量： 每日20~30克为宜。

热量： 2221.7千焦/100克。

降糖关键词

维生素E

芝麻富含维生素E，维生素E具有保护胰腺细胞、降低血糖、增加肝脏及肌肉中糖原含量的作用，还能预防心脑血管疾病的发生，适合糖尿病及心脑血管病变的患者食用。

食疗作用

芝麻具有润肠、通乳、补肝、益肾、养发、强身体、抗衰老的功效。

搭配

宜	芝麻+桑葚	可补肝肾、降血脂
	芝麻+核桃	可补脑益智、改善睡眠
	芝麻+杏仁	润肠通便

营养成分表

营养素	含量（每100克）
碳水化合物	21.7克
脂肪	39.6克
蛋白质	18.4克
维生素E	38.24毫克
镁	202毫克
钙	620毫克
钾	266毫克
铁	14.1毫克
锌	4.21毫克
硒	4.06微克

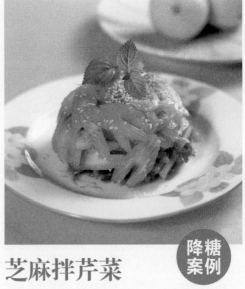

降糖案例

芝麻拌芹菜

材料： 芹菜300克，红椒50克，熟白芝麻20克，蒜末、花椒油、盐各适量。

做法：

❶ 将红椒去蒂去籽，切圈，装盘垫底用；将芹菜去叶留梗，洗净，切片，放入沸水中焯烫一下，冷却后装盘。

❷ 加入蒜末、花椒油、盐和炒熟的白芝麻，拌匀即可食用。

能量计算： 总能量约912.9千焦，蛋白质8.67克，脂肪10.02克，糖类14.65克。

营养功效： 本品具有降压、降脂、降糖、通便的功效。芝麻可润肠、通乳、补肝、益肾、养发、强身体、抗衰老。

葵花子

别名：葵瓜籽、向日葵子、瓜子。

性味归经：性平，味甘；归心、大肠经。

适用量：每日40克为宜。

热量：葵瓜子仁：2535.5千焦/100克。

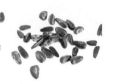

降糖关键词

维生素E、钙、硒

葵花子富含丰富维生素E以及钙、硒等成分，可有效降低血糖，并有助于预防冠心病，还能预防糖尿病性骨质疏松症。

食疗作用

葵花子具有补虚损、降血脂、抗癌、补脾益肠、止痢、消痈的功效。

搭配

宜	葵花子+芹菜	可降血糖、血压
	葵花子+老母鸡	可补虚益气、养心安神
忌	葵花子+黄瓜	易导致腹泻
	葵花子	易引起腹胀、胸闷

营养成分表

营养素	含量（每100克）
碳水化合物	16.7克
脂肪	53.4克
蛋白质	19.1克
膳食纤维	4.5克
维生素E	79.1毫克
镁	287毫克
钙	115毫克
铁	2.9毫克
硒	5.78微克
钾	547毫克

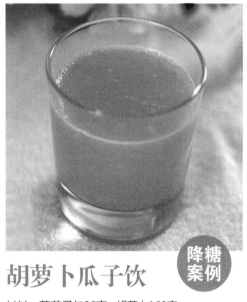

降糖案例

胡萝卜瓜子饮

材料：葵花子仁25克，胡萝卜150克。

做法：

❶ 将葵花子仁入锅中炒香后捣碎。

❷ 将胡萝卜洗净，切成小粒状。

❸ 将胡萝卜粒与捣碎的葵花子仁加水，倒入搅拌机中搅打成汁即可。

能量计算：总能量约866.1千焦，蛋白质6.28克，脂肪13.65克，糖类17.4克。

营养功效：本品具有益胃润肠、降脂降糖的功效。葵花子能补脾润肠、止痢、消痈、降脂，其所含的矿物质和维生素非常丰富，对高脂血症有预防作用，还能促进细胞再生，辅助降低血糖，并可防治冠心病。

西瓜子

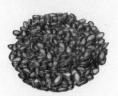

别名: 无。

性味归经: 性寒,味甘;归肺、胃、大肠经。

适用量: 每日25克为宜。

热量: 2326.3千焦/100克。

降糖关键词

不饱和脂肪酸、膳食纤维

西瓜子富含丰富的不饱和脂肪酸和膳食纤维,有降低血压、血糖的功效,并有助于预防冠心病、脑出血,适合高血压、糖尿病以及脑血管疾病的患者食用。

食疗作用

西瓜子具有清肺化痰、健胃润肠、降低血压、预防动脉硬化的功效。

搭配

宜	西瓜子+粳米	可健脾养胃
	西瓜子+小米	可以降低血压、血糖
	西瓜子+银耳	
	西瓜子+莲子	

营养成分表

营养素	含量(每100克)
碳水化合物	8.6克
脂肪	45.9克
蛋白质	32.4克
纤维素	5.4克
维生素E	27.37毫克
镁	1毫克
铁	4.7毫克
锌	0.39毫克
锰	1.21毫克
硒	11微克

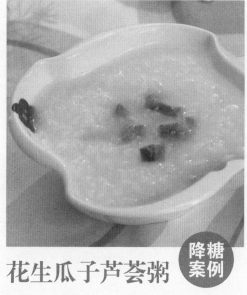

花生瓜子芦荟粥

降糖案例

材料: 大米60克,芦荟20克,花生仁、西瓜子仁各20克,盐适量。

做法:

❶ 将大米淘洗干净;芦荟洗净,切小片;花生仁、西瓜子仁洗净泡发。

❷ 锅置火上,注入适量清水后,放入大米、花生仁、西瓜子仁煮至熟时,放入芦荟。

❸ 用小火煮至粥成,调入盐调味,即可食用。

能量计算: 总能量约1618.4千焦,蛋白质29.86克,脂肪14.8克,糖类50.5克。

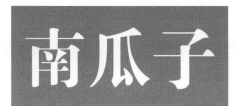

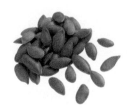

别名：白瓜子。

性味归经：性平，味甘；归大肠经。

适用量：每次60克为宜。

热量：2368.1千焦/100克。

降糖关键词

锌

南瓜子含有丰富的锌元素，而锌能参与胰岛素的合成和分泌，能稳定胰岛素的结构和功能。糖尿病患者常食南瓜子可以增加机体对胰岛素的敏感性，减少糖尿病并发症的发生。

食疗作用

南瓜子具有杀蛔虫、润滑肠道、降低血压、缓解心绞痛的功效。

搭配		
宜	南瓜子+花生	可改善营养不良
	南瓜子+蜂蜜	治蛔虫病
忌	南瓜子+咖啡	会影响铁的吸收
	南瓜子+茶	

营养成分表	
营养素	含量（每100克）
碳水化合物	4.9克
脂肪	48.1克
蛋白质	33.2克
膳食纤维	4.9克
维生素E	13.25毫克
镁	2毫克
钙	16毫克
铁	1.50毫克
锌	2.57毫克
硒	2.78微克

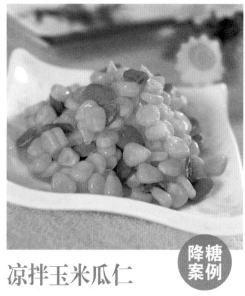

降糖案例

凉拌玉米瓜仁

材料：玉米粒100克，南瓜子仁30克，枸杞子10克，香油4毫升，盐适量。

做法：

❶ 将玉米粒洗干净，沥干水；南瓜子仁、枸杞子洗净。

❷ 将南瓜子仁、枸杞子与玉米粒一起入沸水中焯熟，捞出，沥干水后，加入香油、盐，拌均匀即可。

❸ 分2次服用。

能量计算：总能量约1412.5千焦，蛋白质15.35克，脂肪18.6克，糖类30.7克。

营养功效：本品具有良好的降糖、降压作用，糖尿病、高血压的患者可经常食用。南瓜子主要有驱虫的作用，主治绦虫病、蛔虫病、产后手足水肿、百日咳、痔疮等。

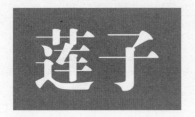

别名: 莲肉、白莲子、湘莲子。

性味归经: 性平,味甘、涩;归脾、肾、心经。

适用量: 每日30克为宜。

热量: 干莲子: 1439.3千焦/100克。

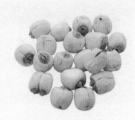

降糖关键词

莲子碱、莲子糖

　　莲子含有丰富的莲子碱、莲子糖,有良好的降低血糖的作用,而且还能缓解糖尿病患者多饮、多尿、乏力、身体消瘦的症状,尤其适合2型糖尿病患者食用。

食疗作用

　　莲子具有固精止带、补脾止泻、益肾养心、促进凝血的功效。

搭配		
宜	莲子+芡实	可以治疗遗精、小儿遗尿等症
	莲子+南瓜	可降脂降压、清热通便
忌	莲子+螃蟹	会引起不良反应
	莲子+龟肉	

营养成分表	
营养素	**含量**(每100克)
碳水化合物	67.2克
脂肪	2克
蛋白质	17.2克
膳食纤维	3克
维生素C	5毫克
维生素E	2.71毫克
镁	242毫克
钙	97毫克
铁	3.6毫克
锌	2.78毫克

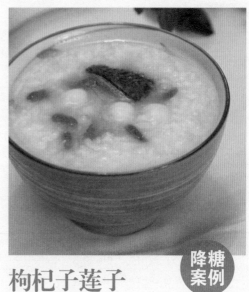

降糖案例

枸杞子莲子乌鸡粥

材料: 大米60克,乌鸡100克,莲子20克,枸杞子10克,盐适量。

做法:

❶ 将大米洗净,放入清水中浸泡;乌鸡洗净,剁成小块,入沸水氽去血水;莲子洗净,浸泡;枸杞子洗净。

❷ 锅置于火上,注入清水,放入大米、莲子煮至五成熟,放入乌鸡肉、枸杞子煮至米粒开花。

❸ 最后加盐调味即可。

能量计算: 总能量约1728.8千焦,蛋白质31.82克,脂肪3.39克,糖类63.59克。

核桃

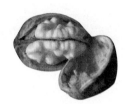

别名： 胡桃仁、核仁、胡桃肉。
性味归经： 性温，味甘；归肾、肺、大肠经。
适用量： 每日30克为宜。
热量： 干核桃：2623.4千焦/100克。

降糖关键词

不饱和脂肪酸

核桃中含有丰富的不饱和脂肪酸，能帮助改善糖尿病患者分泌胰岛素的功能，辅助降低血糖。

食疗作用

具有养颜、养肺止咳、润肠通便、定喘、益智补脑的功效。

搭配		
宜	核桃+鳝鱼	可降低血糖、强健筋骨
	核桃+黑芝麻	可补肝益肾、乌发润肤
忌	核桃+甲鱼	会导致中毒或身体不适
	核桃+茯苓	会削弱茯苓的药效

营养成分表	
营养素	含量（每100克）
碳水化合物	19.1克
脂肪	58.8克
蛋白质	14.9克
膳食纤维	9.5克
维生素C	1毫克
维生素E	43.2毫克
镁	131毫克
钙	56毫克
铁	2.7毫克
锌	2.17毫克

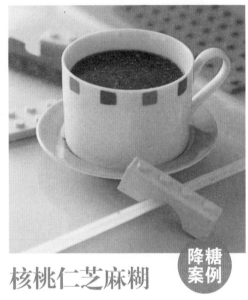

降糖案例

核桃仁芝麻糊

材料： 核桃仁、黑芝麻各20克，杏仁15克，蜂蜜适量。

做法：

❶ 将核桃仁、黑芝麻、杏仁洗净，一起入锅，用小火炒香。

❷ 取出待凉后，放入搅拌机中搅打成细末，倒入杯中。

❸ 用沸水冲泡，搅拌均匀，待冷却至60℃以下时，加蜂蜜拌匀即可。

能量计算： 总能量约945.2千焦，蛋白质10.18克，脂肪27.63克，糖类12.5克。

腰果

别名：肾果、树花生、鸡腰果。
性味归经：性平，味甘；归脾、胃、肾经。
适用量：每日30克为宜。
热量：2184千焦/100克。

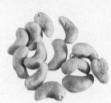

降糖关键词

膳食纤维、钙、镁、铁

　　腰果富含膳食纤维以及钙、镁、铁，有降低血糖和胆固醇的作用。此外，腰果可保护血管，维持正常血压水平，对防治糖尿病性高血压有用。

食疗作用

　　腰果具有润肠通便、润肺养心、补肾、延缓衰老的功效。

搭配

宜	腰果+莲子	可养心安神、降压降糖
	腰果+薏米	可降压降糖
	腰果+芡实	可降压降糖、补肾固肾
	腰果+鸡蛋	可补肾益气

营养成分表

营养素	含量（每100克）
碳水化合物	41.6克
脂肪	36.7克
蛋白质	17.3克
膳食纤维	3.60克
维生素C	3.17毫克
维生素A	8微克
镁	153毫克
钙	26毫克
铁	4.8毫克
锌	4.3毫克

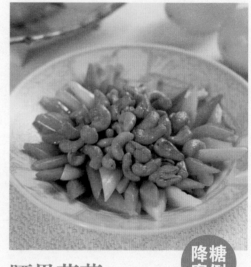

降糖案例

腰果芹菜

材料：芹菜150克，胡萝卜50克，腰果30克，盐适量。

做法：

❶ 将芹菜去叶，留梗洗净，切成菱形；胡萝卜洗净，也切成菱形。

❷ 将腰果下油锅炒香，捞出沥干油待用。

❸ 将芹菜、胡萝卜下开水锅中焯烫，沥干水分后下油锅合炒，加盐调味装盘，撒上腰果。

能量计算：总能量约1008.8千焦，蛋白质7.79克，脂肪14.2克，糖类19.58克。

营养功效：本品具有补中益气、健脾消食、利水降压等功效。芹菜有良好的降血压、降血糖作用，还富含膳食纤维，能促进胃肠蠕动，促进食物消化，加速排便。

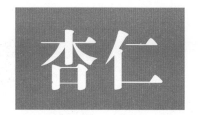

别名：杏核仁、杏子、木落子、苦杏仁、杏梅仁。

性味归经：性温，味苦；归肺、脾、大经。

适用量：每日20克为宜。

热量：2351.4千焦/100克。

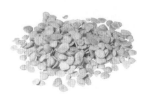

降糖关键词

单不饱和脂肪酸、维生素E

杏仁富含的蛋白质、钙、单不饱和脂肪酸和维生素E，有降低血糖和胆固醇的作用。

食疗作用

杏仁具有祛痰止咳、平喘、润肠、美容、润肺的功效。

搭配		
宜	杏仁+菊花	可疏风散热、宣肺止咳，还可降低血糖、血压
	杏仁+桑叶	
忌	杏仁+小米	易引起呕吐、腹泻
	杏仁+板栗	易引起胃胀、胃痛

营养成分表	
营养素	含量（每100克）
碳水化合物	23.9克
脂肪	45.4克
蛋白质	22.5克
膳食纤维	8克
维生素C	26毫克
维生素E	18.53毫克
镁	178毫克
钙	97毫克
铁	2.2毫克
锌	4.3毫克

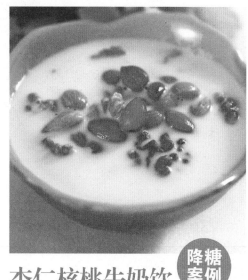

杏仁核桃牛奶饮 降糖案例

材料：南杏仁30克，核桃仁20克，牛奶200毫升。

做法：

❶ 将南杏仁、核桃仁放入清水中洗净，与牛奶一起放入炖锅中。

❷ 加适量清水后将炖锅置于火上烧沸，再用小火煎煮20分钟即可。

能量计算：总能量约1682千焦，蛋白质17.08克，脂肪31.62克，糖类17.8克。

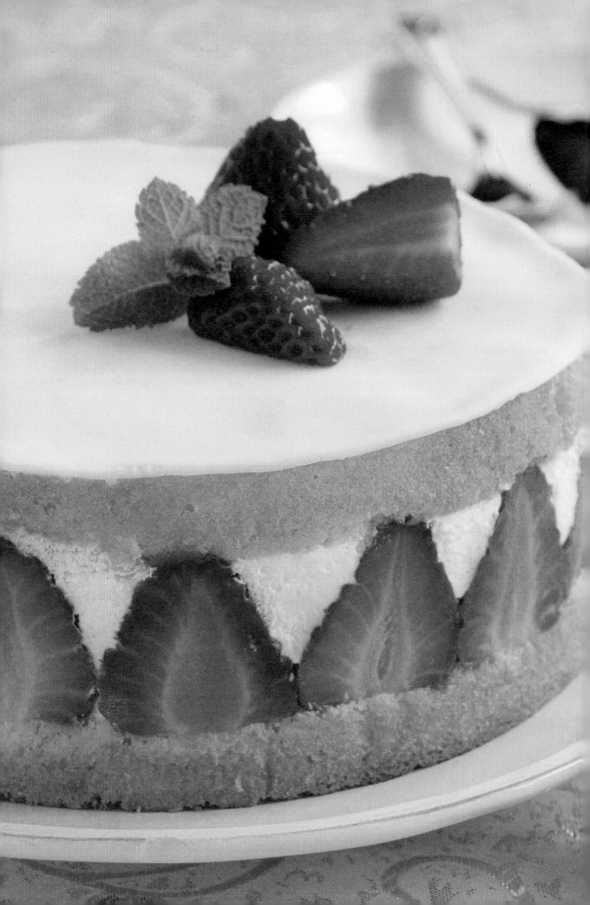

第三章

糖尿病患者慎吃的 78种食物

常常会有患者询问：糖尿病患者能不能吃糖？能不能吃水果？能不能吃海鲜？这些问题不能简单地用是或否来回答。

例如水果，水果中主要含有淀粉、纤维素、半纤维素和果胶等。其中碳水化合物含量6%~20%，蛋白质在1%左右，脂肪占0.1%~0.3%，此外还含有丰富的胡萝卜素、维生素C和钙、铁、锌、硒等人体所需的营养。水果中的糖多为果糖、蔗糖和葡萄糖，而且含量较多，其所含的总热量并不高，大都属于中等偏低。水果中所含的维生素、矿物质和膳食纤维，对防止糖尿病并发症，如动脉硬化、视网膜病变、高血压都有一定好处，可满足人体营养所需，有利于健康长寿，对维持人体健康起着特殊的作用。但是如香蕉、甘蔗、哈密瓜等，含糖量较高，超过15%，而干枣含糖量更高，在60%以上，对于这些食物，糖尿病患者最好是不吃或少吃，否则容易引起血糖的剧烈波动，影响病情控制。

所以糖尿病患者为了补充所需的营养，应该根据自己的具体情况和水果含糖量的高低选择食用。那么在日常生活中有哪些主食、水果、海鲜、肉禽是不适合糖尿病患者食用的呢？本章将为您一一介绍。

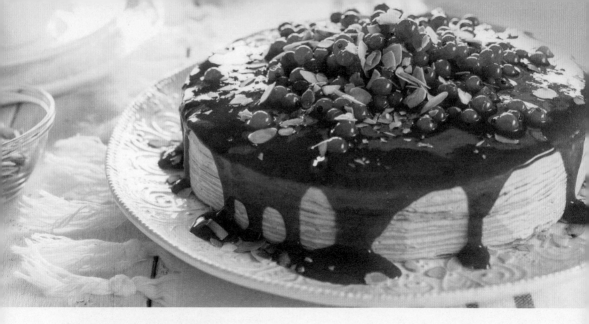

慎吃食物有原因

本章列出了糖尿病患者慎吃的78种食物的共同原因，以及一些含量数据供读者参考。

原则上来说，只要遵守总热量摄入不超标的原则，糖尿病患者没有绝对忌吃的食物，但是现代医学研究指出，有些食物中含有的热量很高、含油脂量很高或血糖生成指数很高等，糖尿病患者在食用这些食物后，容易出现血糖的剧烈波动，影响病情的控制，甚至可能引发并发症等。对于这些食物，我们建议糖尿病患者最好尽量不吃或少吃。

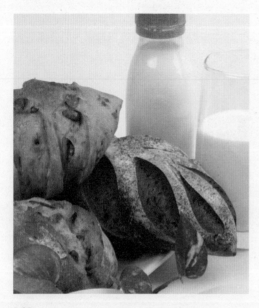

影响血糖稳定的因素有以下几个。

（1）热量——影响血糖的根本要素

热量主要来源于食物，食物中所含的碳水化合物、脂肪和蛋白质在人体内经过氧化可释放出热量，这些热量是维持生命、身体生长发育和运动的根本。

研究表明，摄入最多高热量食物者比摄入高热量食物最少者发生2型糖尿病的风险高60%。过量摄入的热量，会以脂肪的形式在体内堆积，导致人体肥胖和影响糖的代谢，甚至引发糖尿病。

对于糖尿病患者来说，摄入高热量的食物，会使血糖迅速升高，引起餐后血糖水平，影响血糖的控制，甚至可能引发其他并发症，所以说，糖尿病患者饮食的根本措施是控制热量的摄入。

（2）血糖生成指数——科学指导糖尿病饮食的参数

血糖生成指数是一种生理学参数，指的是一种食物对血糖浓度的影响程度。血糖生成指数高的食物进入胃肠后消化快、吸收率高，葡萄糖释放快，血糖就升得高，而血糖生成指数低的食物，会停留在胃肠中较久、吸收率较低，葡萄糖的释放缓慢，血糖也上升得缓慢。

我们说，血糖生成指数在55以下的为低血糖生成指数食物，在55~75的为中等血糖生成指数食物，在75以上的为血糖生成指数食物。影响血糖生成指数的因素包括食物中糖类的类型，食物中脂肪、蛋白质、膳食纤维的含量，食物的形状和特征，食物的加工烹饪方法等。

（3）饱和脂肪酸——引发心脑血管并发症的罪魁祸首

饱和脂肪酸是指含有饱和键的脂肪酸，多存在于动物的脂肪和乳脂中，这些食物同时也含有丰富的胆固醇，而且饱和脂肪酸还可使体内的胆固醇合成增加，二者可结合沉积于血管壁，引发动脉硬化等心脑血管疾病。

（4）钾——并发肾病患者的大忌

钾是人体维持生命不可或缺的必需物质，它参与体内的糖、蛋白质和能量代谢，能够维持细胞内外液的渗透压和酸碱平衡，维持神经肌肉的兴奋性和心肌的功能。

普通人摄入过多的含钾食物一般不会导致高钾血症，但是对于糖尿病并发肾病的患者来说，肾脏发生了功能障碍而使钾不能充分排出，可导致血钾升高，出现表情淡漠、嗜睡、反应迟钝、肌肉收缩无力、血压升高、心律失常、恶心、呕吐、腹痛等症状，还会引发其他电解质的紊乱。

（5）其他影响因素

在某些食物中，还存在着一些因素是对糖尿病患者不利的，如韭菜能伤眼，对于糖尿病患者并发眼病患者来说十分不利；墨鱼属于动风发物，会加重糖尿病患者的皮肤瘙痒症状等。

在此需要说明的是，本章所罗列出来的80种忌吃食物均说明了其不能吃的特殊原因，并将此80种食物所含的营养物质含量在同一类食物中作比较，确定每一种元素的正常含量范围。若某种元素的含量超出同类食物的正常含量范围，且对糖尿病患者或各种并发症病情不利，即被视为超标；若某种身体所需的营养元素大量流失或者未达到正常摄取的范围，即视为未达标。超标含量表中的正常范围为相对概念，实际含量均超出或未达到正常值范围，此数值为相对数值，仅供读者参考。

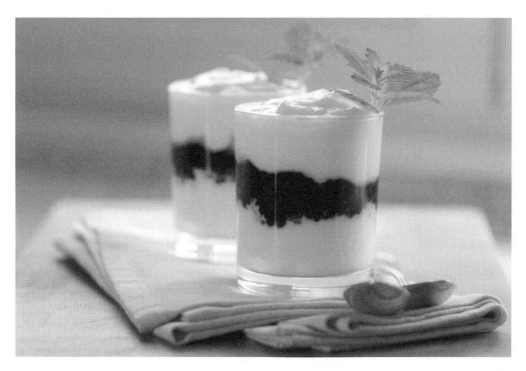

糯米

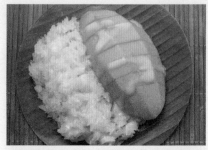

慎吃糯米的原因

1.糯米热量高，每100克中含有78.3克碳水化合物，糖尿病患者食用后可使血糖升高，对病情不利。

2.糯米的钾含量较高，这对于存在钾代谢障碍的糖尿病并发肾病患者来说十分不利。

3.糯米的血糖生成指数为87，属于高血糖生成指数的食物，糖尿病患者食用后可使血糖快速升高。

4.特别是冷的糯米制品的黏度较高，不易被磨成"食糜"而消化吸收，所以肠胃不好的糖尿病患者要慎食。

含量表(每100毫升)		
营养素	正常范围	实际含量
热量（千焦）	21255.2	1456
碳水化合物（克）	230	78.3
钾（毫克）	2103	137

油饼

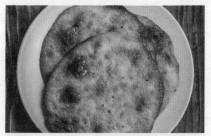

慎吃油饼的原因

1.油饼属于高热量、高油脂的食物，多吃易使人肥胖，也不利于血糖的控制。

2.油饼的含钾量很高，并发有肾脏疾病的糖尿病患者要慎食。

3.油饼在加工过程中会产生致癌物质、有毒物质和反式脂肪酸等，多吃不仅不利于血糖控制，还有可能引起其他疾病。

含量表(每100毫升)		
营养素	正常范围	实际含量
热量（千焦）	21255.2	1669.4
碳水化合物（克）	230	42.4
脂肪（克）	23	22.9
钾（毫克）	2103	106

面包

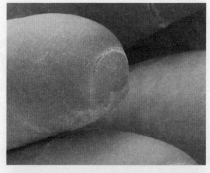

慎吃面包的原因

1.面包的热量较高，一般的面包每100克的热量有1305.4千焦，糖尿病患者食用后容易引起肥胖，不利于体重的控制。

2.如今市面上的面包都含有很多碳水化合物，一般的面包每100克中含有58.6克，糖尿病患者食用后会使血糖升高，不利于血糖的控制。

小提示：全麦面包含有丰富的膳食纤维，容易产生饱腹感而减少摄取量，有助于减肥。

含量表(每100毫升)		
营养素	正常范围	实际含量
热量（千焦）	21255.2	1305.4
碳水化合物（克）	230	58.6

蛋糕

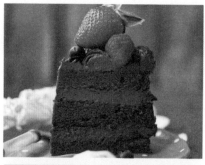

慎吃蛋糕的原因

1.蛋糕的热量较高，每100克的热量有1451.8千焦，多食容易引起肥胖，不利于糖尿病病情的控制。

2.蛋糕的原料主要成分中含有白糖，多食易使血糖升高。

3.市面上推出的"无糖蛋糕"虽以木糖醇等甜味剂取代了蔗糖，但是蛋糕的主要成分为淀粉，经消化后会分解成大量的葡萄糖，所以也不宜多吃。

小提示： 中老年人、常熬夜者以及肥胖者不宜食用蛋糕。

含量表(每100毫升)		
营养素	正常范围	实际含量
热量（千焦）	21255.2	1451.8
碳水化合物（克）	230	67.1

油条

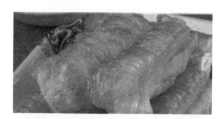

慎吃油条的原因

1.油条经高温油炸而成，热量较高，而且许多营养成分也已经被破坏，多吃会使血糖上升，还会造成营养失衡。

2.油条含钠量较高，每100克中含钠585.2毫克，多食可能引起水肿、血压升高。

3.油条含钾量很高，糖尿病并发肾病的患者需慎食。

4.油条表面裹着大量油脂，不易被消化，肠胃功能较差的糖尿病患者要慎食。

含量表(每100毫升)		
营养素	正常范围	实际含量
热量（千焦）	21255.2	1615
碳水化合物（克）	230	51
脂肪（克）	23	17.6
钠（毫克）	2200	585.2
钾（毫克）	2103	227

面条

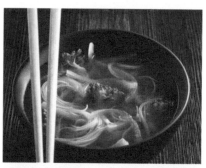

慎吃面条的原因

1.面条的热量偏高，糖尿病患者食用容易使血糖升高，引起肥胖。

2.面条含碳水化合物较多，多食会使血糖上升，不利于糖尿病病情的控制。

3.面条的含钾量与同类食物比较属中等，合并有肾病的糖尿病患者宜慎食。

4.面条的血糖生成指数为81.6，属于高血糖生成指数的食物，其吸收的速度较快，食用后可使血糖迅速升高。

含量表(每100毫升)		
营养素	正常范围	实际含量
碳水化合物（克）	230	61.9
钾（毫克）	2103	135

月饼

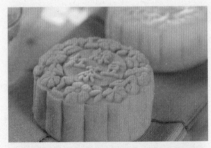

慎吃月饼的原因

1.月饼具有高热量、高糖、高淀粉的特点，即便是市面上标榜的"无糖月饼"，含有的热量和淀粉量也很高，糖尿病患者食用后易使血糖升高。

2.月饼馅的配料有高淀粉的莲蓉、高糖的水果和枣泥、高淀粉高糖的豆沙等，糖尿病患者均不宜食用这些食物。

含量表（每100毫升）		
营养素	正常范围	实际含量
热量（千焦）	21255.2	1694.5
碳水化合物（克）	230	65.6
脂肪（克）	23	13.6

饼干

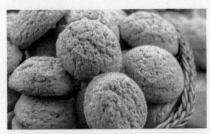

慎吃饼干的原因

1.饼干是高热量、高淀粉、高糖食品，且含水分少，糖尿病患者食用后极易发生高血糖，而且会加重口渴症状。

2.饼干的脂肪含量与同类食物比较较高，多食容易形成脂肪堆积，引起肥胖，不利于糖尿病病情的控制。

3.饼干的含钠量较高，并发有高血压的糖尿病患者尤其要注意。

4.标榜"无蔗糖"的饼干也不宜食用，因为其中的精制淀粉升高血糖的速度堪比蔗糖。

含量表（每100毫升）		
营养素	正常范围	实际含量
热量（千焦）	21255.2	1811.7
碳水化合物（克）	230	71.7
脂肪（克）	23	12.7
钠（毫克）	2200	204

锅巴

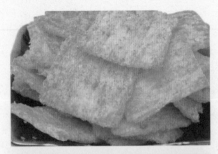

慎吃锅巴的原因

1.锅巴中碳水化合物和脂肪的含量都很高，而水分含量很低，会使血糖上升，加重糖尿病的口渴症状。

2.锅巴经油炸而成，含有较多的油脂，热量极高，一来可升高血糖，二来不容易消化，不适宜胃肠功能较弱者。

含量表（每100毫升）		
营养素	正常范围	实际含量
热量（千焦）	21255.2	2317.9
碳水化合物（克）	230	54.6
脂肪（克）	23	36.9

高粱

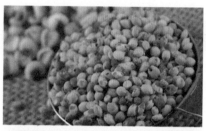

慎吃高粱的原因

1.高粱中的热量以及碳水化合物的含量都较高,易升高血糖,且其含有的饱和脂肪酸也较高,多食不利于血糖的控制。

2.高粱中含有的钾和磷较多,它们需要通过肾脏排泄,这无疑增加了肾脏的负担,合并有肾病的糖尿病患者尤其需慎食。

3.高粱中所含单宁会影响蛋白质的吸收,不利于满足糖尿病患者摄取优质蛋白的需求。

含量表(每100毫升)		
营养素	正常范围	实际含量
热量(千焦)	21255.2	1468.6
碳水化合物(克)	230	74.7
磷(毫克)	298	329
钾(毫克)	2103	281

甜瓜

慎吃甜瓜的原因

1.甜瓜性质寒凉,糖尿病患者自身免疫力较弱,多食易导致腹泻等,特别是肠胃虚寒的糖尿病患者不宜食用。

2.甜瓜的含钾量较高,合并有肾病的糖尿病患者存在钾、磷代谢障碍,易发生高钾血症等,宜慎食。

小提示: 体虚、脾胃虚寒、腹胀、腹泻便溏者不宜食用甜瓜。

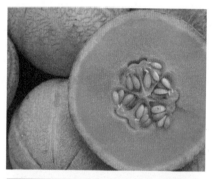

含量表(每100毫升)		
营养素	正常范围	实际含量
热量(千焦)	257.3	108.8
钾(毫克)	2100	139

腐竹

慎吃腐竹的原因

1.腐竹所含的热量较高,糖尿病患者过多食用后,易发生高血糖,不利于血糖控制。

2.腐竹的蛋白质含量较高,糖尿病并发肾病的患者更要慎用,否则会加重病情。

3.腐竹的脂肪含量很高,多食可引起脂肪堆积,从而引发肥胖,不利于糖尿病患者体重的控制。

4.腐竹中钾和磷的含量都很高,合并有肾病的糖尿病患者尤其要慎食。

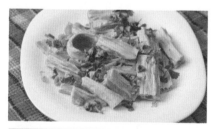

含量表(每100毫升)		
营养素	正常范围	实际含量
热量(千焦)	21255.2	1920.5
蛋白质(克)	7~10	44.6
脂肪(克)	23	21.7
磷(毫克)	298	284
钾(毫克)	2103	553

酸菜

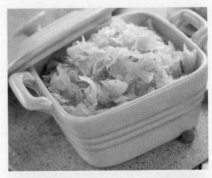

慎吃酸菜的原因

1.酸菜在腌制的过程中,其中具有促进胰岛素分泌、保护血管壁作用的维生素C已被大量破坏掉,糖尿病患者多食无益。

2.酸菜含有亚硝酸盐,食用过多,可出现恶心呕吐、头痛头晕、皮肤和嘴唇呈青紫色等中毒症状,会加重糖尿病病情。

小提示: 酸菜大多含盐分比较多,所以高血压及其他心脑血管患者不宜食用。

含量表(每100毫升)		
营养素	正常范围	实际含量
维生素C(毫克)	>18	2
钠(毫克)	<2000	43.1

土豆

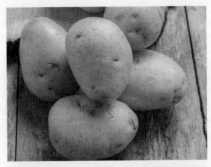

慎吃土豆的原因

1.土豆含淀粉量较高,糖尿病患者不宜多吃,食用时应该相应减少主食的进食量。

2.土豆中钾的含量很高,糖尿病并发肾病的患者食用后会增加肾脏负担,引起高钾血症。

3.土豆的血糖生成指数为62,属于中等血糖生成指数食物,食用后较容易使血糖升高,糖尿病患者应慎食。

小提示: 土豆所含的淀粉较多,多食易产气而导致腹胀,所以脾胃虚弱者不宜多食。

含量表(每100毫升)		
营养素	正常范围	实际含量
碳水化合物(克)	210	17.2
钾(毫克)	2150	342

雪里蕻

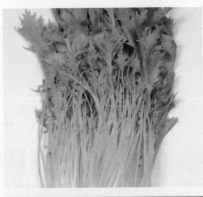

慎吃雪里蕻的原因

1.糖尿病患者多属阴虚火旺体质,而雪里蕻性温,糖尿病患者久食之可积温成热,加重糖尿病病情。

2.雪里蕻常常被腌制成咸菜,含盐量较高,糖尿病患者特别是合并有高血压的患者要慎食。

3.雪里蕻的含钾量较高,糖尿病合并有肾病的患者要慎食。

小提示: 雪里蕻与醋搭配,会降低营养价值,小儿消化功能不全者不宜食用。

含量表(每100毫升)		
营养素	正常范围	实际含量
钾(毫克)	2150	281

芋头

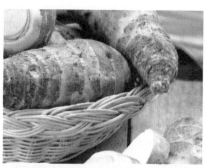

慎吃芋头的原因

1.芋头含淀粉量特别丰富，每100克芋头中可含69.6克的淀粉，淀粉在体内易转化成葡萄糖，糖尿病患者应慎食。

2.芋头含有黏性多糖类物质，极易被消化和吸收，从而引起血糖快速上升，使血糖更难控制。

3.芋头的含钾量较高，糖尿病并发肾病的患者多食可能导致钾蓄积从而引起高钾血症。

小提示：芋头与香蕉搭配，会引起腹胀。肾衰竭患者不宜食用。

含量表（每100毫升）		
营养素	正常范围	实际含量
钾（毫克）	2150	378
碳水化合物（克）	≈100克	17.5

菱角

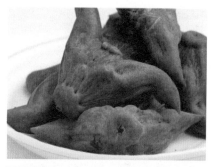

慎吃菱角的原因

1.菱角的淀粉含量较高，容易使血糖升高，研究表明，每吃3颗菱角，就要少吃一口饭，所以糖尿病患者要慎食。

2.菱角中钾的含量很高，糖尿病并发肾病患者不能多食，以免增加肾脏的负担，影响病情。

小提示：因为菱角的淀粉含量较高，所以肥胖者也不宜食用。

含量表（每100毫升）		
营养素	正常范围	实际含量
碳水化合物（克）	210	21.4
钾（毫克）	2150	437

香椿

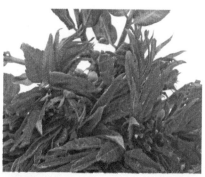

慎吃香椿的原因

1.香椿有助阳的功效，适合阳虚者食用，而糖尿病多属阴虚燥热，食用香椿会加重肝火，影响病情。

2.香椿虽有润肤明目的功效，但多食可能会导致青光眼等眼疾，所以糖尿病并发眼病的患者，更应少吃香椿。

3.香椿的钾、磷含量较高，多食会加重肾脏的负担，糖尿病合并有肾病的患者应慎食。

小提示：慢性疾病患者不宜食用。

含量表（每100毫升）		
营养素	正常范围	实际含量
磷（毫克）	220	147
钾（毫克）	2150	172

百合

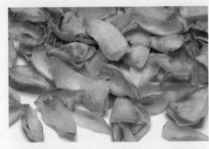

慎吃百合的原因

1.百合中淀粉的含量较高，食用后容易转化成葡萄糖，使血糖升高。

2.人们常食用干百合，而干百合无论是热量还是淀粉含量均比鲜百合高，因此，干百合更不适宜糖尿病患者食用。

3.百合的含钾量极高，每100克中含钾510毫克，糖尿病并发肾病的患者尤其要注意。

含量表(每100毫升)		
营养素	正常范围	实际含量
热量（千焦）	24184	677.8
碳水化合物（克）	210	38.8
钾（毫克）	2150	510

甜菜

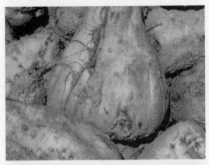

慎吃甜菜的原因

1.甜菜中碳水化合物的含量较高，糖尿病患者食用后，可引起血糖升高，需慎食。

2.甜菜的血糖生成指数为64，属于中等血糖生成指数食物，食用后会使血糖快速升高，所以糖尿病患者应尽量不吃。

3.甜菜的含钾量较高，每100克中含钾254毫克，糖尿病并发肾病的患者要慎食。

小提示：甜菜含糖量高，所以肥胖者也不宜食用。

含量表(每100毫升)		
营养素	正常范围	实际含量
碳水化合物（克）	210	23.5
钾（毫克）	2150	254

豌豆

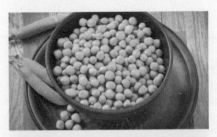

慎吃豌豆的原因

1.豌豆中的淀粉含量很高，糖尿病患者应尽量不吃。

2.豌豆常被制成添加油的膨化食品，此类食品热量极高，不利于糖尿病患者血糖和体重的控制。

3.豌豆中钾和磷的含量极高，糖尿病患者尤其是合并有肾病的患者要慎食。

含量表(每100毫升)		
营养素	正常范围	实际含量
热量（千焦）	2418.4	1309.6
碳水化合物（克）	210	65.8
磷（毫克）	220	259
钾（毫克）	2150	823

蚕豆

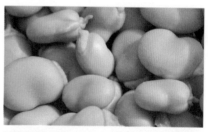

慎吃蚕豆的原因

1.蚕豆中淀粉的含量较高，糖尿病患者不可过多食用，否则会影响血糖的控制，不利于病情的恢复。

2.蚕豆中钾、磷的含量都极高，特别是含钾量，对于钾、磷代谢障碍的糖尿病合并肾病患者极其不利。

含量表(每100毫升)		
营养素	正常范围	实际含量
热量（千焦）	2418.4	1401.6
碳水化合物（克）	210	61.5
磷（毫克）	220	418
钾（毫克）	2150	1117

荷兰豆

慎吃荷兰豆的原因

1.荷兰豆营养丰富，但是其豆粒易产气，多食易引起消化不良性腹胀，糖尿病患者多伴有胃肠功能较弱，需慎食。

2.荷兰豆中钾的含量较高，糖尿病并发肾病的患者食用后，会加重肾脏负担，不利于病情控制。

小提示：尿路结石者、皮肤病患者、胰腺炎患者、消化不良者均不宜食用荷兰豆。

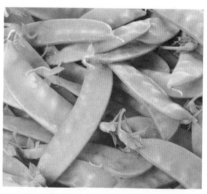

含量表(每100毫升)		
营养素	正常范围	实际含量
热量（千焦）	2418.4	485.3

猪肥肉

慎吃猪肥肉的原因

1.猪肥肉的脂肪含量很高，所以其热量也很高，不利于糖尿病患者血糖和体重的控制。

2.猪肥肉中含有大量的饱和脂肪酸和胆固醇，二者可结合沉淀于血管壁，诱发动脉硬化等心脑血管并发症。

小提示：体胖、舌苔厚腻者，冠心病、高血压、高脂血症等患者均不宜食用猪肥肉。

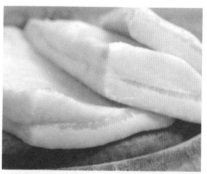

含量表(每100毫升)		
营养素	正常范围	实际含量
热量（千焦）	2585.8	3376.5
脂肪（克）	210	88.6

猪肝

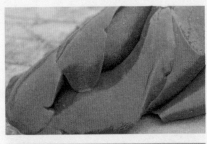

慎吃猪肝的原因

1.猪肝中胆固醇含量较高，不利于血糖控制。

2.猪肝中含有丰富的钾和磷，会增加肾脏负担，不利于肾脏的病情恢复。

3.猪肝中的含铁量丰富，每100克中含铁22.6毫克，适当食用可有效地调节和改善贫血患者的造血功能，但是如多食会使体内储存较多的血铁红素，从而加重机体损伤，加重糖尿病病情。

含量表(每100毫升)		
营养素	正常范围	实际含量
胆固醇（毫克）	2129	288
磷（毫克）	2165	310
钾（毫克）	2212	235
铁（毫克）	2.4~4	22.6

猪肚

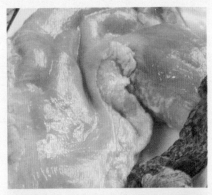

慎吃猪肚的原因

1.猪肚含有较多的胆固醇，糖尿病患者食用后会加重其脂质代谢紊乱，不利于血糖控制。

2.过多食用含胆固醇高的猪肚会增加糖尿病患者发生高血压、动脉硬化等并发症的风险。

小提示：湿热、痰湿内蕴者及感冒者均不宜食用猪肚。

含量表(每100毫升)		
营养素	正常范围	实际含量
胆固醇（毫克）	2129	165

猪蹄

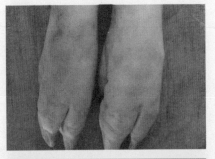

慎吃猪蹄的原因

1.猪蹄含热量较高，且含有较多的脂肪和胆固醇，糖尿病患者多食可引起血糖升高，甚至引发心脑血管并发症。

2.猪蹄中含量丰富的胶原蛋白性质较稳定，不易被消化，胃肠功能较弱的糖尿病患者要慎食。

含量表(每100毫升)		
营养素	正常范围	实际含量
热量（千焦）	2585.8	1087.8
脂肪（克）	210	18.8
胆固醇（毫克）	2129	192

腊肉

慎吃腊肉的原因

1.腊肉多用五花肉制成，其热量和脂肪含量都非常高，食用后不利于血糖控制，对糖尿病患者的心血管也很不利。

2.腊肉中含有的钾、磷、钠都极高，食用后会严重地增加肾脏的负担，糖尿病并发肾病患者更要注意。

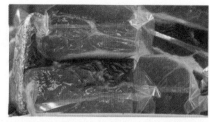

含量表(每100毫升)		
营养素	正常范围	实际含量
热量（千焦）	2585.8	2083.6
脂肪（克）	210	48.8
钠（毫克）	2200	763.9
钾（毫克）	2212	416
磷（毫克）	2165	249

炸鸡

慎吃炸鸡的原因

1.炸鸡的热量较高，食用后容易使血糖升高。

2.炸鸡中饱和脂肪酸的含量很高，糖尿病患者食用后容易诱发心脑血管并发症；且炸鸡在高温煎炸的过程中，维生素流失严重，而且还可产生有害物质。

3.炸鸡中的钠含量极高，多食容易引起水肿，甚至引发高血压。

4.炸鸡中的钾、磷的含量都极高，过多食用会增加肾脏的负担，糖尿病并发肾病患者需慎食。

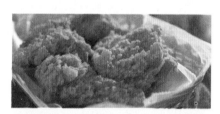

含量表(每100毫升)		
营养素	正常范围	实际含量
热量（千焦）	2585.8	1167.3
脂肪（克）	210	17.3
胆固醇（毫克）	2129	198
钠（毫克）	2200	755
钾（毫克）	2212	232
磷（毫克）	2165	530

鸡心

慎吃鸡心的原因

1.鸡心中含有的脂肪和胆固醇较多，如过量摄入会使脂质代谢紊乱，从而升高血糖。

2.鸡心中钾、磷的含量较高，糖尿病并发肾病的患者更要忌吃，否则会加重肾脏负担，影响病情。

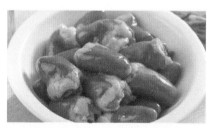

含量表(每100毫升)		
营养素	正常范围	实际含量
热量（千焦）	2585.8	719.6
脂肪（克）	210	11.8
胆固醇（毫克）	2129	194
磷（毫克）	2165	176
钾（毫克）	2212	220

香肠

慎吃香肠的原因

1.香肠中热量很高，食用过多不利于糖尿病患者体重的控制。

2.香肠中脂肪含量很高，食用过多可使血糖升高，还有可能引发心血管并发症。

3.香肠中钠的含量极高，每100克中含有钠2309.20毫克，对于糖尿病并发高血压的患者来说尤为不利，需禁食。

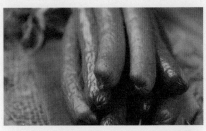

含量表(每100毫升)		
营养素	正常范围	实际含量
热量（千焦）	2585.8	2125.5
碳水化合物（克）	210	40.7
钠（毫克）	2200	2309.2
钾（毫克）	2212	453

鹅肝

慎吃鹅肝的原因

1.鹅肝中胆固醇的含量极高，糖尿病患者不宜多食，否则容易引发心脑血管并发症。

2.鹅肝中钾、磷的含量很高，糖尿病并发肾病的患者食用后可加重肾脏的负担，不利于病情的控制。

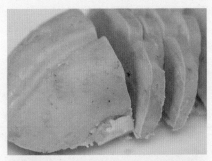

含量表(每100毫升)		
营养素	正常范围	实际含量
胆固醇（毫克）	2129	285
磷（毫克）	2165	216
钾（毫克）	2212	336

鱼子

慎吃鱼子的原因

1.鱼子中富含碳水化合物，糖尿病患者食用后容易使血糖升高。

2.鱼子富含胆固醇，糖尿病患者多食可加重脂质代谢紊乱，促使血糖升高，影响糖尿病患者的病情。

3.鱼子虽然很小，但是很难煮透，食用后也很难消化，肠胃功能不好的糖尿病患者要禁食。

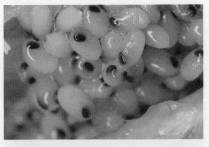

含量表(每100毫升)		
营养素	正常范围	实际含量
热量（千焦）	2326.4	841
碳水化合物（克）	23.8	24.7
胆固醇（毫克）	2130	460

河虾

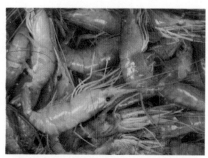

慎吃河虾的原因

1.河虾中胆固醇的含量较高，每100克中含胆固醇240毫克，糖尿病患者食用后容易使血糖升高，甚至引发心脑血管并发症，故不宜食用。

2.河虾中钾、磷的含量较高，糖尿病患者食用后会增加肾脏的负担，特别是兼有肾病的糖尿病患者应禁食。

3.河虾为动风发物，合并有皮肤瘙痒的糖尿病患者不宜食。

小提示：心血管疾病、各种皮肤病及过敏性鼻炎、支气管哮喘等病症者忌食。

含量表(每100毫升)		
营养素	正常范围	实际含量
胆固醇（毫克）	2130	240
磷（毫克）	2170	186
钾（毫克）	2220	329

河蟹

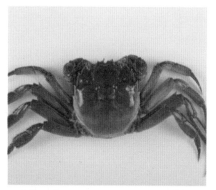

慎吃河蟹的原因

1.河蟹中胆固醇的含量很高，糖尿病患者不宜食用。

2.合并有皮肤瘙痒的糖尿病患者应尽量不吃河蟹。

小提示：患感染、发热、胃痛、腹泻、慢性胃炎、胃及十二指肠溃疡、脾胃虚寒等病症者不宜食用。

含量表(每100毫升)		
营养素	正常范围	实际含量
胆固醇（毫克）	2130	267

墨鱼

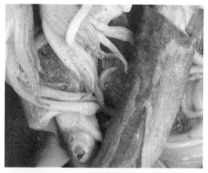

慎吃墨鱼的原因

1.墨鱼中胆固醇含量很高，多食易加重糖尿病患者的脂质代谢紊乱，使血糖升高。

2.墨鱼的钾含量很高，合并有肾病的糖尿病患者应禁食。

3.墨鱼属于动风发物，合并有皮肤瘙痒的糖尿病患者不宜食用。

小提示：痛风、尿酸过多、过敏体质、湿疹患者不宜食用。

含量表(每100毫升)		
营养素	正常范围	实际含量
胆固醇（毫克）	2130	226
钾（毫克）	2220	400

鲍鱼

慎吃鲍鱼的原因

1.鲍鱼中胆固醇的含量较高，糖尿病患者不宜食用。

2.鲍鱼含钠量较高，糖尿病患者多食易造成血压升高，引发心脑血管并发症。

3.鲍鱼肉难消化，肠胃功能较弱的糖尿病患者应慎食。

小提示：痛风、感冒、发热、喉咙痛者均不宜食用鲍鱼。

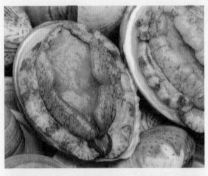

含量表(每100毫升)		
营养素	正常范围	实际含量
胆固醇（毫克）	2130	242
钠（毫克）	21000	2011.7

黑枣

慎吃黑枣的原因

1.黑枣性温热，易加重糖尿病患者阴虚火旺的症状。

2.黑枣热量较高，含糖量也很高，易使血糖升高。

3.黑枣中钾的含量极高，易使存在钾、磷代谢障碍的糖尿病并发肾病患者出现高钾血症等，影响糖尿病病情。

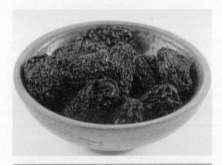

含量表(每100毫升)		
营养素	正常范围	实际含量
热量（千焦）	2230.1	954
碳水化合物（克）	213.7	61.4
钾（毫克）	2100	498

杨梅

慎吃杨梅的原因

1.中医认为，杨梅多食可上火，而糖尿病患者多属于阴虚内热体质，所以应慎食。

2.杨梅的含钾量较高，合并有肾病的糖尿病患者应慎食。

小提示：阴虚火旺、血热、有牙齿疾病和溃疡病的患者不宜食用杨梅。

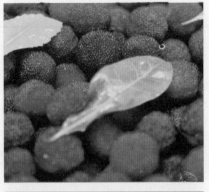

含量表(每100毫升)		
营养素	正常范围	实际含量
钾（毫克）	2100	149

荔枝

慎吃干荔枝的原因

1.鲜荔枝热量不高，糖尿病患者可适量食用，但干荔枝热量很高，易助热上火，加重糖尿病患者病情，故不宜食用。

2.干荔枝每100克含碳水化合物高达77.4克，易使血糖升高。

3.干荔枝属于高血糖生成指数食物，食用后会使血糖快速升高。

小提示：出血疾病患者、妊娠女性也不宜食用荔枝。

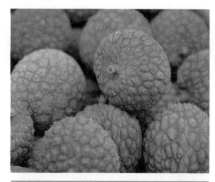

含量表（每100毫升）		
营养素	正常范围	实际含量
碳水化合物（克）	213.7	77.4
热量（千焦）	2230.1	1326.3

榴梿

慎吃榴梿的原因

1.榴梿中含热量及糖分较高，易升高血糖。

2.榴梿的血糖生成指数较高，糖分易被吸收从而使血糖迅速升高，糖尿病患者宜忌吃。

3.榴梿性质温热，多食可加重糖尿病患者阴虚火旺的症状。

4.榴梿属于高钾水果，每100克榴梿中含钾261毫克，多食不利于糖尿病并发肾病患者的病情控制。

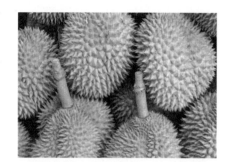

含量表（每100毫升）		
营养素	正常范围	实际含量
热量（千焦）	2230.1	615
碳水化合物（克）	213.7	28.3
钾（毫克）	2100	261

葡萄

慎吃葡萄的原因

1.葡萄富含葡萄糖，食用后可使血糖快速上升。

2.葡萄富含钾，糖尿病患者特别是合并有肾病者不宜食用。

小提示：便秘者、肥胖者、服用人参者均不宜食用葡萄。

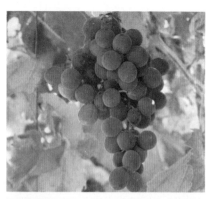

含量表（每100毫升）		
营养素	正常范围	实际含量
钾（毫克）	2100	104

桂圆

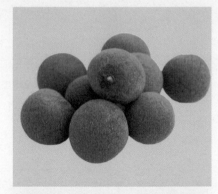

慎吃桂圆的原因

1.桂圆性质温热，易加重糖尿病患者阴虚火旺的症状。

2.桂圆中葡萄糖含量高，易升高血糖。

3.桂圆的血糖生成指数很高，容易使血糖快速升高。

4.桂圆中钾的含量丰富，会增加糖尿病患者的肾脏负担。

小提示： 有上火发炎症状者，以及舌苔厚腻、风寒感冒者，盆腔炎、尿道炎、月经过多者不宜食用桂圆。

含量表(每100毫升)		
营养素	正常范围	实际含量
热量（千焦）	2230.1	297.1

梨

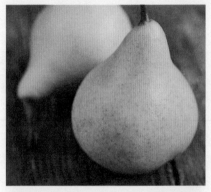

慎吃梨的原因

梨的含糖量较高，且以葡萄糖和果糖为主，易被人体吸收，从而使血糖快速升高。

小提示： 脾虚便溏、慢性肠炎、胃寒或外感风寒咳嗽者及产妇和月经期中的女性不宜食用。

含量表(每100毫升)		
营养素	正常范围	实际含量
碳水化合物（克）	213.7	20.2

哈密瓜

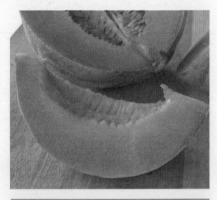

慎吃哈密瓜的原因

1.哈密瓜的含糖量较高，且血糖生成指数较高，食用后易于被人体吸收，快速升高血糖，不利于血糖控制。

2.哈密瓜属于高钾水果，每100克中含钾190毫克，合并有肾病的糖尿病患者需慎食。

小提示： 脚气病、黄疸、腹胀、便溏、咳喘患者及产后、病后之人不宜食用哈密瓜。

含量表(每100毫升)		
营养素	正常范围	实际含量
钾（毫克）	2100	190

香蕉

慎吃香蕉的原因

1.香蕉含糖量高达21%，而且以葡萄糖和果糖等单糖为主，极易被吸收，使血糖迅速上升。

2.香蕉属于高钾水果，每100克中含钾256毫克，会加重糖尿病患者的肾脏负担。

小提示：脾胃虚寒、腹泻便溏、胃酸过多者均不宜吃香蕉。

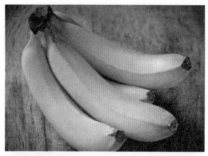

含量表(每100毫升)		
营养素	正常范围	实际含量
热量（千焦）	2230.1	380.7
碳水化合物（克）	213.7	22
钾（毫克）	2100	256

红枣

慎吃红枣的原因

1.红枣中含糖量很高，糖尿病患者如食用过多，会升高血糖，不利于病情控制。

2.干品红枣含钾极多，每100克中的含钾量可达524毫克，糖尿病患者的肾脏功能多较弱，多食红枣无疑是增加了肾脏的负担，对其病情不利。

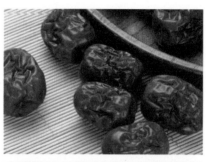

含量表(每100毫升)		
营养素	正常范围	实际含量
热量（千焦）	2230.1	1104.6
碳水化合物（克）	213.7	67.8
钾（毫克）	2100	524

桑葚

慎吃桑葚的原因

糖尿病患者不宜食用含糖量高的食物，而桑葚含糖量较高，血糖生成指数也较高，能快速升高血糖，所以应禁食。

小提示：少年儿童不宜多吃桑葚，因为桑葚含有较多的胰蛋白酶抑制物——鞣酸，会影响人体对铁、钙、锌等物质的吸收。

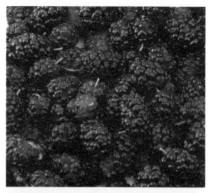

含量表(每100毫升)		
营养素	正常范围	实际含量
碳水化合物（克）	213.7	13.8

椰子

慎吃椰子的原因

1.椰子的含糖量很高，且主要是葡萄糖、果糖和蔗糖，这些糖分极易被吸收从而使血糖快速升高。

2.椰子的脂肪含量较高，多食不利于血糖和体重的控制。

3.椰子的钾含量极高，合并有肾病的糖尿病患者应禁食。

4.椰子的含钠量也很高，多食可致水肿，甚至引发高血压。

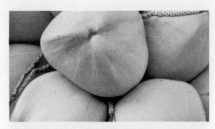

含量表(每100毫升)		
营养素	正常范围	实际含量
热量（千焦）	2230.1	966.5
碳水化合物（克）	213.7	31.3
脂肪（克）	20.6	12.1
钠（毫克）	22	55.6
钾（毫克）	2100	475

山竹

慎吃山竹的原因

1.山竹的含糖量较高，每100克中含有碳水化合物18克，糖尿病患者食用后容易使血糖快速升高，影响糖尿病患者的病情。

小提示： 肥胖、肾病、心脏病、体质虚寒者均不宜食用山竹。

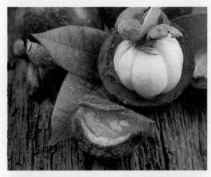

含量表(每100毫升)		
营养素	正常范围	实际含量
热量（千焦）	2230.1	288.7
碳水化合物（克）	213.7	18

杧果

慎吃杧果的原因

1.杧果的血糖生成指数较高，容易使血糖快速升高。

2.杧果中钾的含量较高，合并有肾病的糖尿病患者应禁食。

3.杧果属于发物，合并有皮肤瘙痒的糖尿病患者应禁食。

小提示： 皮肤病或肿瘤患者，肠胃虚弱、消化不良、感冒以及风湿病患者均不宜食用杧果。

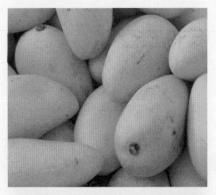

含量表(每100毫升)		
营养素	正常范围	实际含量
钾（毫克）	2100	138

无花果

慎吃无花果的原因

1.无花果鲜果中的含糖量很高，而且多为葡萄糖和果糖，易被人体吸收利用。

2.无花果中的含钾量很高，合并有肾病的糖尿病患者存在钾的代谢障碍，多食用无花果可致高钾血症。

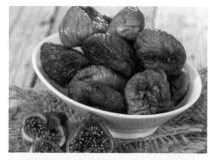

含量表(每100毫升)		
营养素	正常范围	实际含量
热量（千焦）	2230.1	246.9
碳水化合物（克）	213.7	16
钾（毫克）	2100	212

薯片

慎吃薯片的原因

1.薯片属于高热量、血糖生成指数较高的食物，糖尿病患者不宜食用。

2.薯片中或含有致癌物丙烯酰胺，过量食用会使丙烯酰胺大量堆积，增加糖尿病患者患癌症的风险。

3.薯片的口味多用盐等调制，长期食用易患心血管疾病。

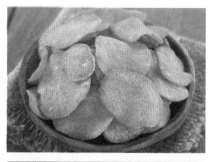

含量表(每100毫升)		
营养素	正常范围	实际含量
热量（千焦）	21255.2	2292.8
碳水化合物（克）	230	49.2
脂肪（克）	23	37.6

松花蛋

慎吃松花蛋的原因

1.松花蛋属于高胆固醇的食物，容易诱发心脑血管并发症。

2.松花蛋中钠的含量均很高，糖尿病患者食用后容易诱发高血压等并发症。

3.松花蛋中含铅量较高，容易引起铅中毒。

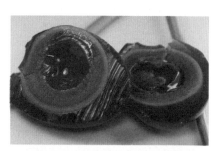

含量表(每100毫升)		
营养素	正常范围	实际含量
热量（千焦）	2585.8	715.5
碳水化合物（克）	2129	608
钠（毫克）	2200	542.7
钾（毫克）	2212	152

咸鸭蛋

慎吃咸鸭蛋的原因

1.咸鸭蛋中胆固醇的含量很高，伴有脂质代谢紊乱的糖尿病患者食用后容易引起血糖升高，诱发动脉硬化等并发症。

2.咸鸭蛋在加工制作过程中加入了大量的盐腌渍，摄入过多对心血管不利，容易诱发高血压等并发症。

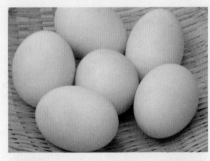

含量表(每100毫升)		
营养素	正常范围	实际含量
热量（千焦）	2585.8	795
胆固醇（毫克）	2129	647
钠（毫克）	2200	2706.1

鸭蛋黄

慎吃鸭蛋黄的原因

1.鸭蛋黄的热量很高，多余的热量摄入可使血糖上升，不利于糖尿病患者的病情。

2.鸭蛋黄中的胆固醇含量极高，过量食用可加重糖尿病患者的脂质代谢紊乱，使血糖升高。

3.鸭蛋黄中饱和脂肪酸含量较高，饱和脂肪酸与胆固醇结合沉淀于血管壁，容易诱发动脉硬化等心脑血管并发症。

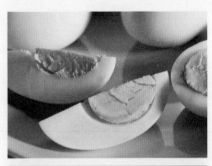

含量表(每100毫升)		
营养素	正常范围	实际含量
热量（千焦）	2585.8	1581.6
脂肪（克）	210	33.8
胆固醇（毫克）	2129	1576

鸡蛋黄

慎吃鸡蛋黄的原因

1.鸡蛋黄中含有丰富的甘油三酯，过量食用会使糖尿病患者的脂质代谢紊乱加重，不利于血糖控制。

2.鸡蛋黄中胆固醇的含量极高，糖尿病患者过量食用容易诱发高脂血症、动脉硬化等心脑血管并发症。

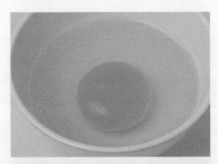

含量表(每100毫升)		
营养素	正常范围	实际含量
热量（千焦）	2585.8	1372.4
脂肪（克）	210	28.2
胆固醇（毫克）	2129	1510

猪油

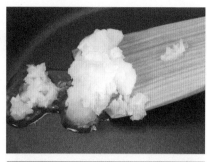

慎吃猪油的原因

1.猪油的热量极高，容易使人发胖，也会使血糖快速升高，肥胖型糖尿病患者尤其要注意。

2.猪油中的饱和脂肪酸和胆固醇的含量均很高，糖尿病患者食用后，易增加患动脉硬化等心脑血管并发症的风险。

含量表（每100毫升）		
营养素	正常范围	实际含量
热量（千焦）	2585.8	3460.2
脂肪（克）	210	88.7
胆固醇（毫克）	2129	110

黄油

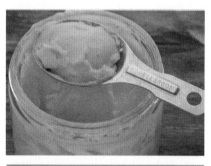

慎吃黄油的原因

1.黄油的主要成分是脂肪，其热量极高，食用后，容易使血糖升高，引起肥胖，所以糖尿病患者尤其是肥胖型的糖尿病患者不宜食用。

2.黄油中饱和脂肪酸和胆固醇的含量很高，容易引发动脉硬化等并发症，故糖尿病患者不宜食用。

含量表（每100毫升）		
营养素	正常范围	实际含量
热量（千焦）	2585.8	3715.4
碳水化合物（克）	210	98
胆固醇（毫克）	2129	296

奶油

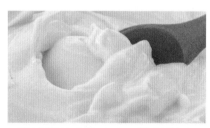

慎吃奶油的原因

1.奶油的热量和脂肪含量极高，容易引起肥胖，不利于糖尿病患者的血糖控制。

2.奶油中含有大量的胆固醇和饱和脂肪酸，容易结合沉淀于血管壁，引发冠心病等心脑血管并发症。

3.奶油中的含钾量较高，合并有肾病的糖尿病患者慎食。

4.奶油中的含钠量很高，多食可能引起水肿、血压升高，不利糖尿病病情的控制。

含量表（每100毫升）		
营养素	正常范围	实际含量
热量（千焦）	2585.8	3677.7
脂肪（克）	210	97
胆固醇（毫克）	2129	209
钾（毫克）	2212	226
钠（毫克）	2200	268

啤酒

慎喝啤酒的原因

1.每100毫升啤酒中含的热量虽然不高,但是人们饮啤酒的量一般较多,如此不利于控制血糖。

2.啤酒由麦芽经糖化作用酿造而成,含大量麦芽糖成分,糖尿病患者不宜饮用。

小提示:消化道疾病、肝病、心脑血管疾病等患者不宜喝啤酒。对酒精过敏者慎喝。此外,婴幼儿、老年人、体弱者、孕妇和脾胃虚寒者也不宜饮啤酒。

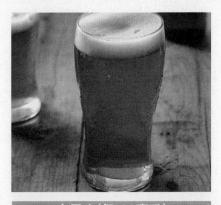

含量表(每100毫升)		
营养素	正常范围	实际含量
热量(千焦)	41.8~125.5	133.9

白酒

慎喝白酒的原因

1.白酒性烈、热,糖尿病等阴虚火旺者不宜饮用。

2.白酒中的甲醇成分可加重糖尿病患者的周围神经损害。

3.白酒热量高,可致肥胖,增加心脑血管并发症的风险。

小提示:高血压、高脂血症、痛风、冠心病、心动过速、癌症、肝炎、肝硬化、食管炎、溃疡病等病症者均应忌饮。

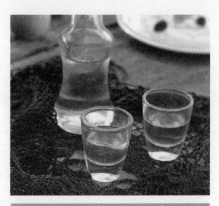

含量表(每100毫升)		
营养素	正常范围	实际含量
热量(千焦)	41.8~125.5	133.9

糯米酒

慎喝糯米酒的原因

1.糯米酒在制作过程中,淀粉转化成了单糖和低聚糖,更加容易被人体吸收,使血糖升高,会加重糖尿病患者的病情。

2.糯米酒热量较高,糖尿病患者多饮不利于血糖和体重的控制,不利于病情控制。

小提示:儿童及胃酸过多者以及消化性溃疡者不宜饮用糯米酒。

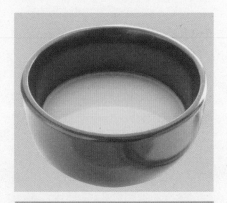

含量表(每100毫升)		
营养素	正常范围	实际含量
热量(千焦)	2251	380.7

红葡萄酒

慎喝红葡萄酒的原因

1.红葡萄酒的酒精含量一般为每100毫升8%～20%，糖尿病患者饮用过多不利于血糖和体重的控制。

2.过多饮用葡萄酒可导致肝脏损害，使脂质代谢紊乱，从而影响血糖，不利于糖尿病患者的病情控制。

小提示：在葡萄酒中兑入雪碧、可乐等碳酸饮料是不正确的，会增加其糖分和气体的含量，影响其营养价值。严重溃疡病患者不宜饮用红葡萄酒。

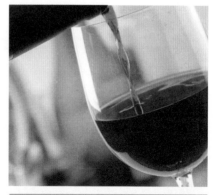

含量表（每100毫升）		
营养素	正常范围	实际含量
热量（千焦）	2251	309.6

白葡萄酒

慎喝白葡萄酒的原因

1.白葡萄酒的酒精含量也不低，一般为每100毫升8%～20%，糖尿病患者过量饮用可使体重增加、血糖升高。

2.如白葡萄酒摄入过多，可导致肝脏损害，影响肝脏的脂质代谢，使血糖升高，严重者还可导致脂肪肝、心血管疾病等。

小提示：严重溃疡病患者不宜饮用白葡萄酒。

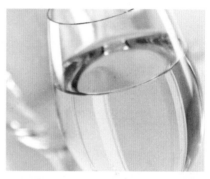

含量表（每100毫升）		
营养素	正常范围	实际含量
热量（千焦）	21255.2	1460.2
碳水化合物（克）	230	73.4

绿豆糕

慎吃绿豆糕的原因

1.绿豆糕热量较高，肥胖型糖尿病患者尤不宜食用。

2.绿豆糕中的含糖量较高，容易使血糖升高。

3.绿豆糕中钾的含量较高，糖尿病患者食用后会增加肾脏的负担，对并发有肾病的患者尤为不利。

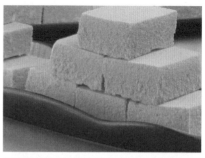

含量表（每100毫升）		
营养素	正常范围	实际含量
热量（千焦）	21255.2	1460.2
碳水化合物（克）	230	73.4
钾（毫克）	2103	416

年糕

慎吃年糕的原因

1.年糕的主要原料是糯米，属于高血糖生成指数食物，糖尿病患者不宜吃。

2.年糕的碳水化合物含量很高，每100克中含碳水化合物的量为34.7克，糖尿病患者食用后容易使血糖升高。

3.年糕黏性较强，不容易被消化，肠胃功能较弱的糖尿病患者忌吃。

小提示：老人、小孩或患者慎食；肥胖或其他慢性疾病如肾病、高脂血症患者禁食。

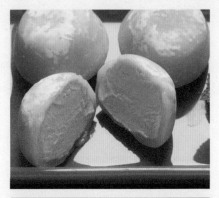

含量表(每100毫升)		
营养素	正常范围	实际含量
碳水化合物（克）	230	34.7

爆米花

慎吃爆米花的原因

1.爆米花燥热伤阴，糖尿病患者属阴虚火旺体质者忌吃。

2.爆米花属于高血糖生成指数食物，可使血糖快速升高。

3.爆米花含碳水化合物较多，容易使血糖升高。

4.市面上的爆米花多含反式脂肪酸，会增加患冠心病的风险。

小提示：爆米花是一种高碳水化合物的食品，减肥时不宜多食。

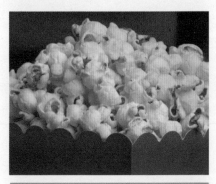

含量表(每100毫升)		
营养素	正常范围	实际含量
热量（千焦）	21255.2	1619.2
碳水化合物（克）	230	77.78

麦芽糖

慎吃麦芽糖的原因

1.麦芽糖虽然甜味不大，但是其中的碳水化合物含量极高，所以热量也很高，糖尿病患者尤其是肥胖型患者应禁食。

2.麦芽糖的血糖生成指数较高，食用后可使血糖快速升高，不利于血糖的控制。

小提示：肥胖者也不宜食用麦芽糖，但麦芽糖有健脾胃、润肺止咳的功效，气虚倦怠、虚寒腹痛、肺虚久喘等症者可经常食用。

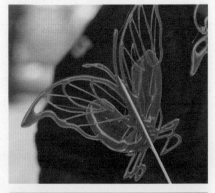

含量表(每100毫升)		
营养素	正常范围	实际含量
热量（千焦）	21255.2	1384.9

白糖

慎吃白糖的原因

1.白糖的热量很高，多食不利于糖尿病患者体重的控制。

2.白糖中的碳水化合物含量极高，将近100%，糖尿病患者食用后可引起高血糖，不利于血糖控制。

3.白糖的血糖生成指数很高，糖尿病患者食用后可使血糖快速升高，引起血糖的大波动，故糖尿病患者应禁吃。

小提示： 平素痰湿偏重者、肥胖症患者、冠心病患者不宜食用。

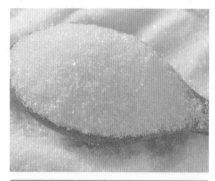

含量表(每100毫升)		
营养素	正常范围	实际含量
热量（千焦）	21255.2	1673.6
碳水化合物（克）	230	99.9

冰糖

慎吃冰糖的原因

1.冰糖中的碳水化合物含量极高，将近100%，糖尿病患者食用后容易引起高血糖，影响糖尿病病情。

2.冰糖中所含的糖为单糖，血糖生成指数很高，极易被人体吸收从而使血糖快速升高。

小提示： 如冰糖表面出现化水现象，容易滋生细菌，最好不要食用。

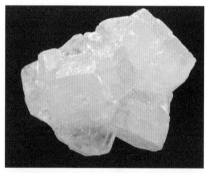

含量表(每100毫升)		
营养素	正常范围	实际含量
热量（千焦）	21255.2	1661
碳水化合物（克）	230	99.3

红糖

慎吃红糖的原因

1.中医认为，红糖性温，多食会助热上火，早期和中期的糖尿病患者多属阴虚火旺体质，不宜多吃。

2.红糖的碳水化合物含量极高，食用后可使血糖快速升高。

3.红糖中的钾含量较高，尤不适宜于合并有肾病的糖尿病患者食用。

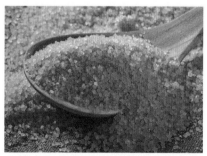

含量表(每100毫升)		
营养素	正常范围	实际含量
热量（千焦）	21255.2	1627.6
碳水化合物（克）	230	96.6
钾（毫克）	2103	240

八角

慎吃八角的原因

1.八角的热量较高，过多的热量摄入容易使血糖升高，引起肥胖，不利于糖尿病病情控制。

2.八角中的钾含量较高，而糖尿病患者并发肾病者有钾、磷的代谢障碍，如摄入过多无疑会增加肾脏的负担。

3.中医认为，八角有温阳散寒之功，糖尿病属阴虚火热体质者不宜食用。

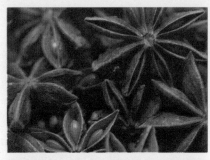

含量表(每100毫升)		
营养素	正常范围	实际含量
热量（千焦）	2230.1	815.9
碳水化合物（克）	213.7	75.4
脂肪（克）	2100	202

茴香

慎吃茴香的原因

1.中医认为，糖尿病患者应忌食助热上火、香燥伤阴的食物，而茴香性温味辛，主发表，正属于此类食物。

2.多食茴香会有损伤视力的副作用，这对于糖尿病并发眼病患者无疑是雪上加霜，所以应尽量少吃或不吃。

3.茴香的钾含量较高，多食会增加肾脏负担，不利于糖尿病合并肾病患者。

4.茴香中钠的含量较高，糖尿病患者长期多食可能引发并发症——高血压。

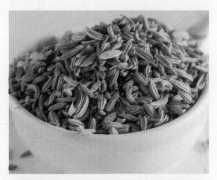

含量表(每100毫升)		
营养素	正常范围	实际含量
热量（千焦）	2418.4	623.4
钠（毫克）	22	186

蜂蜜

慎吃蜂蜜的原因

1.蜂蜜中碳水化合物的含量很高，热量也较高，糖尿病患者食用后可引起高血糖，也不利于体重控制。

2.蜂蜜中所含糖分以葡萄糖和果糖为主，二者均为单糖，可不经任何转化而被人体直接吸收，迅速升高血糖。

小提示：过敏体质者及3岁以下小儿不宜食用。

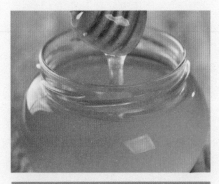

含量表(每100毫升)		
营养素	正常范围	实际含量
热量（千焦）	21255.2	1343.1
碳水化合物（克）	230	75.6

水果罐头

慎吃水果罐头的原因

1.水果罐头取材于各种各样的水果，水果中含有易于消化吸收的单糖——果糖，容易使血糖升高。

2.水果在制作过程中加入了蔗糖，而且经过精加工的水果更容易被消化吸收，升高血糖的作用更加明显。

小提示： 水果罐头中含有防腐剂等对身体有害的成分，一般人群不宜常食；此外，其含糖量较高，肥胖者不宜食用。

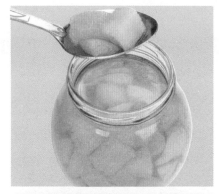

含量表（每100毫升）		
营养素	正常范围	实际含量
碳水化合物（克）	213.7	14.7

油面筋

慎吃油面筋的原因

1.油面筋属于高热量的食品，食用后容易使人发胖，不利于血糖控制，肥胖型糖尿病患者尤其不宜吃。

2.油面筋富含油脂，糖尿病患者多食容易引起发胖，引起血糖波动，并且可能引发高脂血症等并发症。

3.油面筋是谷物的油炸制品，含淀粉量较高，在体内容易转化为葡萄糖，使血糖升高。

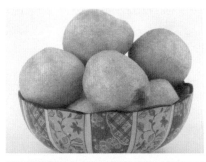

含量表（每100毫升）		
营养素	正常范围	实际含量
热量（千焦）	21255.2	2050.2
碳水化合物（克）	230	40.4
脂肪（克）	23	25.1

冰激凌

慎吃冰激凌的原因

1.糖尿病患者吃甜品时应注意，热量不能过高，而冰激凌的热量不低，食用后容易引起血糖上升，多食还会引起肥胖，不利于糖尿病病情的控制。

2.冰激凌中含有的糖分为乳糖、果糖和蔗糖，糖尿病患者食用后可使血糖迅速升高。

3.冰激凌中含有的反式脂肪酸会降低高密度脂蛋白胆固醇，同时升高低密度脂蛋白胆固醇，增加患冠心病的风险。

小提示： 中老年人不宜食用冰激凌。

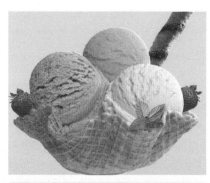

含量表（每100毫升）		
营养素	正常范围	实际含量
热量（千焦）	2280.3	531.4
碳水化合物（克）	213	17.3

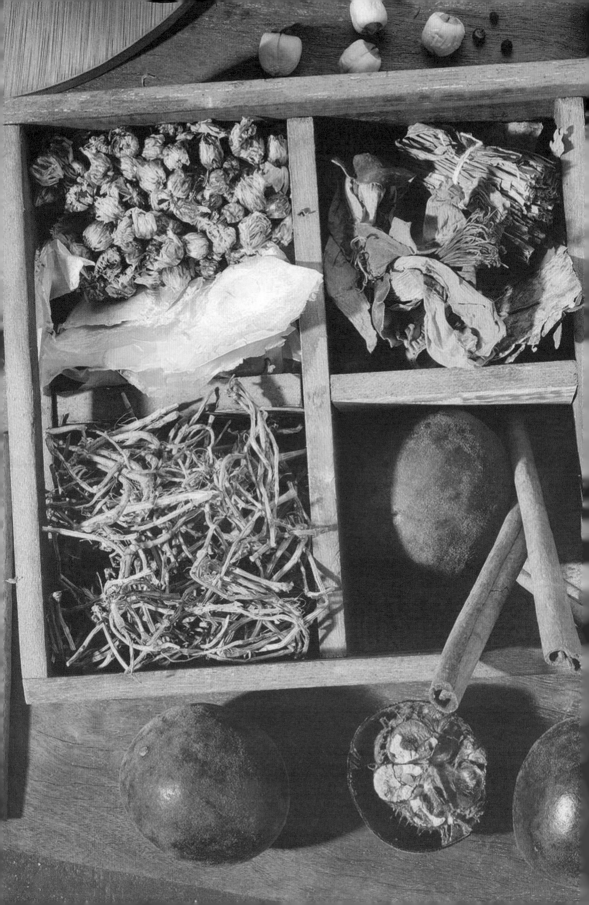

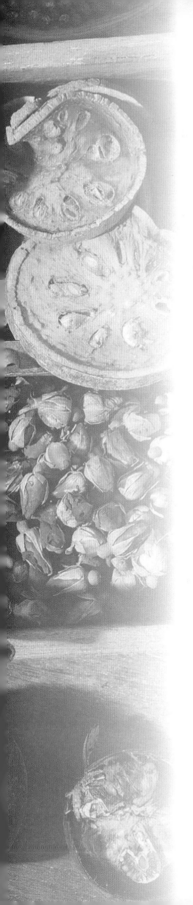

第四章

降糖中药食疗方推荐

在长期的医疗实践中，人们总结出不少药膳方来治疗糖尿病及其并发病，例如猪胰子1只，低温干燥，研成粉状，每次服9克，每日2次；三豆饮：绿豆100克，黑豆50克，赤小豆50克，煎汤服用；苦瓜炒肉：鲜苦瓜100克，猪瘦肉50克，大火炒后食用等（注意：服用这些单方时也应将其计算在每天摄入的总热量之中）。治疗2个月左右，血糖控制满意者则继续服用药膳方，不满意者可根据患者的不同情况选用口服降糖药。

中医治疗糖尿病，应扬长避短。就降糖作用而言，中药一般没有西药快起效，但它注重整体调控，在改善症状等方面明显优于西药，适合于2型糖尿病患者以及伴有慢性血管神经并发症者。但对1型糖尿病患者来说，中药就不适合，因为患者自身没有或仅有极少量的胰岛素产生，需完全依赖外用的胰岛素来维持正常的生理需要，一旦中止胰岛素治疗则会出现酮症酸中毒而危及生命。目前为止还没有发现任何一种中药能代替胰岛素。当病情控制不好时可以考虑将中药和西药合用，但以间隔半小时左右为宜。本章将为您详细介绍中医对糖尿病的辨证论治及具有降糖作用的中药和相关的中药名方以供读者参考。

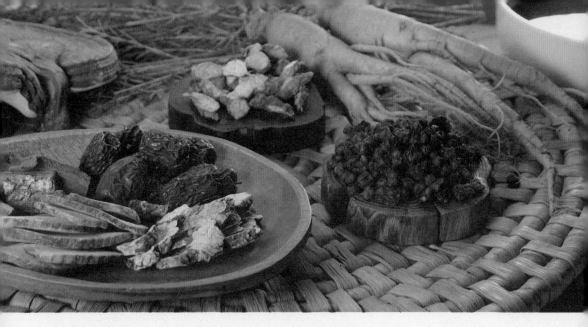

糖尿病中医分型及中药食疗方

中医对糖尿病的治疗早有研究，本章列出糖尿病的中医分型以及一些利于降血糖的药材及中药食疗方，供读者参考。

1 概述

中医称糖尿病为消渴病，临床上以"三多一少"，即多饮、多食、多尿、体重逐渐减轻为主要症状特点，但有些患者"三多"症状不明显，当血糖过高引起全身不适或出现并发症时，才去医院就诊，被检查出患有糖尿病。

糖尿病的发生与体质、饮食、情志、环境等因素有关。患者素体阴虚，加上饮食不节、嗜食肥甘厚味、形体肥胖、情志失调、劳欲过度等，而导致人体内阴阳失调，燥热内生，肺、脾、肾三脏受损，故发为此病。其病机以阴虚津亏为本，燥热内生为标。所以，治疗当以清热润燥、养阴生津为原则，从根本上解决阴虚问题，调整好大的内部环境，才能有效持久地控制血糖。

2 辨证分型

中医将消渴病分为上消、中消、下消三个证型。以烦渴多饮为"上消"，消谷善饥为"中消"，渴而便数有膏为"下消"。

上消

主症：患者自觉烦躁易怒、口干舌燥、口渴多饮、小便频数、舌尖红、苔薄黄而干、脉洪数等。中医治疗此型糖尿病的代表方为：消渴方（黄连末、牛乳、天花粉末、藕汁、姜汁、蜂蜜）。

对症药材：生地黄、麦门冬、玉竹、知母、沙参、莲子、桑叶、玉米须、山药、金银花等。

对症食材：冬瓜、苦瓜、黑芝麻、薏米、豆腐、菠菜、鲫鱼、兔肉、鸭肉等。

中消

（1）胃热炽盛

主症：患者多食易饥饿，形体消瘦，尿量频多，大便干燥，舌红苔黄而干燥，脉滑而有力。治疗此型糖尿病的代表方剂为：玉女煎（熟地黄、石膏、知母、麦门冬、牛膝）。

对症药材：玉竹、玉米须、天花粉、西洋参、葛根、石膏、知母、金银花、黄连、生地黄、丹参、玄参、莲子心、麦门冬等。

对症食材：苦瓜、西瓜、莲子、薏米、马齿苋、鸭肉、兔肉、海带、南瓜、黄瓜、冬瓜等。

（2）气阴两虚

主症：口渴多饮，多食易饥与大便溏泄并见，或饮食减少、精神不振、四肢乏力、身体消瘦、骨蒸劳热、自汗盗汗、舌质淡、苔白而干、脉象弱。治疗此型的代表方为：生脉散合六味地黄丸（麦门冬、五味子、人参、山药、山茱萸、熟地黄、丹皮、泽泻、茯苓）或七味白术散（人参、白茯苓、炒白术、藿香叶、木香、甘草、葛根）。

对症药材：黄精、枸杞子、沙参、麦门冬、天冬、玉竹、人参、西洋参、熟地黄、玄参、女贞子、葛根、黄芪、山楂、白术等。

对症食材：老鸭、乌鸡、牛奶、牛肚、鲫鱼、燕窝、蛤蜊、菠菜、芹菜、蘑菇等。

下消

（1）肾阴亏虚

主症：多饮多尿，尿液浑浊如淘米水，或尿甜，口干唇燥，或伴腰膝酸软、五心烦热、头晕目昏、皮肤干燥瘙痒、舌质红、少苔或无苔、脉细数。中医治疗代表方：六味地黄丸加减（山药、山茱萸、熟地黄、丹皮、泽泻、茯苓）。

对症药材：熟地黄、生地黄、枸杞子、女贞子、山药、茯苓、何首乌、黄精、西洋参、玉竹、沙参等。

对症食材：牡蛎、乌鸡、兔肉、鸭肉、芝麻、牛奶、豆浆、黑木耳、银耳等。

（2）阴阳两虚

主症：小便频数，浑浊如淘米水样，甚至饮多少尿多少、面色黧黑、皮肤焦干、腰膝酸软、形寒肢冷、阳痿不举、神疲乏力、舌淡苔白而干、脉沉细无力。中医治疗代表方：金匮肾气丸加减（附子、桂枝、干地黄、山药、山茱萸、丹皮、泽泻、茯苓）。

对症药材：人参、西洋参、山药、黄芪、肉桂、桂枝、熟地黄、女贞子、黄精、生姜、茯苓、枸杞子等。

对症食材：洋葱、韭菜、龟肉、甲鱼、蒜、乌鸡、牛肉、猪腰、牛奶、羊奶、鸽肉等。

③ 常见并发症及中药治疗

白内障、雀盲（夜盲症）、耳聋　治疗以养

肝补肾、滋阴养血为主。方药：杞菊地黄丸（中成药，药房有售）。温水送服，每日2次，每次8～10粒。

疮疡、痈疽（相当于西医的皮肤溃疡、坏疽）治疗以清热解毒、消痈敛疮为主。方药：五味消毒饮加减。金银花30克，蒲公英20克，野菊花、紫花地丁、紫背天葵子、白及、丹参各15克，煎汤2次，兑匀，分2次服用，1日1剂。

高血压、高脂血症、冠心病（血淤型）治疗以滋阴止渴、活血化瘀为主。方药：降糖活血方。生黄芪、益母草、玄参、丹参各30克，山药、苍术、葛根、生地黄、熟地黄各15克，当归、赤芍、川芎、木香各10克，煎水，分2次服用，每日1剂。

阳痿、不育（肾阳虚型）治疗以补肾壮阳、益精填髓为主。方药：右归丸加减。熟地黄、山药、紫河车粉各30克，山茱萸、枸杞子、菟丝子各18克，杜仲、巴戟天、鹿角胶、陈皮各15克，海狗肾10克，煎汤2遍，兑匀，分2次服用，每日1剂。

中风后遗症（阴虚风动型）治疗以育阴息风、活血通络为主。方药：育阴通络汤。钩藤、桑寄生各30克，生地黄、花粉各20克，玄参、石斛、女贞子、丹参、广地龙、赤芍各15克，菊花、枸杞子各10克，煎水2遍，兑匀，分2次服用，每日1剂。

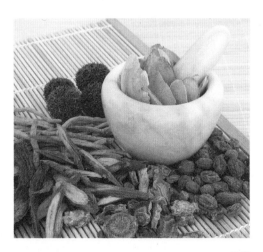

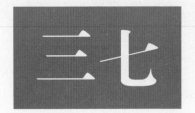

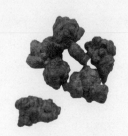

别名：三七、田三七、血参、参三七。
性味归经：性温，味甘、微苦；
归肺、心、肝、大肠经。

降糖关键词
三七皂苷

三七中富含三七皂苷，这种成分对血糖的影响取决于人体的状态及机体血糖水平，可升高或降低血糖，三七调节血糖具有双向性，血糖高者可调低，血糖低者可调高。另外，三七还能降低血脂水平，能预防高血压和高脂血症。

功效主治

三七具有止血散瘀、消肿止痛的功效，可治疗吐血、咯血、便血、崩漏、月经过多、产后等各种出血症，以及产后血晕、跌打损伤、痈肿疼痛等症。现代临床上还常用其来治疗心脑血管疾病，如高血压、心肌缺血、冠心病、脑血管硬化等病。

使用指南

❶ 将3克三七粉用温开水送服，早晚各1次，可控制血糖，同时也可防治糖尿病并发症如冠心病、中风等。

❷ 将三七、玉竹与乌鸡搭配煲汤饮用，有良好的降糖作用，同时还能补虚活血，增强患者体质，预防动脉硬化、脑梗死等并发症。

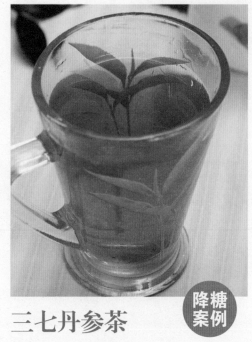

降糖案例

三七丹参茶

材料：三七10克，丹参5克。

做法：

将三七、丹参洗净，放入装有800毫升水的锅中煎煮15分钟，滤渣取汁，倒入茶杯中当茶饮用，每日1杯。

功效：可有效降低血糖、血压、血脂，预防心脑血管方面的并发症。患者可连服10天后，再检测血糖，查看疗效。

搭配		
宜	三七+乌鸡	可补虚活血

山楂（干）

别名：映山红果、酸枣。
性味归经：性微温，味酸、甘；归脾、胃、肝经。

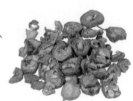

降糖关键词

解酯酶、维生素C、胡萝卜素、黄酮类物质

山楂中含有解酯酶、维生素C、胡萝卜素、黄酮类物质等，既可解油腻，还能促进肉食消化，有助于糖尿病患者体内的胆固醇转化。山楂还能预防高血压、高脂血症以及糖尿病性脑血管疾病。

功效主治

山楂有消食化积、行气散瘀、收敛止泻等功效。主治肉食积滞、胃脘胀满、泻痢腹痛、瘀血经闭、产后淤阻腹痛、心腹刺痛、疝气疼痛、冠心病、高脂血症、高血压、糖尿病等症。

使用指南

❶ 将山楂与莲子、银耳搭配煮汤食用，可滋阴润燥、消食健胃，还可有效控制血糖，预防冠心病等并发症，对糖尿病患者大有益处。

❷ 将山楂与粳米搭配煮粥食用，可益气健脾、消食化积，改善胃强脾弱型糖尿病患者食得多、消化差、腹胀满等症状。

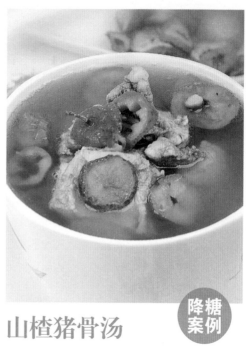

山楂猪骨汤

降糖案例

材料：山楂50克，猪脊骨150克，黄精8克，盐适量。

做法：

将山楂洗净去核；猪脊骨洗净斩块，汆水；黄精洗净。净锅上火倒入清汤，下入猪脊骨、山楂、黄精煲至熟烂，调入盐烧开即可。喝汤食肉；每日1碗足矣。

功效：经常食用能有效降低血糖、血压，还可开胃消食、滋阴补虚。

搭配		
宜	山楂+莲子	有消食健胃的功效
忌	山楂+海鲜	易引起消化不良

莲子

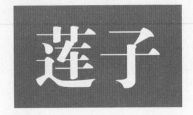

别名：莲实、莲米、莲肉。
性味归经：性平，味甘、涩；
归脾、肾、心经。

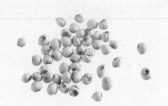

降糖关键词

莲子碱、莲子糖

　　莲子含有丰富的莲子碱、莲子糖，有良好的降低血糖作用，而且能缓解糖尿病者多饮、多尿、乏力、身体消瘦的症状，尤其适合2型糖尿病患者食用，也适合久病体虚者及老年人食用。

功效主治

　　莲子具有益肾固精、化湿止带、补脾止泻、养心安神的功效。主治遗精、滑精、带下清稀量多、腰膝酸软、食欲不振、脾虚泄泻、虚烦心悸、失眠多梦等症。莲子还有很好的滋补作用，常食可延年益寿。

使用指南

❶ 将莲子与南瓜搭配煮汤同食，可降糖降压、养心安神、润肠通便。适合糖尿病患者食用，可改善因血糖过高引起的心烦失眠、肠燥便秘、头晕耳鸣等全身不适症状。

❷ 将莲子与百合、枸杞子熬汤同食，可滋阴润燥、养心安神、养肝明目，对糖尿病有很好的食疗作用，可改善口渴多饮、阴虚盗汗、心烦易怒、失眠等症。

搭配		
宜	莲子+百合	有养心安神的功效
忌	莲子+蟹	易产生不良反应

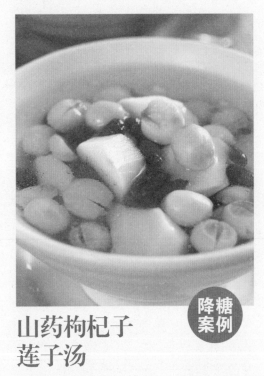

降糖案例

山药枸杞子莲子汤

材料：鲜山药150克，莲子30克，枸杞子20克。

做法：

　　将鲜山药去皮，切成块；莲子泡发；枸杞子洗净。锅中加水烧开，入山药、莲子，用大火炖30分钟，待熟时放入枸杞子即可关火，可分2次食用，同时减少其他主食的摄入。

功效：常食可有效降低血糖，增强体质，预防肾病和心脑血管疾病等并发症的发生。

枸杞子

别名： 杞子、红青椒、枸杞果、枸杞豆、血杞子、枸杞子。

性味归经： 性平，味甘；归肝、肾经。

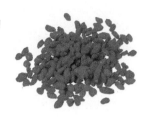

降糖关键词
枸杞多糖

枸杞子含有丰富的枸杞多糖，能增加糖尿病患者对胰岛素的敏感性，增加肝糖原的储备，降低血糖水平，尤其适合2型糖尿病患者食用，对糖尿病引起的视网膜炎并发症有良好的防治效果。

功效主治

枸杞子具有滋阴润肺、补肝肾、明目、止消渴的功效。主治肝肾阴亏、腰膝酸软、头晕目眩、目昏多泪、虚劳咳嗽、消渴、遗精。枸杞子还能调节免疫功能、降压降脂、保肝、抗癌、延年益寿。

使用指南

❶ 枸杞子常与菊花配伍泡茶喝，可滋阴清热、清肝明目、降糖降压，对糖尿病和高血压患者大有益处。此外，枸杞子与兔肉同食，可补虚滋阴、降糖降脂，可改善头晕耳鸣、口干多饮症状。

❷ 在选购枸杞子时要特别注意，如果枸杞子的红色太过鲜亮，可能曾被硫黄熏过，品质可能已受到影响，吃起来也会有酸味，对人体有害，须避免。

搭配		
宜	枸杞子+菊花	可滋阴降火、降压降糖

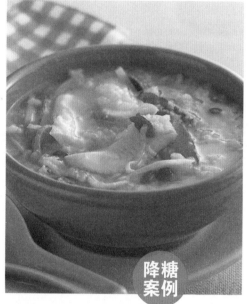

降糖案例

枸杞子鱼片粥

材料： 鲫鱼肉100克，香菇丝、笋丝、枸杞子各30克，米饭100克，高汤、盐各适量。

做法：

将鲫鱼肉洗净，切薄片；香菇丝、笋丝、枸杞子均洗净。香菇丝、笋丝、适量高汤和米饭放入锅中，熬成粥状；入鲫鱼片、枸杞子，加盐调味，煮熟即可食用。

功效： 患者可当主食，每日食1碗，可降糖，预防肾小球肾炎、肾病综合征等并发症。

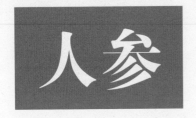

别名：山参、园参、地精。
性味归经：性微温，味甘、微苦；归心、肺、脾经。

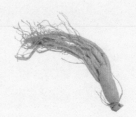

降糖关键词
人参皂苷、人参多糖

人参中所含的人参皂苷、人参多糖能刺激胰腺释放胰岛素，促进葡萄糖引起的胰岛素释放，可显著缓解四氧嘧啶引起的高血糖。人参还能预防糖尿病引起的高血压、冠心病等并发症。

功效主治

人参具有大补元气、复脉固脱、补脾益肺、生津安神的功效。常用于治疗体虚欲脱、肢冷脉微、脾虚食少、肺虚喘咳、津伤口渴、内热消渴、久病虚羸、惊悸失眠、阳痿宫冷、心力衰竭、心源性休克、贫血、神经衰弱等症。

使用指南

❶ 将人参与山药、老鸭搭配炖汤食用，可益气补虚、滋阴生津，适合三消型（上、中、下三消）糖尿病患者食用，症见多饮、多食、多尿、体虚消瘦、气虚乏力、舌淡、脉细无力等。

❷ 不宜用铁质炊具煎煮人参，否则会降低人参的滋补效力，可用铝锅煎煮，在烹调人参时最好把人参切断或者拍碎，因为芦头容易引起呕吐，故应去掉。

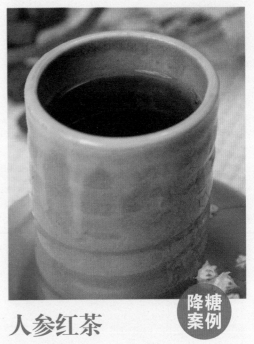

降糖案例

人参红茶

材料：人参片10克，红茶5克。

做法：

将人参片、红茶洗净放入锅中，加水适量，水煮沸后再煮5分钟即可饮用。每日1剂，分2次服用。

功效：可益气补虚、生津止渴，适合糖尿病病程较久、体质虚弱的患者饮用。

搭配		
宜	人参+老鸭	可益气生津
忌	人参+藜芦	会出现不良反应

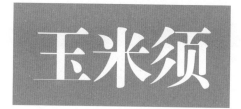

别名：玉麦须、玉蜀黍须、棒子毛。

性味归经：性平，味甘；归膀胱、肝、胆经。

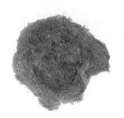

降糖关键词

皂苷类物质

玉米须中含有丰富的皂苷类物质，皂苷类物质能刺激胰腺释放胰岛素，促进胰岛素释放，从而达到降低血糖的效果，是降血糖的良药。玉米须还有降压作用，可有效防治糖尿病性高血压。

功效主治

玉米须具有利尿、泻热、平肝、利胆的功效。临床上常用来治疗小便不通、肾炎性水肿、脚气、黄疸型肝炎、尿路感染、尿路结石、高脂血症、高血脂、糖尿病、胆囊炎、胆结石、糖尿病、吐血衄血、鼻渊、乳痈等症。

使用指南

❶ 将玉米须加水煎汤代茶饮，每天可多次饮用，有良好的降低血糖作用，而且还能降低血压，可用于防治糖尿病性高血压。

❷ 将玉米须与鲜蚌肉、芹菜煲汤饮用，可滋阴利尿、降压降糖，常食可改善阴虚口渴、五心烦热、失眠多梦、头昏目干等症。

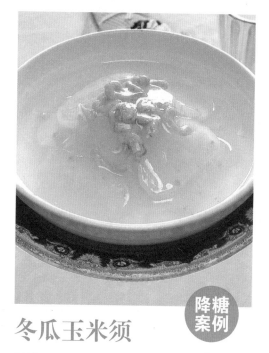

降糖案例

冬瓜玉米须

材料：带子冬瓜300克，虾米20克，玉米须10克，盐适量。

做法：

将带子冬瓜洗净；虾米洗净。将冬瓜皮、肉、子分开，并将冬瓜子剁碎；玉米须洗净。所有材料一起放入锅中加入750毫升水，煮开后改小火再煮20分钟，调入盐，滤渣取饮，冬瓜肉亦可进食。

功效：可降糖降压、清热利尿，能有效预防高血压、高脂血症、肾炎等并发症的发生。

搭配		
宜	玉米须+白茅根	可滋阴解渴、生津利尿，对糖尿病患者大有益处

西洋参

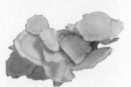

别名： 花旗参、西洋人参、洋参、西参、广东人参。

性味归经： 性凉，味甘、微苦；归肺、胃经。

降糖关键词

西洋参皂苷

西洋参富含西洋参皂苷，西洋参皂苷对人体的血糖水平具有双向的调节作用，即过高和过低的血糖都可调节到正常水平，是调节血糖的要药。西洋参还具有抗溶血、降低血液凝固性、抑制血小板凝集、抗动脉硬化等作用。

功效主治

西洋参具有益肺阴、清虚火、生津止渴的作用。主治肺虚久咳、失血、咽干口渴、虚热烦倦，还可以治疗肺结核、伤寒、慢性肝炎、慢性肾炎、红斑性狼疮、再生障碍性贫血、白血病、肠热便血等。

使用指南

① 西洋参以内服居多，可煮成药汤服用，一般用量为3~10克。也可直接咀嚼服用，但用量不宜过多，每次2~3克，或使用制成丸、胶囊的药剂，每次约1克即可。

② 可将西洋参与乌鸡、枸杞子搭配煲汤食用，能益气补虚、滋阴补血，适合气血两虚型糖尿病患者食用。

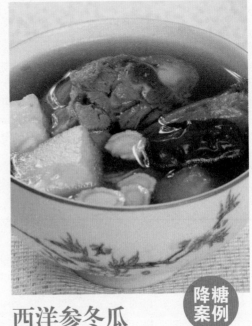

降糖案例

西洋参冬瓜鸭汤

材料： 西洋参10克，冬瓜块（连皮）300克，鸭肉500克，石斛50克，姜、红枣、盐各适量。

做法：

将野鸭洗净，切成块；西洋参、冬瓜块、石斛、姜、红枣分别洗净。把全部用料放入锅内，煮沸后，用小火煲2小时左右，加盐调味即可。

功效： 每日1碗，可滋阴益气。

搭配		
宜	西洋参+乌鸡	有益气补血的功效
忌	西洋参+藜芦	会产生不良反应

金银花

别名： 忍冬花、银花、苏花、金花、金藤花、双花。

性味归经： 性寒，味甘；归肺、胃经。

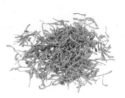

降糖关键词

绿原酸

金银花含有丰富的绿原酸，不仅能够修复损伤的胰腺 β 细胞，还能改善机体的胰岛素抵抗，激活受体，增强受体对胰岛素的敏感性，从而达到降低血糖的效果。

功效主治

金银花具有清热解毒、疏散风热的功效。主治外感风热、温病初起、热毒血痢，以及疮疡、肿毒、瘰疬、痔漏等一切内外疮痈。金银花在体外对多种细菌（伤寒杆菌、副伤寒杆菌、大肠杆菌、百日咳杆菌、霍乱弧菌、葡萄球菌、肺炎双球菌以及脑膜炎球菌等）均有抑制作用。

使用指南

❶ 将金银花煎水，捞去渣，冲泡藕粉，可清热生津、治消渴，适合胃火旺盛的糖尿病患者服用，可改善口渴多饮、小便黄、大便秘结、失眠心烦、舌红少苔等症状。

❷ 将金银花与玉米须煎汤去渣饮用，可清热利尿、降压、降糖、降脂，糖尿病、高血压、高脂血症、肥胖症患者皆可饮用，但脾胃虚寒者应慎用。

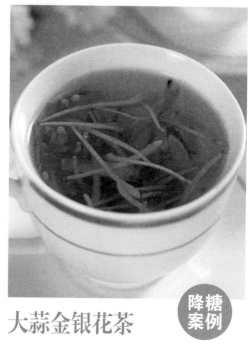

降糖案例

大蒜金银花茶

材料： 蒜30克，金银花10克。

做法：

将蒜洗净，去皮，捣烂，与金银花一起加700毫升水煮沸即可当茶饮。每日1剂。

功效： 可清热解毒、消炎杀菌，有效降低血糖，预防糖尿病引起的足溃疡和坏疽等并发症。常喝此茶，还能预防流感、流行性脑膜炎、甲肝、痢疾等流行性传染病。

搭配		
宜	金银花+绿豆	既可清热解毒，又可降低血糖，但脾胃虚寒及气虚、疮疡脓清者忌服

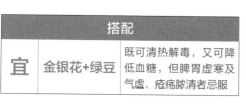

黄连

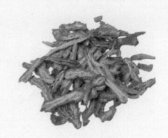

别名：檗木、檗皮、黄檗。

性味归经：性寒，味苦；归胃、大肠经。

降糖关键词

小檗碱

黄连中所含有的小檗碱可促进体内胰岛素的合成，维持胰岛素的功能，从而有效地降低血糖波动幅度，适合2型糖尿病患者食用。而且黄连还可使尿蛋白呈下降趋势，对改善糖尿病性肾病有一定的作用。

功效主治

黄连具有泻火燥湿、解毒杀虫的功效。可治时行热毒、伤寒、热盛心烦、痞满呕逆、菌痢、湿热腹痛、肺结核、吐衄、消渴、疳积、蛔虫病、百日咳、咽喉肿痛、火眼口疮、痈疽疮毒等症。

使用指南

① 黄连可与山药（山药切成厚片比薄片更容易延缓血糖上升，能更好地抵抗饥饿感）配伍食用，降糖效果较好，尤其适合胃火旺盛、口干咽燥、大便干结的糖尿病患者食用。

② 将黄连与甘草煎汁饮用，黄连可降血糖，甘草可降血脂，二者配伍同用，可防治糖尿病合并高脂血症。此外，甘草还能缓和黄连的苦寒之性，可顾护脾胃。

搭配		
宜	黄连+鲫鱼	可缓和黄连的苦寒之性，还能降血糖、血脂

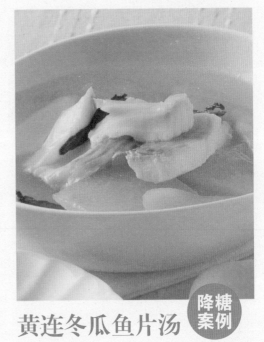

黄连冬瓜鱼片汤　降糖案例

材料： 鱼肉100克，冬瓜150克，黄连5克，知母3克，盐适量。

做法：

将鱼肉洗净，切片；冬瓜去皮洗净，切片；黄连、知母洗净，放入棉布袋。将以上材料放入锅中，加入清水，以中火煮沸至熟，取出药袋，加入盐后即可关火。

功效： 泻火燥湿、生津利尿，适合阴虚火旺型糖尿病患者，可预防足溃疡、坏疽。

黄芪

别名：北芪、绵芪、口芪、西黄芪。
性味归经：性温，味甘；归脾、肺经。

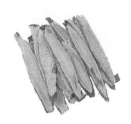

降糖关键词
黄芪多糖

黄芪含有丰富的黄芪多糖，能有效降低血糖、改善糖耐量异常，还能减少腹部脂肪，增加胰岛素的敏感性，适合糖尿病、肥胖症的患者食用。此外，黄芪还能利尿消肿，防止蛋白尿，延缓肾脏组织的纤维化、硬化过程，对预防糖尿病性肾病有一定的作用。

功效主治

黄芪具有补气固表、利尿排毒、排脓敛疮、生肌的功效。常用于慢性衰弱，尤其表现有中气虚弱的患者，还可用于中气下陷所致的脱肛、子宫脱垂、胃下垂、崩漏带下、表虚自汗及消渴（糖尿病）等病症。

使用指南

❶ 可将黄芪与知母、玄参煎汁饮用，有良好的降低血糖的效果，而且黄芪性温燥，知母、玄参能缓解黄芪的燥性，三者配伍，滋而不腻，补而不燥。

❷ 黄芪可与银耳煮水食用，可益气滋阴，适合气阴两虚型糖尿病患者食用。

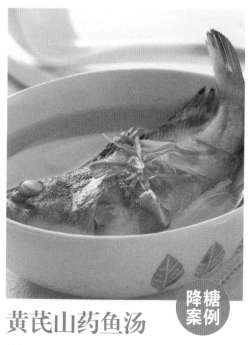

降糖案例

黄芪山药鱼汤

材料： 石斑鱼300克，黄芪15克，干山药20克，葱、姜片、盐、米酒各适量。

做法：

将石斑鱼收拾干净，鱼背改刀；葱洗净，切丝。先将黄芪、干山药洗净入锅，加1000毫升水以大火煮开，转小火熬高汤15分钟，转中火，放入姜片和石斑鱼，煮10分钟，加盐、米酒、葱丝调味即可。每次喝鱼汤1碗。

功效： 经常食用，能降低血糖、补气健脾、增强患者体质。

搭配		
宜	黄芪+山药	可益气补虚、滋阴生津，对体质虚弱的糖尿病患者大有益处

玉竹

别名：葳蕤、委萎、女萎、萎莎、节地、乌萎、芦莉花。

性味归经：性平，味甘；归肺、胃经。

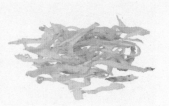

降糖关键词

山柰酚、铃兰苷、槲皮醇苷

玉竹含有山柰酚、铃兰苷、槲皮醇苷等生物活性物质，能消除机体对胰岛素的抵抗，平衡胰腺功能，修复胰腺细胞，增强胰岛素的敏感性，对血糖有双向调节的作用。

功效主治

玉竹具有养阴润燥、除烦止渴的功效。主治热病阴伤、咳嗽烦渴、虚劳发热、消谷易饥、小便频数。玉竹还具有延缓衰老、延长寿命，加强心肌收缩力，提高抗缺氧能力，抗心肌缺血等功效，并可防治冠心病。

使用指南

❶ 玉竹常配党参，制成参竹浸膏，可益气养阴、降糖降压，对糖尿病、高血压引起的冠心病、心绞痛有很好的疗效，适合气阴两虚型糖尿病患者。

❷ 将玉竹与沙参、老鸭搭配煲汤，可滋阴补虚、止消渴，适合糖尿病患者食用，还可预防便秘，缓解口干多饮的症状。

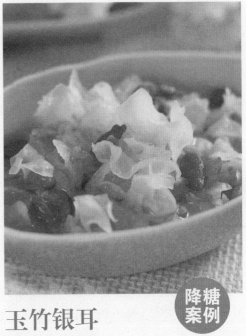

降糖案例

玉竹银耳枸杞子汤

材料：玉竹15克，枸杞子20克，银耳10克。

做法：

将玉竹、枸杞子洗净，银耳洗净泡发，一起放入沸水锅中，煮10分钟即可。

功效：本品可滋阴润燥、生津止渴，适合胃热炽盛型的糖尿病患者食用，症见口干咽燥、口渴多饮、舌质红、苔黄或少苔、小便黄赤、大便干燥等。

搭配		
宜	玉竹+银耳	可滋阴润肺、生津止渴，对肺虚干咳、消渴等有良好的疗效

葛根

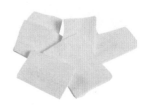

别名: 干葛、甘葛、粉葛、黄葛根。
性味归经: 性凉,味甘、辛;归肺、脾、肾经。

降糖关键词

黄酮类物质、葛根素

葛根中的黄酮类物质和葛根素能促进血糖提早恢复正常,并能增加脑及冠脉血流量,防止微血管病变,对改善糖尿病患者微血管病变所致的周围神经损伤、视网膜病变和肾功能病变有良好的效果。

功效主治

葛根具有升阳止泻、透疹解毒、解肌退热、生津止渴的功效。主治伤寒、发热头痛、项强、烦热消渴、泄泻、痢疾、斑疹不透、高血压、心绞痛、耳聋等症。

使用指南

❶ 将葛根与山楂、猪肉炖汤食用,可滋阴生津、消食化积、降低血糖,适合糖尿病患者食用,同时,还能增强患者的免疫力。

❷ 现在大型超市均有葛根粉出售,糖尿病患者可购买500～1000克放家中,平日可取2勺葛根粉用开水冲泡,边冲边搅拌成糊稠状,每日食用1碗,可生津止渴,常食还能有效降低血糖。

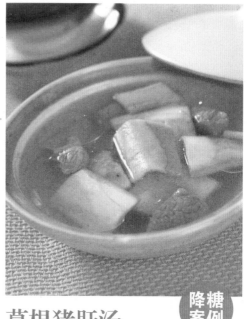

葛根猪肝汤

降糖案例

材料: 猪肝200克,葛根30克,盐、葱花、香油、胡椒粉各适量。

做法:

将猪肝洗净,切成四方小块,下入沸水锅中煮熟,再将煮熟的猪肝放入砂锅中,加入葛根和盐、葱花、香油等,稍煮片刻,撒上胡椒粉即可。

功效: 可降低血糖、养肝明目,防治视网膜病变等并发症,还可预防贫血症状。

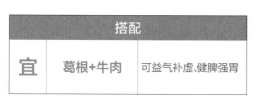

搭配		
宜	葛根+牛肉	可益气补虚、健脾强胃

桔梗

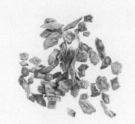

别名： 苦梗、苦桔梗、大药。
性味归经： 性平，味苦、辛；归肺经。

降糖关键词

桔梗皂苷

桔梗中富含桔梗皂苷，桔梗皂苷具有较为显著的降糖效果，还能增加肝糖原的储备，能抑制餐后血糖过快上升，适合因四氧嘧啶引起的糖尿病患者。此外，桔梗中还富含三萜皂苷，既可降血糖，还可保护肝脏，对糖尿病、肝病有积极的防治作用。

功效主治

本品具有开宣肺气、祛痰排脓、利咽开音的功效。主治外感咳嗽、痰多胸闷、咽喉肿痛、失音、肺痈吐脓、胸满胁痛、痢疾、腹痛等症。此外，桔梗还能调整大肠的功能状态，缓解泻痢、里急后重的作用。

使用指南

❶ 将200克新鲜桔梗与150克蘑菇煮汤同食，可止咳、润肠、补虚、止消渴，适合糖尿病以及咳嗽痰多等肺部疾病患者食用。

❷ 将8克桔梗与10克玉竹煮汁代茶饮用，可润肺止咳、滋阴解渴，适合糖尿病以及糖尿病性肺病患者饮用。

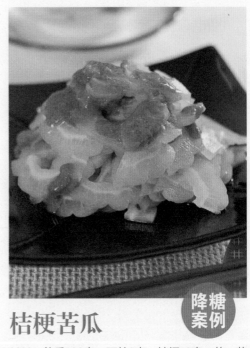

降糖案例

桔梗苦瓜

材料： 苦瓜300克，玉竹8克，桔梗10克，盐、花生粉、山葵、酱油各适量。

做法：

将苦瓜洗净，对切，去瓤，切薄片，泡冰水15分钟；将玉竹、桔梗焙干、打成粉末；将盐、花生粉、山葵、酱油和药粉拌匀，淋在苦瓜上即可。

功效： 可清热降糖、润喉化痰、生津止渴，常食还可预防肺结核、支气管炎等并发症。

搭配		
宜	桔梗+玉竹	既能宣肺止咳，又能降低血糖

冬瓜子

别名：瓜瓣、冬瓜仁。
性味归经：性微寒，味甘；
归肺、大肠、小肠经。

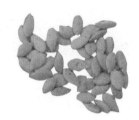

降糖关键词

不饱和脂肪酸、多种微量元素

冬瓜子含有亚油酸、油酸等多种不饱和脂肪酸，有一定的降低血糖、防止餐后血糖过快升高的作用。此外，冬瓜子还含有硒、锌、铬等多种微量元素，对防治心脑血管疾病有着积极的作用。

功效主治

冬瓜子能清肺化痰、消痈排脓、利湿通淋，常用来治疗痰热咳嗽、肺痈、肠痈、蛋白尿、带下量多、目赤肿痛、肾炎性水肿、尿路感染、高血压、糖尿病等症。研末外涂，可治疗酒渣鼻，还可美容养颜。

使用指南

❶ 将10克冬瓜子与10克麦门冬、5克玉竹一同放入锅中，煎水代茶饮用，可滋阴解渴、清热利尿，糖尿病患者常饮此茶可有效降低血糖。

❷ 将冬瓜子300克炒熟后研成粉末，一次兑水服用10克，日服3次，既能降低血糖，还可有效治疗老年性前列腺疾病。

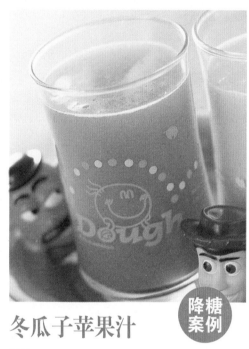

冬瓜子苹果汁

降糖案例

材料：苹果150克，豌豆苗50克，冬瓜子30克。

做法：

将苹果洗净，去核后切小块；豌豆苗洗净后沥干；冬瓜子去壳留仁；一起放入果汁机内搅打均匀，用细滤网滤出纯净的蔬果汁即可。

功效：可降糖利尿、健脾胃，适合糖尿病患者饮用。

搭配		
宜	冬瓜子+玉米须	利尿、降血糖、清肺化痰
	冬瓜子+杏仁	通便润肺
	冬瓜子+薏米	研末外敷，美白养颜
	冬瓜子+蜂蜜	养颜

莲子心

别名：薏、苦薏、莲薏、莲心。

性味归经：性寒，味苦；归心、肝、肺、肾经。

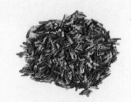

降糖关键词

生物碱

莲子心中含生物碱，能调节胰岛素β细胞分泌胰岛素，帮助糖尿病患者控制血糖，还能扩张外周血管，降低血压，对糖尿病性高血压有辅助治疗作用。莲子心还有一定的强心作用，能防治心律失常等疾病。

功效主治

莲子心具有清热泻火、止烦渴、涩肾精、凉血止血等功效，可治疗心衰、休克、阳痿、心烦、口渴、吐血、遗精、目赤肿痛等病症，能清心、肝、脾、肺经之火，消暑除烦、生津止渴，还能治疗热盛肠燥型便秘。

使用指南

❶ 糖尿病性高血压、心烦发热、眩晕头痛的患者，可常饮莲子心夏枯草茶（莲子心10克，夏枯草30克，煎水分2次服用），用来清心肝之火，降低血糖、血压，还可预防视网膜病变等并发症。

❷ 糖尿病患者食用莲子时，不要去掉莲子心，因为莲子心的降糖效果和清热泻火作用均比莲子佳，比较适合体内火热较旺的糖尿病患者食用。

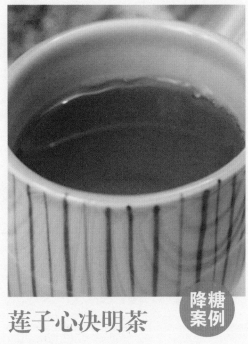

降糖案例

莲子心决明茶

材料：莲子心2克，决明子8克。

做法：

将莲子心与决明子分别洗净，放入杯中，用沸水冲泡，加盖闷10分钟，代茶饮用，每日1杯即可。

功效：本品可清热泻火、降压、通便，适合经常大便干燥的糖尿病患者饮用。

搭配		
宜	莲子心+决明子	可清热生津、降低血糖，但脾胃虚寒、阳虚腹泻的患者不宜饮用

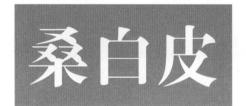

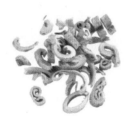

别名： 桑根白皮、桑根皮、桑皮、白桑皮。

性味归经： 性寒，味甘；归肺经。

降糖关键词

一步化糖、糖蛋白、乙酰胆碱类似物

桑白皮中有一种名为一步化糖的成分以及一种糖蛋白物质，这两种物质对高血糖有一定的降糖作用。此外，桑白皮还含有类似乙酰胆碱的成分，有良好的降压作用，对糖尿病性高血压有良好的改善作用。

功效主治

桑白皮具有泻肺平喘、利尿消肿的功效。多用于肺热咳喘、痰多之症、水肿及小便不利等症。现代临床上常用其来辅助治疗高血压、糖尿病、肺气肿等症。

使用指南

❶ 桑白皮可与地骨皮、粳米、甘草搭配煮粥同食，既可泻肺平喘、止咳化痰、除虚热、补肺气，还能降低血糖，适合小儿糖尿病伴肺虚咳嗽的患者食用。

❷ 将桑白皮与吴茱萸煎汁饮用，可治疗全身水肿，也可辅助治疗糖尿病性肾病引起的水肿、蛋白尿等症。

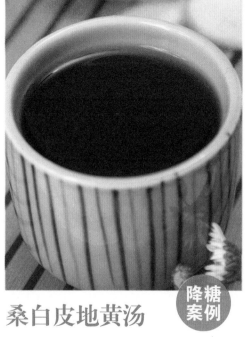

降糖案例

桑白皮地黄汤

材料： 桑白皮20克，生地黄、熟地黄、玄参、知母、山药各10克。

做法：

将以上材料洗净后放入锅中，加水煎煮2次，兑匀，分早、中、晚3次服用。

功效： 可养阴生津、滋阴润燥，主治阴虚火旺型糖尿病。此方临床屡用，效果较佳。

搭配		
宜	桑白皮+冬瓜皮	既可益肺止咳，又可降血糖

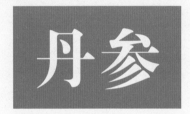

别名: 紫丹参、山红萝卜、活血根、靠山红、大红袍。

性味归经: 性微温,味苦;归心、肝经。

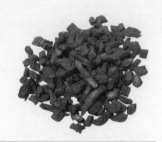

降糖关键词

丹参酮、丹参素

丹参中含有的丹参酮、丹参素等,能扩张外周血管、降低血压,常服可预防和治疗中老年糖尿病患者的大血管、微血管和周围神经病变等多个严重并发症,降低因冠心病等并发症所致的中风、猝死概率。

功效主治

丹参具有活血祛瘀、安神宁心、排脓、止痛的功效。主要用于治疗心绞痛、月经不调、痛经、闭经、血崩带下、瘀血腹痛、骨节疼痛、惊悸不眠、恶疮肿毒等病症。

使用指南

❶ 将丹参与三七煎汁,去渣饮用,可活血化瘀、凉血止血,可有效防治糖尿病性心血管疾病(如高血压、冠心病、脑卒中等)。

❷ 将丹参与乌鸡、灵芝煮汤食用,可补血活血、益气补虚,可改善糖尿病患者的体虚症状,同时还能预防心脑血管疾病等并发症的发生。

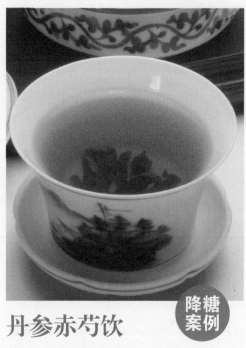

降糖案例

丹参赤芍饮

材料: 丹参、赤芍、忍冬藤、玄参各30克,当归20克,红花10克。

做法:

将以上材料加水煎沸15分钟,滤出药汁,再加水煎20分钟,去渣,2次药液兑匀,每日1剂,分2次服用。

功效: 凉血活血、敛疮生肌,适合糖尿病伴坏疽的患者饮用。

搭配		
宜	丹参+三七	可活血化瘀
忌	丹参+牛奶	会降低食物的营养价值,或产生腹泻等不良反应

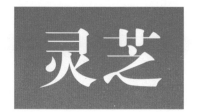

别名：灵芝草、菌灵芝、菌芝、赤芝、黑芝。

性味归经：性温，味淡、苦；归心、肺、肝、脾经。

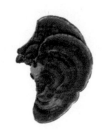

降糖关键词

提取物

灵芝的不同部位及其提取物对血糖有不同程度的影响，其降糖作用是通过增加血浆胰岛素的浓度，加速葡萄糖的代谢，增加周围组织对糖的利用，通过强化参与肝脏糖代谢的各种关键酶的活性来提高肝脏对葡萄糖的利用。

功效主治

灵芝被誉为"仙草""瑞草"，具有益气血、安心神、健脾胃等功效。主要用于治疗虚劳、心悸、失眠、头晕、神疲乏力、久咳气喘、冠心病、矽肺、肿瘤等病症。

使用指南

❶ 灵芝在临床应用中不良反应少，有少数患者在食用的时候出现头晕、口鼻及咽部干燥、便秘等副作用，在这种情况下要咨询医师或者停用一段时间，无不良反应再服用。

❷ 将灵芝与鸽子肉、枸杞子搭配煲汤食用，可稳定血糖，还能改善因肾虚引起的内分泌紊乱，防治糖尿病性肾病。

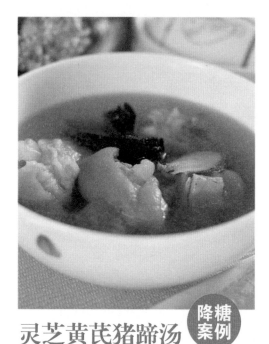

灵芝黄芪猪蹄汤 ^{降糖案例}

材料：猪蹄500克，灵芝20克，黄芪20克，盐少许。

做法：

将猪蹄洗净切块；灵芝洗净切块，黄芪洗净，一起放入砂锅中，注入清水1000毫升，煮1小时，加盐调味即可，喝汤1碗，少食肉。

功效：滋阴润燥、益气补虚，适合三消型糖尿病患者食用。

搭配		
宜	灵芝+鸭肉	可健脾益气、滋阴补虚，同时还能有效控制血糖，改善糖尿病患者的全身症状

知母

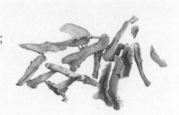

别名： 连母、水须、穿地龙。
性味归经： 性寒，味苦、甘；归肺、胃、肾经。

降糖关键词

知母皂苷、黄酮类成分

知母中富含知母皂苷、黄酮类成分，能有效控制血糖。此外，知母水浸提取物能降低肝糖原含量，升高血浆胰岛素水平，有效降低糖尿病患者的血糖水平，明显改善糖尿病患者的口渴症状。

功效主治

知母有清热泻火、生津润燥等功效。常用于治疗温热病、高热烦渴、咳嗽气喘、燥咳、便秘、骨蒸潮热、虚烦不眠、淋浊等病症。知母性寒质润，还有润肠作用。

使用指南

① 将知母与甘草煎汁去渣饮用，可清热泻火、生津止渴，能有效降低血糖，并且两者同用，可固护脾胃，因为甘草能降低知母的寒性。

② 将知母与黄芪煎汁去渣饮用，可健脾益气、生津止渴，适合脾胃虚弱的糖尿病患者饮用，可改善口渴多饮、食少腹胀等症。

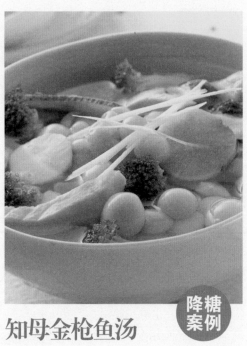

降糖案例

知母金枪鱼汤

材料： 金枪鱼肉150克，金针菇150克，菜花75克，天花粉、知母各10克，姜丝、盐各适量。

做法：

将金枪鱼肉、金针菇、菜花洗净，菜花掰成小朵，与知母、天花粉、金枪鱼肉一起入锅，加水煮至熟后入姜丝和盐调味。饮汤食鱼，1次食1碗，同时要减少其他主食的摄入。

功效： 本品可滋阴润燥、生津止渴，适合口渴多饮的糖尿病患者食用。

搭配		
宜	知母+葛根	可清热滋阴、生津止渴，能有效改善糖尿病，但脾虚便溏者不宜服用知母

黄精

别名： 黄之、鸡头参、太阳草、玉竹黄精。

性味归经： 性平，味甘；归肺、脾、肾经。

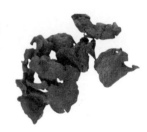

降糖关键词

多糖成分

黄精中的多糖成分能预防四氧嘧啶对胰岛素的损伤，避免血糖急速上升，有效抑制肾上腺素引起的血糖过高现象。此外，黄精还能增加冠脉血流量，调节血脂，有助于防治糖尿病并发的心血管疾病。

功效主治

黄精具有补气养阴、健脾、润肺、益肾的功效。可用于治疗脾胃虚弱、体倦乏力、口干食少、肺虚燥咳、精血不足、内热消渴以及病后体虚食少、筋骨软弱、风湿疼痛等症。

使用指南

❶ 将黄精与麦门冬、兔肉煲汤食用，可补气养阴、生津止渴，对防治糖尿病有良好的效果，同时，还能降低血脂，预防心脑血管方面的疾病。

❷ 将黄精与何首乌、桑葚煎水服用，可滋补肝肾、乌发明目，适合肝肾阴虚型的糖尿病患者服用，症见咽干口燥、多饮多尿、两目干涩、头晕耳鸣、腰膝酸软、五心烦热。

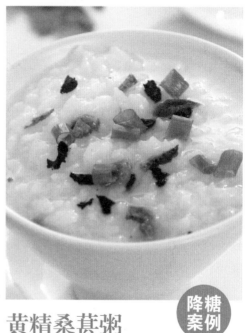

黄精桑葚粥

降糖案例

材料： 大米80克，黄精、干桑葚各20克，陈皮3克。

做法：

黄精、干桑葚、陈皮分别洗净；大米洗净；锅置火上加水，放大米，大火煮至米粒开花；放入黄精、桑葚、陈皮，用小火熬至粥香关火，分2次食用。

功效： 此粥可补心润肺、滋补肝肾，适合肝肾阴虚型糖尿病患者食用。症见腰膝酸软、头晕耳鸣、手足心热、口干咽燥等。

搭配		
宜	黄精+桑葚	可滋阴补虚，改善糖尿病患者气虚、阴虚的症状
	黄精+猪肉	

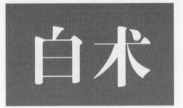

别名： 山蓟、山芥、天蓟、山姜、冬白术。

性味归经： 性温，味苦、甘；归脾、胃经。

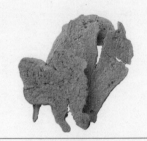

降糖关键词

白术内酯

　　白术中含有的白术内酯等能促进人体周围组织对葡萄糖的利用，提高胰岛素受体敏感性、拮抗胰岛素对抗激素，从而起到降低血糖的作用。此外，白术还能减轻肝细胞变性坏死，促进肝细胞增生，保护肝脏。

功效主治

　　白术具有健脾益气、燥湿利水、止汗、安胎等功效。可治疗脾虚型食欲不振、腹胀、腹泻、脾虚型痰湿内停和脾虚水肿、气虚所致的自汗盗汗、脾虚型胎动不安、黄疸等症。

使用指南

❶ 将白术与黄芪、鲫鱼搭配煮汤食用，既可健脾祛湿、利尿消肿，又可降低血糖，可有效控制糖尿病患者的病情。

❷ 将白术与人参煎汤服用，可大补元气、补虚固脱，适合三消型糖尿病患者食用，症见多饮、多尿、多食、身体消瘦、气短乏力、脉象微弱等，或伴有其他并发症。

搭配		
宜	白术+鲫鱼	可健脾利湿
忌	白术+桃	会降低药效

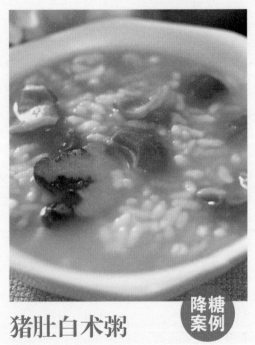

降糖案例

猪肚白术粥

材料： 猪肚300克，白术30克，粳米100克，盐适量。

做法：

　　将猪肚翻洗干净，煮熟，切成小块。白术洗净，放入锅中，加适量清水，用大火烧沸后，改用小火煎煮，约1小时后，加入洗净的粳米、猪肚煮粥，粥熟后加盐调味即可。每顿食1碗即可。

功效： 本品可补中益气、降低血糖，适合脾胃虚弱型糖尿病患者食用。

芡实

别名：鸡头、雁头、刀芡实、鸡头果、苏黄。

性味归经：性平，味甘、涩；归脾、肾经。

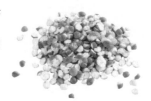

降糖关键词

钙、铁、磷

　　芡实含有大量对人体有益的营养成分，其中钙、铁、磷等矿物质能预防糖尿病性骨质疏松。此外，芡实还有健脾化湿的作用，可有效预防脾虚型糖尿病性肾病。

功效主治

　　本品具有固肾涩精、补脾止泻、开胃止渴的功效。主治遗精早泄、淋浊、带下量多、小便不禁、小儿遗尿、脾虚泄泻、消渴、脾虚水肿等。常吃芡实还可以治疗老年性尿频之症。

使用指南

❶ 将芡实与老鸭、莲子煲汤食用，可益气补虚、补肾固精，适合糖尿病性肾病的患者食用，症见大便溏稀、水肿、夜尿频多、遗精早泄等。

❷ 将芡实与雪蛤、枸杞子煮汤食用，可滋阴补血、生津止渴，糖尿病患者常食，能改善血糖过高引起的全身不适症状。

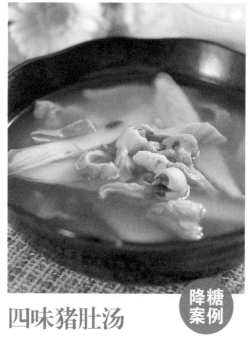

降糖案例

四味猪肚汤

材料：猪肚1具，益智仁20克，芡实、山药各30克，莲子20克，盐适量。

做法：

　　将猪肚洗净，切条；药材洗净。将以上材料放入锅中，加水适量，煮开后转小火炖熟，加盐调味即可。分2次热服，同时要减少其他主食的摄入量。

功效：常食可补益脾肾、益气强身、降低血糖，还能改善体虚、尿多等症状。

搭配

宜	芡实+莲子	既能健脾益气、固肾涩精，又能降低血糖

麦门冬

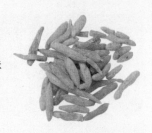

别名：寸冬、川麦门冬、浙麦门冬、麦冬。

性味归经：性微寒，味甘、微苦；归心、肺、胃经。

降糖关键词

麦门冬皂苷

麦门冬中含有的麦门冬皂苷，可明显降低正常人体的血糖浓度，并使肝糖原含量明显增加，从而有效降低血糖。麦门冬还能滋阴润肺，缓解血糖升高及环境燥热引起的烦躁口渴症状，还能强心，改善心肌缺血、心律不齐等症。

功效主治

麦门冬能养阴生津、润肺清心，常用于治疗肺燥干咳、虚劳咳嗽、津伤口渴、心烦失眠、内热消渴、肠燥便秘、白喉、吐血、咯血、肺痿、肺痈、热病津伤、咽干口燥等病症。

使用指南

❶ 将麦门冬与玉竹、乌鸡煲汤食用，可滋阴补血、降低血糖，还能预防糖尿病性心脑血管疾病（如心绞痛、急性心肌梗死、心律失常等）。

❷ 将麦门冬与枸杞子、沙参煎水当茶饮用，可滋阴润肺、生津止渴，对糖尿病患者大有益处，可降低血糖，改善血糖过高引起的口渴多饮、心烦失眠等症状。

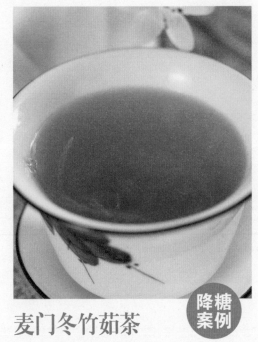

降糖案例

麦门冬竹茹茶

材料：麦门冬20克，竹茹10克。

做法：

将麦门冬、竹茹洗净，放入锅中，加600毫升水，煎至约250毫升，去渣取汁当茶饮用即可。

功效：本品具有滋阴润肺、生津止渴的功效。可显著降低血糖，糖尿病患者经常饮用，能改善口渴多饮等阴虚症状。

搭配		
宜	麦门冬+山药	既可滋阴生津，又能益气补虚

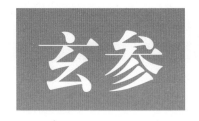

别名：元参、正马、鹿肠、黑参、野脂麻。

性味归经：性微寒，味甜、微苦；归肺、胃、肾经。

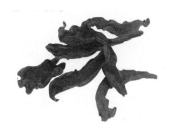

降糖关键词

总黄酮苷元

本品可使血糖略有降低。浸剂用于体外，有抗真菌的作用。此外，同属植物中所含的总黄酮苷元有降低血压、减少毛细血管通透性、利胆等作用。

功效主治

玄参有滋阴降火、除烦、解毒的功效。主治热病伤阴、舌绛烦渴、骨蒸劳热、夜寐不宁、自汗盗汗、津伤便秘、吐血衄血、咽喉肿痛、痈肿、瘰疬、温毒发斑、目赤、白喉、疮毒等症。

使用指南

❶ 将15克玄参与白萝卜炖汤食用，可滋阴凉血、清咽利嗓。糖尿病患者经常食用可有效降低血糖、血压，预防糖尿病合并高血压。

❷ 将玄参与葛根煎汁，去渣服用，可滋阴生津、清热凉血，有效降低血糖，缓解血糖过高引起的阴虚火旺、骨蒸劳热、口渴多饮等症。

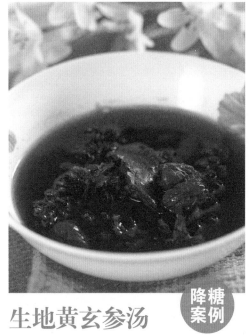

降糖案例

生地黄玄参汤

材料： 生地黄、玄参、酸枣仁、夏枯草各20克，红枣3颗。

做法：

全部材料洗净放入锅中，加水适量，煮半小时即可，饭后或睡前温服。

功效： 可滋阴消渴、安神助眠，适合糖尿病患者饮用，症见口渴多饮、五心烦热、失眠多梦、目赤干涩、烦躁易怒等。

搭配		
宜	**玄参+玉竹**	可滋阴补虚、降低血糖

天花粉

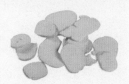

别名：栝楼根、蒌根、瑞雪、天瓜粉、屎瓜根、瓜蒌粉。

性味归经：性凉，味甘、苦、酸；归肺、胃经。

降糖关键词
栝楼根聚糖

从天花粉水提取物中分离出具有降血糖活性的栝楼根聚糖，能显著降低血糖，稳定糖尿病患者的血糖。此外，天花粉还能清肺火、止咳嗽，对糖尿病性肺病有良好的辅助治疗作用。

功效主治

天花粉具有生津止渴、降火润燥、排脓消肿的功效。主治热病口渴、消渴、黄疸、肺燥咯血、痈肿、痔漏等症。

使用指南

❶ 治胃热伤阴型糖尿病，如出现烦渴多饮、口干舌燥、食后易饥、形体消瘦等症状时，宜用天花粉甘寒存阴，配以沙参、麦门冬、生地黄、石斛，加强清胃泻热的作用。

❷ 取20克天花粉浸泡15分钟，小火煮20分钟，去渣取汁，再加入100克粳米煮粥。分2次早晚温服。常食可清肺止咳、生津止渴，适合糖尿病及肺热咳嗽等症患者服用。

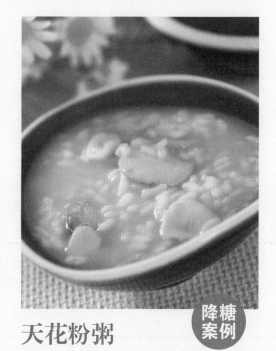

降糖案例

天花粉粥

材料：天花粉20克，粳米100克。

做法：

先取天花粉浸泡15分钟，加水适量，加入洗净的粳米，煮成粥即可。分2次服用。

功效：本品具有良好的降低血糖的功效，现在多用于治疗糖尿病，可改善口渴多饮、五心烦热等症，但孕妇不宜食用，否则易导致流产。

搭配		
宜	天花粉+麦门冬	加强清胃热、滋胃阴的作用，降糖

罗汉果

别名： 拉汗果、假苦瓜。
性味归经： 性凉，味甘；
归肺、大肠经。

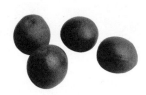

降糖关键词

天然果糖、罗汉果甜苷

　　罗汉果中含有丰富的天然果糖、罗汉果甜苷及多种人体必需的微量元素，含热量极低，具有降血糖的作用，为糖尿病、高血压、高脂血症和肥胖症患者之首选天然甜味剂。

功效主治

　　罗汉果有清热润肺、止咳化痰、润肠通便之功效。主治百日咳、痰多咳嗽、肠燥便秘等症。对于急性气管炎、急性扁桃体炎、咽喉炎、急性胃炎都有很好的疗效。

使用指南

❶ 用罗汉果少许，冲入开水浸泡，是一种极好的清凉饮料，既可生津止渴、降压降糖，又可预防呼吸道感染性疾病。

❷ 将罗汉果与胖大海煎汁饮用，既可清热润肺、利咽开音，又能有效降低血糖，对咽喉干燥、口渴多饮的糖尿病患者有良好的食疗作用。

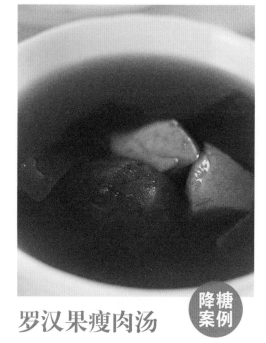

罗汉果瘦肉汤

降糖案例

材料： 罗汉果1个，猪瘦肉200克，盐适量。

做法：

　　将罗汉果洗净，取一半，打成碎块；将猪瘦肉洗净，切成小块；将清水2000毫升放入瓦锅内，将其煮沸后放入罗汉果、瘦肉，改用小火煲2小时以后，加入盐调味即可服用。可分2次食用，多饮汤，少食肉。

功效： 本品具有滋阴清肺、止咳润肠、降压降糖的食疗功效，常食还可预防糖尿病并发的肺部疾病。

搭配		
宜	罗汉果+雪梨	可清热生津、止咳利咽，适合糖尿病患者食用
	汉果+枇杷	

女贞子

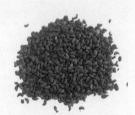

别名： 女贞、女贞实、冬青子、白蜡树子。

性味归经： 性凉，味苦、甘；归肝、肾经。

降糖关键词

女贞苷、齐墩果酸

从女贞子中提取的女贞苷成分有良好而稳定的降血糖作用，对四氧嘧啶引起的糖尿病有预防和治疗作用，并可对抗肾上腺素或葡萄糖引起的血糖升高；用所含的齐墩果酸皮下注射亦能降低血糖及由四氧嘧啶、肾上腺素或葡萄糖引起的血糖增高。

功效主治

本品具有滋补肝肾、强健腰膝、明目乌发的功效。主治阴虚内热、头晕目花、耳鸣、腰膝酸软、须发早白等症。

使用指南

❶ 因女贞子的主要成分——齐墩果酸不易溶于水，故用来降血糖，以丸剂为佳。女贞子以黄酒拌后蒸制，可增强滋补肝肾的作用，并使苦寒之性减弱，避免滑肠。

❷ 将女贞子与芝麻捣碎成粉，煮成糊食用，可有效降低血糖、血压，常食还能抗血栓，预防动脉粥样硬化等并发症。

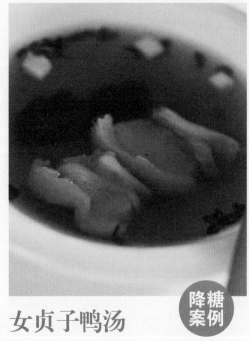

降糖案例

女贞子鸭汤

材料： 白鸭500克，女贞子30克，熟地黄15克，枸杞子15克，山药20克，盐适量。

做法：

将白鸭宰杀，去毛及内脏，洗净切块。取女贞子、熟地黄、枸杞子、山药与鸭同放入锅中，加适量清水，煎至鸭肉熟烂，加盐调味即可。每次食用1碗。

功效： 本品可养肝补虚、滋阴补肾、降低血糖，适合肝肾阴虚型糖尿病患者食用，症见潮热盗汗、五心烦热、失眠多梦、口渴多饮、多尿等症。

搭配		
宜	女贞子+鸭肉 女贞子+山药	既可益气补虚，还能滋养肝肾

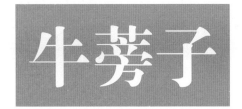

别名：鼠粘子、大力子、黑风子、毛锥子。

性味归经：性寒，味辛苦；归肺经。

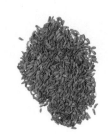

降糖关键词
牛蒡苷、亚油酸

牛蒡子中富含牛蒡苷、亚油酸，能显著降低血糖，并提高对碳水化合物的耐受量，可防治糖尿病，改善多饮、多食和消瘦等症状，还能预防糖尿病性肾病。

功效主治

牛蒡子具有疏散风热、宣肺透疹、消肿解毒的功效。主治风热咳嗽、咽喉肿痛、斑疹不透、风疹作痒、痈肿疮毒等症。生用可润肠通便，热毒内盛、咽喉红肿疼痛兼有热结便秘者尤其适用。

使用指南

❶ 将牛蒡子与玄参煎水，去渣饮用，可清热利咽、降低血糖，适合阴虚火旺型糖尿病患者食用，可改善咽干口燥、多饮多尿等症状。

❷ 将牛蒡子与山药煮汤食用，可补气健脾、生津止渴、降压降糖，适合脾胃不健、肺气虚弱的糖尿病患者食用。

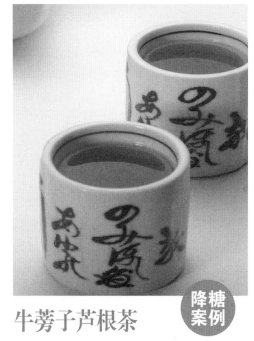

降糖案例

牛蒡子芦根茶

材料： 牛蒡子10克，芦根20克。

做法：

将牛蒡子、芦根分别洗净，放入锅中，锅内加水600毫升后开大火，将其煮沸后即可饮用，分2次服用，每日1剂。

功效： 常饮此茶具有清热疏风、生津止渴的功效，可改善糖尿病患者口渴多饮、烦躁易怒、五心烦热等症状。

搭配		
宜	牛蒡子+菊花	可清热祛风、解毒利咽
	牛蒡子+薄荷	

肉桂

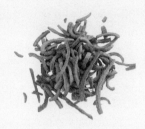

别名： 牡桂、紫桂、大桂、辣桂、桂皮、玉桂。

性味归经： 性热，味辛、甘；归肾、脾、心、肝经。

降糖关键词

黄烷醇多酚类物质

　　肉桂中含有黄烷醇多酚类物质，能提高胰岛素对血糖水平的稳定作用，减少胰岛素抵抗。此外，肉桂还有降血压、增加脑血流量、降低血管阻力的作用，可防治糖尿病合并高血压和冠心病。

功效主治

　　本品具有补元阳、暖脾胃、除积冷、通血脉的功效。主治命门火衰、肢冷脉微、亡阳虚脱、腹痛泄泻、寒疝奔豚、腰膝冷痛、闭经症瘕、阴疽流注及虚阳浮越、上热下寒等症。

使用指南

❶ 将肉桂煎水，去渣取汁，用肉桂汁煮粳米，煮成粥即可。既可温中散寒，又可稳定血糖，适合阳虚胃寒、畏寒怕冷的糖尿病患者食用。

❷ 将肉桂20克，山茱萸、补骨脂、巴戟天、金樱子、灵芝各10克，白术、山药各20克，煎水分2次服用，可补肾壮阳、温经散寒，适合糖尿病属虚寒者，症见尿频尿清、尿液浑浊、畏寒、舌淡苔白、不欲饮食等。

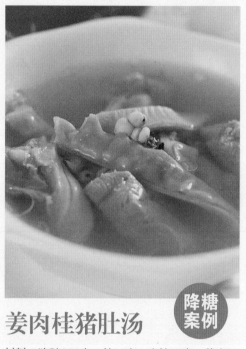

降糖案例

姜肉桂猪肚汤

材料： 猪肚200克，姜10克，肉桂10克，薏米25克，盐适量。

做法：

　　将猪肚里外洗净，汆烫后切成长条；姜洗净，拍烂；肉桂、薏米分别洗净。将以上材料放入炖盅，加适量清水，隔水炖2小时，调入盐即可。分2次食用。

功效： 本品可益气补虚、温中散寒，适合阳虚型糖尿病患者食用。

搭配		
宜	肉桂+狗肉	可温肾助阳、温胃散寒，适合阳虚型糖尿病患者食用
	肉桂+姜	

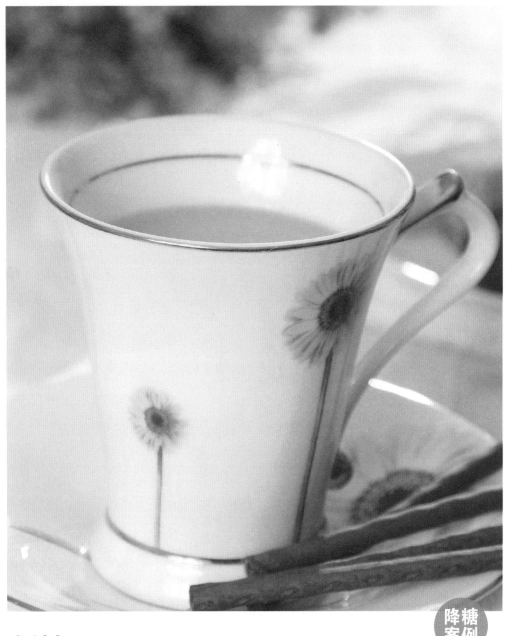

降糖案例

肉桂奶

材料： 肉桂8克，低脂鲜奶300毫升。

做法：

　　将低脂鲜奶倒入杯中，放入微波炉中稍加热后取出，以肉桂棒搅拌，直至肉桂香味渗入奶中即成。

功效： 本品可温中散寒、温肾助阳，适合阳虚怕冷、四肢不温、小便清长、性欲低下的糖尿病患者饮用。同时，还能促进血液循环，预防心脑血管疾病以及肾病等并发症的发生。

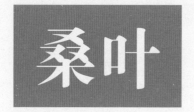

别名：铁扇子。

性味归经：性寒，味甘、苦；归肝、肺经。

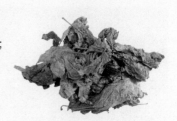

降糖关键词

生物碱、桑叶多糖

研究发现，桑叶中富含的活性物质对降低血糖、血脂、血压有良好的功效，而且桑叶中富含生物碱和桑叶多糖，可促进胰腺细胞分泌胰岛素，从而利于降低血糖。

功效主治

桑叶具有祛风清热、凉血明目的功效。常用来治疗风热感冒引起的发热、头痛、目赤肿痛、口渴、肺热咳嗽，以及荨麻疹、下肢水肿等症。

使用指南

❶ 用桑叶泡茶饮用，不仅有降低血糖的功效，还能疏散风热、清肝明目，治疗风热感冒。

❷ 将桑叶与女贞子、黑芝麻煎汁服用，既可滋补肝肾，又能有效降低血糖，适合肝肾阴虚型糖尿病患者食用，症见头晕眼花、五心烦热、口干舌燥、多饮多尿等。

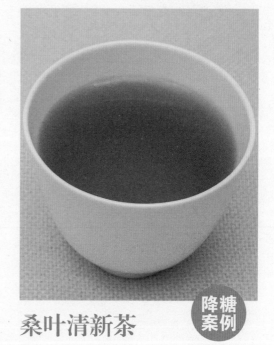

降糖案例

桑叶清新茶

材料： 干桑叶15克，麦门冬15克，大青叶10克。

做法：

将干桑叶、麦门冬、大青叶分别洗净，加水约800毫升，放入砂锅内，煮至水约400毫升，取汁去渣，代茶饮用。

功效： 常饮本品可降低血糖、清肝明目、滋阴清热等，适合阴虚肝火旺型糖尿病患者饮用，还可防治糖尿病引起的眼部疾病。

搭配		
宜	桑叶+菊花	既可清肝明目，又能降低血糖
	桑叶+决明子	

蒺藜

别名： 刺蒺藜、白蒺藜、硬蒺藜、蒺骨子。

性味归经： 性微温，味辛、苦；归肝、肺经。

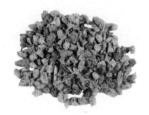

降糖关键词

蒺藜皂苷

蒺藜中富含蒺藜皂苷，能显著降低胆固醇及血糖水平，可防治糖尿病性高脂血症。蒺藜总皂苷还有显著的强心作用，能提高机体免疫功能、强身健体、抗衰老。另外，蒺藜水煎液也有降低血糖的作用。

功效主治

蒺藜具有平肝解郁、活血祛风、明目、止痒的功效。主治头痛、眩晕、胸胁胀痛、乳房胀痛、乳闭不通、闭经、目赤翳障、风疹瘙痒、白癜风、痈疽、瘰疬等症。

使用指南

❶ 将蒺藜配伍钩藤、菊花煎水饮用，可平肝潜阳、降压降糖，可用于治疗糖尿病及高血压引起的肝阳上亢型头痛眩晕等症。

❷ 蒺藜15克、玉竹20克，煎汤去渣，分2次服用，既可平肝祛风、滋阴解渴，还可治疗目赤肿痛、白内障，常饮可防治糖尿病性视网膜病变。

搭配		
宜	蒺藜+天麻	可平肝潜阳、熄风止痉，防治糖尿病性脑卒中
	蒺藜+鱼头	

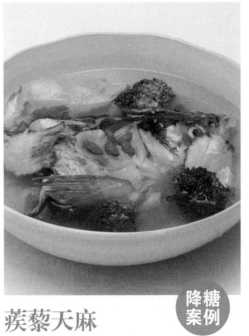

降糖案例

蒺藜天麻鱼头汤

材料： 天麻、蒺藜、枸杞子、三七各10克，鲢鱼头1个，西蓝花80克，盐适量。

做法：

将鲢鱼头洗干净、备用；西蓝花洗净，切成小朵、备用；天麻、蒺藜、枸杞子、三七分别洗干净、备用。将天麻、蒺藜、三七煎25分钟后，放入鲢鱼头、西蓝花，同煮至将熟时放入枸杞子，煮至鱼头熟透时加盐调味即可。

功效： 常食本品可防治糖尿病性高血压、动脉硬化，还可预防肝阳上亢型头晕头痛、中风偏瘫等症。

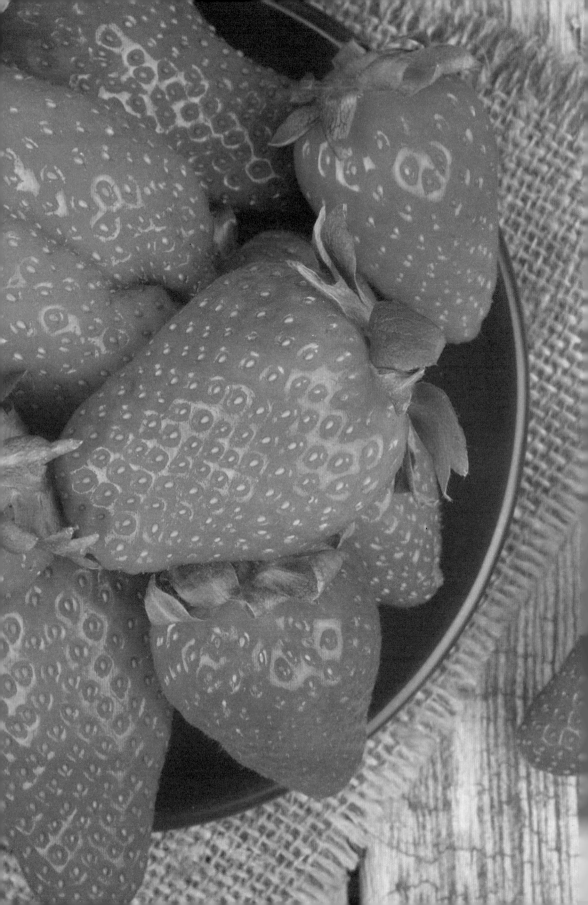

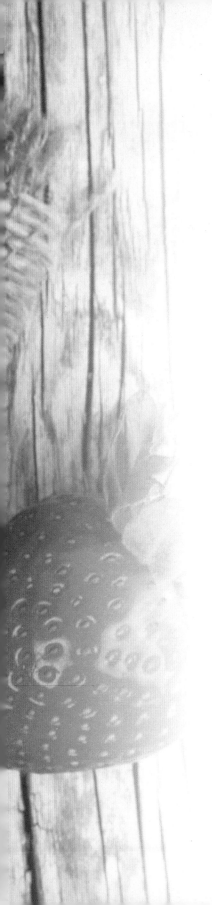

第五章

糖尿病并发症饮食宜忌及中医疗法

人体因患糖尿病而出现异常症状，主要由胰岛素分泌不足引起。胰岛素不足时，进入血液中的糖将无法充分被利用，同时也没办法改变其形态，使其得以在体内贮藏，如此一来，血液中的糖浓度就升高了。

糖尿病的各种慢性并发症的发生时间，一般在患糖尿病5年之后，其发生的早晚和严重程度与血糖控制的好坏，血脂、血压等水平有直接关系。因此，糖尿病慢性并发症的主要防治要点在于：对于1型糖尿病患者，发病5年后应该每年检查1次糖尿病各种慢性并发症的情况；对于2型糖尿病患者，由于当其发现糖尿病时，往往患糖尿病已经多年，因此，他们应该从发现糖尿病开始就每年检查1次慢性并发症的情况。根据中医对糖尿病辨证施膳的原则，对于有不同并发症的糖尿病患者，也应该在糖尿病饮食的基础上兼顾并发症的特点来实施对症饮食，以达到良好的辅助治疗效果，同时，配合适当的按摩疗法，有助于减缓并发症的发生，对于并发症的防治有很重要的意义。

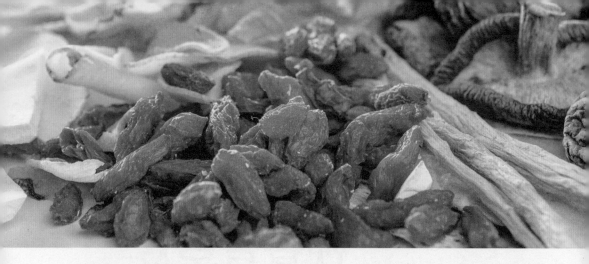

本章收录了最常见的18种糖尿病并发症的饮食宜忌、穴位按摩图解以及中医疗法，患者可根据自身状况对症选择治疗方法。

1 糖尿病并发冠心病

饮食宜忌

心血管系统病变是糖尿病最重要的远期并发症之一。大量流行病学资料表明，糖尿病患者发生冠心病的概率是一般人群的2~3倍，临床上可表现为：发病早期可出现恶心、呕吐等症状，发病24~48小时内可出现发热，体温一般在38℃左右，并且可维持1周，发病时可能会出现心前区疼痛等。

控制饮食是治疗糖尿病并发冠心病的重要措施，饮食宜清淡，宜以易消化、低碳水化合物、低脂、低盐、高蛋白质、高维生素、高膳食纤维的食物为主，并且应戒烟忌酒，忌吃刺激性的食物。进食宜定时、定量，少食多餐，并且进餐时间要与胰岛素的注射时间配合好。

糖尿病并发冠心病患者宜吃：燕麦、黑米、玉米、黄豆、豆浆、草莓、猕猴桃、苹果、冬瓜、空心菜、芥菜、鸽肉、金枪鱼、鳕鱼、香菇、银耳、紫菜、香油、玉米油、花生油、蒜、莲子、核桃、灵芝、玉竹、桃仁、丹参、枸杞子等。

糖尿病并发冠心病患者忌吃：油条、方便面、甜瓜、鹅肝、猪肝、猪油、羊油、牛油、巧克力、奶油、糖果、咖啡、浓茶等。

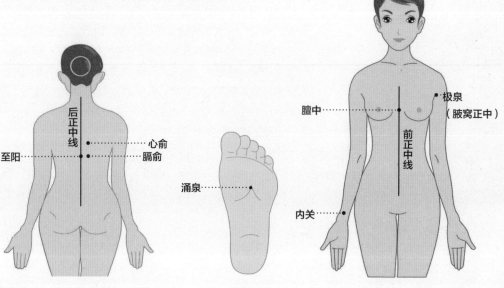

穴位按摩疗法

心俞：第5胸椎棘突下，后正中线旁开1.5寸处（两横指宽）。主治心痛心悸、胸闷气喘、冠心病、心烦失眠等。

膈俞：第7胸椎棘突下，后正中线旁开1.5寸处。主治心绞痛、咳嗽气喘、呕吐、盗汗等。

膻中：位于前正中线上，两乳头中间。主治心悸、心绞痛、胸闷气喘、乳汁不足、乳腺炎等。

内关：腕横纹中点直上2寸（三横指宽）处。主治心痛心悸、失眠、眩晕、呕吐恶心等。

涌泉：位于足底，第二、三趾缝与足跟连线的前1/3和后2/3交点上。主治高血压、小儿惊风、中暑、失眠、肾病、昏厥、尿频、糖尿病等。

至阳：第7胸椎棘突下凹陷处，与膻中前后对应。主治胸胁胀痛、咳嗽哮喘、背痛等。

极泉：腋窝正中，当腋动脉内侧。主治心痛、胸胁痛、干呕、乳汁不通、肘臂冷痛等。

按摩步骤

❶ 患者俯卧，家属用拇指帮其按揉心俞，并挤推至膈俞，各1~3分钟。

❷ 心绞痛剧烈者，加按至阳1~3分钟。

❸ 家属以空掌拍打患者肩背部1分钟，手法要轻柔适当。

❹ 按揉双侧内关各1分钟。

❺ 患者仰卧，家属用手掌置于患者胸上部，经肩前至上肢内侧做推法各10次，然后以掌在心前区（膻中及其周围）快速揉擦3~5分钟。

❻ 拿揉上肢内侧肌肉3~5次，并以食指、中指点按极泉1分钟。

❼ 点按涌泉2分钟。

2 糖尿病并发脑血管疾病

饮食宜忌

流行病学调查表明，糖尿病并发脑血管疾病的发病率为正常人的4倍，脑血管疾病也是糖尿病患者的最大杀手。糖尿病患者所出现的血管病变非常广泛，无论大中小动脉、毛细血管和静脉均可以累及，其临床表现与一般的、单纯的脑血管病变差不多，但其主要以脑血栓形成为主，脑出血相对较少，还可反复出现小中风，或者表现为假性球麻痹（主要表现为舌、软腭、咽喉、颜面、咀嚼肌的中枢性瘫痪）等。

糖尿病并发脑血管病变者在饮食上提倡减少总热量摄入，少吃油脂，多食用植物油、粗粮以及富含膳食纤维的食品，同时要戒烟、戒酒，并且要适当地运动、努力减肥，避免情绪波动、过度疲劳、用力过猛、用脑不当等。

糖尿病并发脑血管疾病患者宜吃：燕麦、荞麦、黄豆以及豆制品、苹果、石榴、猕猴桃、洋葱、甜椒、芥菜、芹菜、空心菜、芦笋、精瘦肉、乌鸡、鳗鱼、鲫鱼、带鱼、鳕鱼、牡蛎、黑木耳、银耳、蒜、橄榄油、玉米油、葛根、珍珠母等。

糖尿病并发脑血管疾病患者忌吃：糯米、油条、薯片、桂圆、蒜苗、荔枝、山竹、柿子、鲍鱼、鱼子、辣椒、胡椒、奶油、黄油、碳酸饮料、咖啡、酒、浓茶等。

穴位按摩疗法

风池：位于枕骨下两侧凹陷中。主治头痛、眩晕、中风、高血压、失眠、癫痫、热病等。

风府：位于枕骨与第1颈椎之间，后发际正中直上1寸。主治头痛、眩晕、中风不语、半身不遂、高血压等。

百会：位于头顶正中央，两耳尖连线的中点处。主治中风、高血压、脑供血不足、休克、失眠、阿尔茨海默症等。

肺俞：位于背部，第3胸椎棘突下，后正中线旁开1.5寸。主治糖尿病、胸痛、咳嗽、肺炎、盗汗、皮肤干燥瘙痒等。

肾俞：在背部，第2腰椎棘突下，旁开1.5寸。主治阳痿、遗精、糖尿病、耳聋、耳鸣等。

曲池：屈肘，肘横纹外端凹陷处。主治咳嗽、哮喘、高血压、风疹、便秘、关节疼痛等。

内关：腕横纹中点直上2寸（三横指宽）

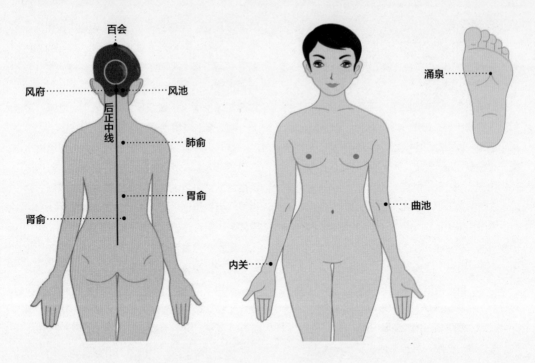

处。主治心痛心悸、失眠、眩晕、呕吐恶心等。

涌泉：位于足底，第二、三趾缝与足跟连线的前1/3和后2/3交点上。主治高血压、小儿惊风、中暑、失眠、肾病、昏厥、尿频、糖尿病等。

按摩步骤

❶ 令患者坐下，点揉风池、风府、百会各2分钟。

❷ 依次点揉肺俞、胃俞、肾俞各2分钟，顺着膀胱经，用两手拇指从肺俞到肾俞来回推揉2分钟，力度可稍重。

❸ 点揉曲池、内关各1分钟。

❹ 点按涌泉2分钟。

3 糖尿病并发肾病

饮食宜忌

糖尿病性肾病也是糖尿病的严重并发症之一，是糖尿病患者最重要的致死因素之一。患糖尿病的人，全身血管都会受到不同程度的影响。肾血管一旦发生病变，就会导致肾脏出现多种并发症，医学上称这种由糖尿病引起的肾病为糖尿病性肾病。

合理而有效的饮食疗法既有助于减轻肾脏的负担，又有益于糖尿病病情的控制，还能减少药物用量。糖尿病性肾病患者要限制食用对肾脏有刺激作用的食物，限制膳食中饱和脂肪酸的含量，伴有贫血时，可补充富含铁、维生素B_{12}、叶酸等食物，如菠菜、黑木耳等。对于有蛋白尿但肾功能正常者，每日蛋白质的摄入量以80～100克为宜，而且以优质动物蛋白为主。提倡低盐或者无盐饮食。不要盲目限制饮水量，要根据水肿、血压等变化情况，来确定水的摄入量。

糖尿病并发肾病患者宜吃：荞麦、小米、薏米、红豆、无花果、核桃、柚子、柠檬、樱桃、西瓜、南瓜、苋菜、芹菜、荠菜、青椒、白萝卜、冬瓜、西葫芦、精瘦肉、猪腰、蛋清、黑鱼、鲫鱼、香菇、蒜、玉米油、橄榄油等。

糖尿病并发肾病患者忌吃：油条、面包、金橘、莲藕、莴笋、韭菜、菱角、香菜、菠菜、土豆、芋头、红薯、腊肉、猪肝、鹅肝、松花蛋、咸鸭蛋、蜂蜜、干辣椒、巧克力、咖喱、酱菜、芥末、咖啡、浓茶、加工果汁等。

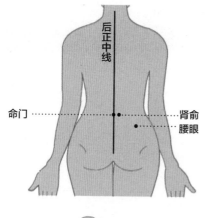

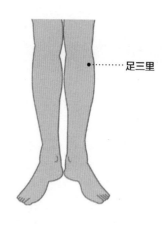

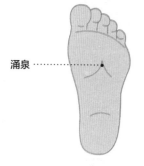

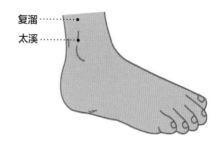

穴位按摩疗法

肾俞：背部第2腰椎棘突下，旁开1.5寸。主治腹泻、腹痛、阳痿、遗精、糖尿病等。

命门：腰部第2腰椎棘突凹陷中，与肚脐相对应。主治肾功能低下、腰痛、遗精、早泄、前列腺炎、阳痿、月经不调、带下异常、泄泻、小便失禁、小儿遗尿、神经衰弱、下肢酸痛等。

腰眼：位于第4腰椎棘突下，旁开3寸的凹陷处。主治腰痛、阳痿、遗精、月经不调、带下异常、盆腔炎、腰肌劳损、坐骨神经痛等。

太溪：位于足内侧，内踝高点与跟腱之间的凹陷中。主治阳痿、耳聋耳鸣、肾炎、尿频、腰痛、头晕、便秘、关节扭伤等。

复溜：位于小腿内侧，太溪直上2寸处，跟腱的前方。主治水肿、腹泻、腹胀、肠鸣、盗汗、痛经、子宫出血、睾丸炎、肾炎、尿路感染、热病、不孕症、下肢痿痹等症。

足三里：外膝眼（髌骨前外侧凹陷处）直下3寸（四横指宽）。主治水肿、耳聋耳鸣、遗

尿、高血压、胃痛、便秘、中风、体虚等。

涌泉：位于足底，第二、三趾缝与足跟连线的前1/3和后2/3交点上。主治肾病、昏厥、尿频、糖尿病、高血压、小儿惊风、中暑、失眠等。

按摩步骤

❶ 点按肾俞、命门、腰眼各2分钟，手法可稍重，速度宜缓，频率为2秒一下。

❷ 双手握拳，在腰部来回搓动，至腰部透热为止。

❸ 揉按太溪、复溜、足三里各2分钟。

❹ 搓擦涌泉数分钟，至足底透热为止。

4 糖尿病并发高脂血症

饮食宜忌

所谓高脂血症是指血液中的甘油三酯、胆固醇升高，超过正常值。所谓控制血脂就是要使升高的甘油三酯、胆固醇和低密度脂蛋白水平有所

下降，高密度脂蛋白水平逐渐升高，以预防血管并发症的发生和发展。

　　糖尿病并发高脂血症患者饮食要清淡，应当限制动物脂肪摄入量，适当增加植物油摄入量。一般要使每天食物中脂肪提供的热量保持在总热量的30%左右。一般每天摄入油脂总量不宜超过75克，其中植物油不超过50克，动物油不超过25克。最好少吃油炸食品，少吃煎、炒食品，而应多吃煮、蒸和凉拌食品，以减少每天脂肪的摄入量。膳食中蛋白质应占16%~25%，充足的蛋白质供给可避免身体虚弱，并且有利于血脂改善。应进行低糖膳食，每日供给量以100~200克为宜，但不能低于50克，否则易出现酮症酸中毒。多吃一些富含膳食纤维的食物，例如粗粮、蔬菜等，以利于降低血脂和增加饱腹感。

　　糖尿病并发高脂血症患者宜吃：莜麦、荞麦、红豆、豆浆、木瓜、苹果、猕猴桃、黄瓜、南瓜、菜花、魔芋、马齿苋、洋葱、精瘦肉、鸽肉、蛋清、带鱼、沙丁鱼、金枪鱼、黑木耳、银耳、海带、香菇、草菇、蒜、植物油、葛根、枸杞子等。

　　糖尿病并发高脂血症患者忌吃：油条、油豆腐、蛋糕、动物内脏、肥肉、蛋黄、全脂奶粉、乳制品、动物油等。

穴位按摩疗法

　　中脘：腹部正中线上，脐上4寸。主治胃痛、腹胀、反胃呕吐、腹泻、痢疾、便秘、虚劳等。

　　丰隆：外踝尖上8寸，胫骨外约两横指，两筋间隙中。主治咳嗽痰多、胸痛、哮喘、中风等。

　　内关：腕横纹中点直上2寸（三横指宽）处。主治心痛心悸、失眠、眩晕、呕吐恶心等。

　　足三里：外膝眼（髌骨前外侧凹陷处）直下3寸（四横指宽）。主治水肿、耳聋、耳鸣、遗尿、高血压、胃痛、便秘、中风、体虚等。

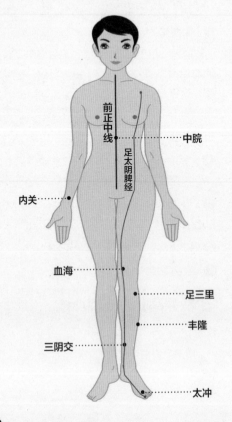

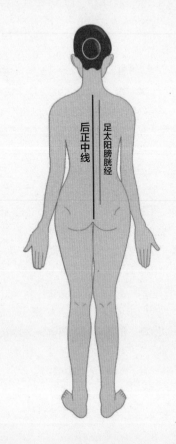

三阴交：位于内踝高点上3寸，胫骨内侧缘后方凹陷处。主治腹痛腹泻、高脂血症、高血压、月经不调、失眠、水肿、阳痿遗精、不孕等症。

血海：髌骨内上缘上2寸处，股四头肌隆起处。主治高脂血症、高血压、腹胀、腹泻、便秘等症。

太冲：位于脚背大脚趾与第二脚趾间隙后方的凹陷处。主治高脂血症、高血压、头痛眩晕、胁肋痛、肝病、月经不调、精神分裂症等。

按摩步骤

1 用拇指指腹揉按中脘，力度适中，揉按2分钟。

2 点按内关2分钟，力度稍轻。

3 按揉足三里、三阴交、血海、丰隆、太冲各1分钟，频率为1秒一下。

4 患者仰卧，家属可用拇指指腹推揉其足太阴脾经2分钟。

5 患者俯卧，家属双手握拳，快速推搓其背部足太阳膀胱经2分钟。

5 糖尿病并发高血压

饮食宜忌

如果糖尿病患者同时患有高血压，那么并发其他心血管疾病的比例比无高血压的糖尿病患者要高出很多。在这种情况下，并发高血压的糖尿病患者极易发生诸如脑血管意外、冠心病、高血压性心脏病、糖尿病性肾脏病变、眼底病变、周围动脉硬化及坏疽等并发疾病。

总体来说，糖尿病并发高血压患者必须限制一天的主食量，将每天进食的食物总量严格控制在总热量的摄入标准之内，以减轻体重。摄入过多的盐对糖尿病性高血压患者有百害而无一利，所以应该控制一天盐的总摄入量，每日摄入最多不能超过5克。当然，和其他糖尿病患者一样，糖尿病性高血压患者也不宜进食动物性油脂及胆固醇含量高的食物，如肥猪肉、猪肝、猪腰、奶油、黄油、蛋黄、鱼子、螃蟹等。

糖尿病并发高血压患者宜吃：燕麦、玉米、绿豆、红豆、黄豆、苹果、柑橘、山楂、西红柿、菠菜、芥菜、芹菜、冬瓜、胡萝卜、茼蒿、青鱼、带鱼、鲫鱼、海蜇、海参、香菇、草菇、海带、黑木耳、银耳、蒜、菜籽油、橄榄油、花生油、大豆油、菊花、夏枯草、枸杞子、玉米须、葛根、刺五加等。

糖尿病并发高血压患者忌吃：甜糕点、肥肉、动物内脏、松花蛋、鸡蛋黄、全脂牛奶（奶粉）、鱼子、螃蟹、辣椒、胡椒、咸菜、酱菜、浓茶、烈酒、咖啡等。

穴位按摩疗法

印堂：本穴位于两眉连线的中点。主治头痛、眩晕、失眠、小儿惊风、高血压、神经衰弱等。

太阳：位于眉梢与外眼角之间向后约1横指的凹陷处。主治眼歪斜、高血压、目疾等。

风池：位于枕骨下两侧凹陷中。主治头痛眩晕、高血压、失眠、中风、癫痫、热病等。

百会：位于头顶正中央，两耳尖连线的中点处。主治高血压、中风、休克、失眠、脱肛等。

曲池：屈肘，肘横纹外端凹陷处。主治咳嗽、哮喘、高血压、风疹、便秘、关节疼痛等。

足三里：外膝眼（髌骨前外侧凹陷处）直下3寸（四横指宽）。主治高血压、胃痛、便秘、中风、体虚等。

太冲：位于脚背大脚趾与第二脚趾间隙后方的凹陷处。主治高血压、头痛眩晕、胁肋痛、肝病、月经不调等。

涌泉：位于足底，第二、三趾缝与足跟连线的前1/3和后2/3交点上。主治高血压、小儿惊风、中暑、失眠、肾病、昏厥、尿频、糖尿病等。

按摩步骤

1 揉按印堂、太阳、风池各1~2分钟。

2 推揉头两侧的少阳经脉，反复数次，约2分钟；点按百会，约1分钟。

3 推揉百会和足三里，各2~3分钟。

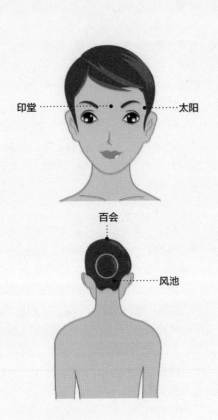

印堂　　　太阳

百会

风池

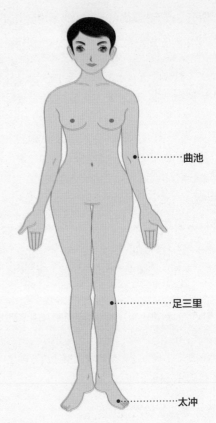

曲池

足三里

太冲

❹ 搓擦涌泉数分钟，至足底透热为止。

❺ 若治疗中血压持续不降者，自我点揉曲池、太冲，可缓解症状。

6 糖尿病并发脂肪肝

饮食宜忌

　　成年型糖尿病性脂肪肝与肥胖型糖尿病有关，约有50%的糖尿病患者并发脂肪肝。通过限制脂肪和糖类的摄入及补充适量的优质蛋白，可以促进肝细胞内的脂肪消耗，起到保护肝细胞、促进肝细胞修复和再生的作用。

　　糖尿病并发脂肪肝患者饮食的总原则为：严格戒酒；以高蛋白、低糖、低脂肪的饮食为主；多摄入富含维生素、矿物质及膳食纤维的饮食。宜养成有规律的饮食习惯，做到定时、定量、细

嚼慢咽，做到粗细粮搭配。忌过量摄食、暴饮暴食、随意摄取零食以及过分追求高营养和调味重的食物。晚饭应少吃，临睡前切忌加餐，以免导致体内脂肪过度蓄积，加重肝脏的负担。宜充分合理饮水，平均每3小时应饮水300～500毫升。

　　糖尿病并发脂肪肝患者宜吃：莜麦、玉米、黄豆、猕猴桃、橘子、苹果、酪梨、菜花、南瓜、黄瓜、白萝卜、芹菜、黄豆芽、仙人掌、精瘦肉、脱脂牛奶、蛋清、鲫鱼、鳗鱼、鳝鱼、泥鳅、蒜、姜、菜籽油、茶油、橄榄油、茯苓、绞股蓝、枸杞子等。

　　糖尿病并发脂肪肝患者忌吃：油条、方便面、酸菜、腊肉、动物内脏、肥肉、鸡皮、蛋黄、鱼子、蟹黄、胡椒、辣椒、肉汤、鸡汤、烈酒、浓茶、咖啡、碳酸饮料等。

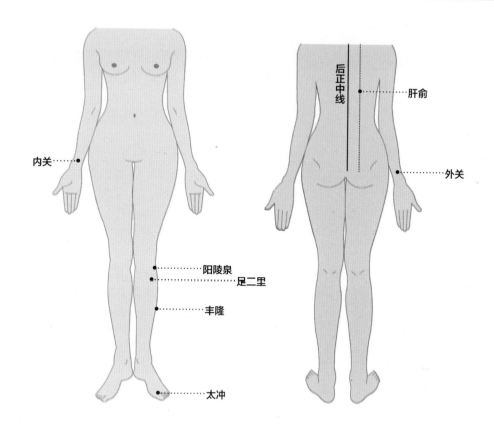

穴位按摩疗法

足三里：外膝眼直下3寸，距胫骨外侧一横指处。主治腹泻、便秘、体虚、中风、胃痛等。

阳陵泉：位于小腿外侧，腓骨小头前下方凹陷中。主治脂肪肝、肝炎、消化不良、黄疸、眩晕、水肿、小儿惊风等。

丰隆：外踝尖上8寸，胫骨外约两横指，两筋间隙中。主治咳嗽痰多、胸痛、哮喘、中风等。

太冲：位于脚背大脚趾与第二脚趾间隙后方的凹陷处。主治肝病、高血压、头痛眩晕、胁肋痛、月经不调等。

肝俞：背部第9胸椎棘突下，后正中线旁开1.5寸。主治肝炎、脂肪肝、黄疸、胆囊炎、胁肋痛、目眩、脊背痛、胃痛等。

内关：腕横纹中点直上2寸（三横指宽）处。主治心痛心悸、失眠、眩晕、呕吐恶心、脂

肪肝等。

外关：腕背横纹上2寸处，与内关穴相对。主治热病、头痛、目赤肿痛、高血压、脂肪肝、手颤、耳聋耳鸣等症。

按摩步骤

① 用拇指指腹或食指第一关节点按足三里、阳陵泉、丰隆、太冲各2分钟。

② 患者俯卧，家属帮其揉按背部肝俞3分钟。

③ 患者将食指与拇指弯曲呈钳形状，置于内关和外关上，叩按50下，每次按压的频率为2秒。

7 糖尿病并发痛风

饮食宜忌

痛风和糖尿病都是由于体内代谢异常引起的疾病，据不完全统计，糖尿病患者中有0.1%~9%的人伴有痛风。糖尿病并发痛风患者除了糖尿病

的临床表现外，还伴有痛风的临床表现，如关节肿痛、发红等。

糖尿病并发痛风患者首先要长期控制嘌呤的摄入，忌食嘌呤含量高的食物如，动物的肝肾、大比目鱼、牡蛎、小虾等。其次要控制热量的摄入，降低体重；控制蛋白质的摄入，并且宜以植物蛋白为主；蔬菜宜富含维生素C，能促进组织内尿酸盐的溶解，水果因富含易吸收的单糖，所以宜适量食用。再次，要多饮水，以保证尿量充足，促进尿酸的排出。同时，糖尿病并发痛风患者禁用强烈香料、酒以及辛辣调味品等。

糖尿病并发痛风患者宜吃：玉米、馒头、西瓜、苹果、桃子、柑橘、木瓜、南瓜、冬瓜、丝瓜、大白菜、胡萝卜、芹菜、茄子、包菜、魔芋、红豆、瘦肉、鸡蛋、脱脂牛奶、橄榄油、菜籽油、枸杞子、陈皮、川贝母等。

糖尿病并发痛风患者忌吃：黄豆、扁豆、黄豆芽、豌豆苗、芦笋、动物内脏、火腿、香肠、动物骨髓、鹅肉、沙丁鱼、凤尾鱼、鳕鱼、牡蛎、鱿鱼、墨鱼、香菇、紫菜、干辣椒、胡椒、咸菜、酱菜、咖喱、酒等。

穴位按摩疗法

肾俞：背部第2腰椎棘突下，旁开1.5寸。主治半身不遂、腰膝酸痛、腹泻、腹痛、阳痿、遗精、糖尿病等。

阿是穴：压痛点即阿是穴，它可位于全身任何部位。

昆仑：足部外踝后方，外踝高点与跟腱之间的凹陷中。主治下肢水肿、关节酸痛、脚跟肿痛、痛风、腰骶疼痛、头痛、坐骨神经痛、癫痫、难产等症。

肩井：位于大椎（后正中线上，取穴时稍低头，摸到颈部最高隆起处下凹陷中）与肩峰连线的中点，直前与乳头相对。主治上肢不遂、肩周炎、肩背疼痛、中风、痛风、乳汁不下、落枕等。

足三里：外膝眼直下3寸，距胫骨外侧一横指处。主治遗尿、阳痿、体虚、胃痛、便秘、中风等。

列缺：位于桡骨茎突上方，腕横纹上1.5寸（取穴时，两手拇指张开，两虎口交叉，一手食指放于另一手桡骨茎状突起上部，食指指尖到达的位置即是）。

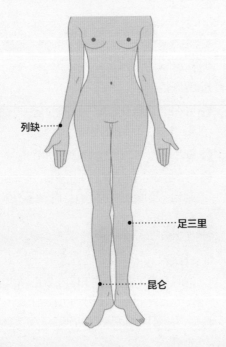

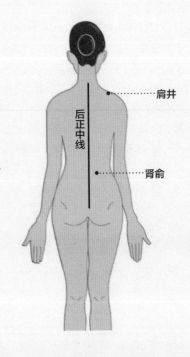

按摩步骤

❶ 点按肾俞2分钟，指压力度中度即可，以酸麻感为度。

❷ 取发病部位上下两个阿是穴重力指压各3~5分钟，一天可按数次，使其酸麻感传至病位。

❸ 依次点按昆仑、足三里、肩井、列缺各2分钟，力度适中。

❹ 睡前可用热水泡脚或用干姜、附子、吴茱萸等温热型中药煎水泡脚，可加速全身血液循环，缓解痛风症状，再配合点穴，效果更佳。

8 糖尿病并发眼病

饮食宜忌

糖尿病并发的眼病可发生在眼的各个部位，如角膜异常、视神经病变等。据统计显示，99%的1型糖尿病和60%的2型糖尿病，病程大于或等于20年的患者几乎都有不同程度的视网膜病变。其主要的临床表现为视力的改变，而改变的程度与视网膜病变的程度和部位有关。在病变早期可无明显症状，随着病情的发展，会有视力的逐渐减退或有闪光感，长期高血糖的患者甚至可导致眼球运动障碍、复视、失明等。

糖尿病并发眼病患者的饮食首先要遵循糖尿病患者的饮食原则，控制热量的摄入，供应充足的蛋白质，根据自身的具体情况限制碳水化合物的摄入量；多食富含维生素的新鲜蔬菜，特别是富含维生素A的胡萝卜、菠菜等；忌吃辛辣的食物，忌饮浓茶、咖啡、酒等。

糖尿病并发眼病患者宜吃：荞麦、玉米、黄豆、黑豆、豆浆、苹果、猕猴桃、草莓、柚子、柠檬、山楂、胡萝卜、南瓜、西红柿、大白菜、生菜、黄花菜、包菜、荠菜、豌豆苗、白萝卜、鸽肉、牛奶、精瘦肉、牡蛎、青鱼、沙丁鱼、鳝鱼、鳕鱼、黑木耳、银耳、决明子、大豆油、花生油、玉米油、香油、醋、芡实、茯苓、枸杞子、菊花等。

糖尿病并发眼病患者忌吃：油条、烧烤食物、香椿、蒜苗、动物内脏、肥肉、蒜、胡椒、干辣椒、芥末、咖啡、浓茶、酒等。

穴位按摩疗法

睛明：位于鼻梁旁与内眼角的中点，即内眼角稍上方凹陷处。主治目赤肿痛、迎风流泪、视物不明、夜盲、色盲、近视、远视、视神经炎、视网膜炎、白内障、结膜炎等。

瞳子髎：外眼角旁0.5寸，眶骨外缘凹陷中。主治头痛、结膜炎、视网膜出血、视神经萎缩、青少年近视、中风、口眼歪斜等症。

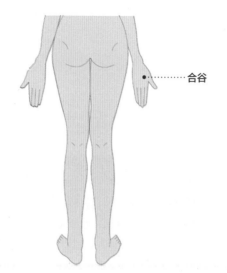

合谷

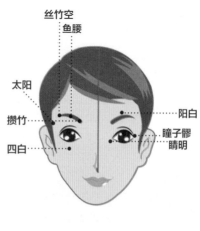

丝竹空
鱼腰
太阳
攒竹
四白
阳白
瞳子髎
睛明

攒竹：位于睛明直上，于眉头内侧边缘凹陷中取穴。主治头痛、眩晕、口眼歪斜、视力减退、视神经萎缩、眼睑下垂、结膜炎、角膜白斑等症。

丝竹空：位于眉梢处的凹陷中。主治目眩头痛、白内障、结膜炎、视物模糊、畏光流泪、视神经萎缩、面神经炎、癫痫等症。

鱼腰：位于眉毛正中心。主治目赤肿痛、白内障、近视、眶上神经痛、眼睑下垂等症。

四白：目正视，瞳孔直下1寸，眼眶下凹陷中。主治头痛、眩晕、目赤痒痛、白内障、青光眼、视网膜病变、口眼歪斜等症。

阳白：位于瞳孔直上，眉上1寸处。主治目痛、视物模糊、流泪、沙眼、角膜炎、近视等。

太阳：位于眉梢与外眼角之间向后约1寸的凹陷处。主治头痛、近视、目疾、口眼歪斜等症。

合谷：位于手背第1、2掌骨之间，约平第2掌骨桡侧中点处。主治头面部疾病、高血压、腹泻、便秘、闭经等症。

按摩步骤

❶ 用拇指指腹按顺序缓缓按压睛明、瞳子髎、攒竹、丝竹空、鱼腰穴、四白各50下。

❷ 按压阳白和太阳各80下。

❸ 以拇指和食指如钳形相对置于合谷，叩按50下，按压的频率为2秒一下。

9 糖尿病并发便秘

饮食宜忌

便秘因病因不同可分为痉挛性、梗阻性、无力性三种。其中无力性便秘是因腹壁及肠道肌肉收缩无力造成，最常见于老年人，尤其是糖尿病患者，高血糖导致肠道神经功能紊乱更加容易引起排便困难，或者腹胀、腹痛。

糖尿病并发便秘患者饮食上要注意增加膳食纤维的摄入，多饮水，晨起空腹喝1杯淡盐水，对防治便秘会非常有效，多吃些富含维生素B$_1$的食物以保护胃肠神经和促进肠蠕动。适当食用莴笋、萝卜、豆类等产气食物，可刺激肠道蠕动，以利于排便。不用或减少使用刺激性食物或调味品，如辣椒、咖喱粉、浓茶等。必要时采用药物通便措施，但注意应选择作用相对缓和的药物，如通便灵、麻仁润肠丸，少用强泻剂如番泻叶、酚酞（也称果导）等，同时用量不要太大，防止出现腹泻。长期服用泻药，可使肠道肌肉松弛变形，反而会加重便秘。

糖尿病并发便秘患者宜吃：荞麦、燕麦、菠萝、草莓、酪梨、红薯、猕猴桃、苹果、空心菜、菠菜、芥蓝、石花菜、莴笋、紫甘蓝、白萝卜、仙人掌、魔芋、红薯、瘦肉、无糖酸奶、香菇、口蘑、裙带菜、花粉、莲子、黑芝麻、知母、玉竹、决明子等。

糖尿病并发便秘患者忌吃：糯米、石榴、番石榴、柿子、榴梿、红枣、松花蛋、蒜、干辣椒、咖喱、芥末、芡实、茯苓、咖啡、浓茶、酒等。

穴位按摩疗法

天枢：肚脐眼旁开2寸。主治腹痛、腹泻、食欲不振、消化不良、便秘、泄泻、痢疾、绕脐痛、月经不调、痛经等症。

中脘：腹部正中线上，脐上4寸。主治胃痛、腹胀、反胃呕吐、腹泻、痢疾、便秘、虚劳等。

大横：脐中旁开4寸。主治腹痛、腹胀、便秘、腹泻、痢疾、绕脐痛、肠道寄生虫病、肠麻痹、癥症等。

支沟：位于腕背横纹上3寸，尺骨与桡骨之间。主治便秘、热病、耳鸣、耳聋、呕吐、手臂酸痛、瘫痪、胁肋痛等症。

大肠俞：背部第4腰椎棘突下，旁开1.5寸。主治腹痛、腹胀、腹泻、痢疾、便秘、脱肛、痔疮等。

足三里：外膝眼直下3寸，距胫骨外侧一横指处。主治腹泻、便秘、体虚、中风、胃痛等。

按摩步骤

❶ 依次用拇指指腹点按中脘、天枢、大横各3~5分钟，力度适中，频率宜快。

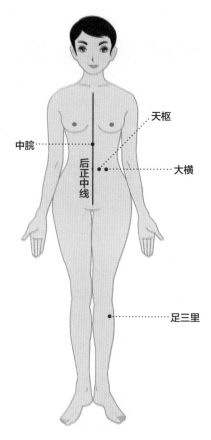

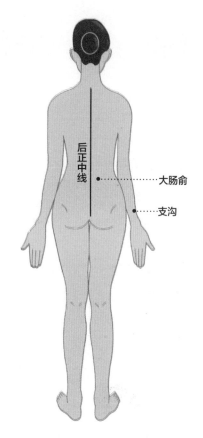

② 将手掌大小鱼际置于腹部脐周，顺时针打圈按摩腹部10分钟，力度稍重，可重复此动作，能加速肠胃蠕动，促进排便。

③ 依次揉按支沟、足三里、大肠俞各2~3分钟，频率宜快，力度适中，以有酸麻感为宜。

④ 经常便秘的人可经常重复按压足三里、天枢、大横。

⑩ 糖尿病并发腹泻

饮食宜忌

糖尿病并发的腹泻是一种顽固性的腹泻，引发的原因为胰岛素等分泌减少、小肠里面的细菌过度增生、自主神经功能紊乱、肠道血管内膜病变导致供血不足等，其主要的临床症状是腹泻，一天可达10余次，水样便，又或者是便秘、腹泻交替，伴有胃排空迟缓，口渴、尿少、腹胀，低血压，脱水征（表现为明显的皮肤弹性下降，眼窝凹陷、婴儿囟门凹陷等），周围神经炎，大便常有脂肪球等症状。

糖尿病并发腹泻患者务必密切观察血糖变化，并且继续服用降糖药和胰岛素，可采用"少量多次"的方法进食，每日4~6餐，选择软食或半流食，选择易消化、无刺激性的食物。补充足够的水分、蛋白质、维生素以及微量元素，同时要注意控制脂肪的摄入，油炸和油煎的食品应尽量不吃。

糖尿病并发腹泻患者宜吃：大米、薏米、扁豆、豆角、面条、苹果、无花果、石榴、杨梅、木瓜、山药、土豆、牛肉、鸡肉、鸡蛋、鲈鱼、鲫鱼、莲子、白术、姜、党参、芡实、人参等。

糖尿病并发腹泻患者忌吃：燕麦、荞麦、红豆、黄豆、油条、蚕豆、香蕉、梨、西瓜、甜瓜、菠菜、芹菜、包菜、黄豆芽、肥肉、猪油、羊油、奶油、动物内脏、黄精、知母、金银花、枸杞子、西洋参、酒、碳酸饮料、干辣椒、榨菜、芥末等。

穴位按摩疗法

中脘：腹部正中线上，脐上4寸。主治胃痛、腹胀、反胃呕吐、腹泻、痢疾、便秘、虚劳等。

气海：腹部正中线上，脐下1.5寸。主治腹泻、腹痛、阳痿、遗精、疝气、遗尿、中风、虚劳、月经不调、产后出血、子宫脱垂等。

关元：腹部正中线上，脐下3寸。主治腹泻、便秘、痢疾、男性病症、妇科病症、脑卒中。

脾俞：背部第11胸椎棘突下，旁开1.5寸。主治胃痛、腹胀、腹泻、呕吐、痢疾、贫血、四肢乏力等。

肾俞：背部第2腰椎棘突下，旁开1.5寸。主治腹泻、腹痛、阳痿、遗精、糖尿病等。

大肠俞：背部第4腰椎棘突下，旁开1.5寸。主治腹痛、腹胀、腹泻、痢疾、便秘、脱肛、痔疮等。

足三里：外膝眼直下3寸，距胫骨外侧一横指处。主治腹泻、便秘、体虚、中风、胃痛等。

三阴交：内踝高点直上3寸，当胫骨后缘处。主治脾胃虚弱、肠鸣腹泻、消化不良、妇科病、男科病、糖尿病、眩晕、下肢麻痹等。

按摩步骤

① 患者仰卧，家属用拇指指腹从中脘缓缓向下推至气海、关元，来回数次推3~5分钟。

② 双手叠按于腹部，施震颤法约1分钟，然后突然放松提起双手，如此一按一松，反复50~100次。

③ 患者俯卧，推滚其腰背部肌肉，并重点按揉脾俞、大肠俞、肾俞3~5分钟。

④ 按揉足三里、三阴交各1分钟。

⑤ 患者俯卧，家属立于患者左侧，双手交替沿其腹中线，自上而下从中脘推至肚脐眼处，反复操作30次。

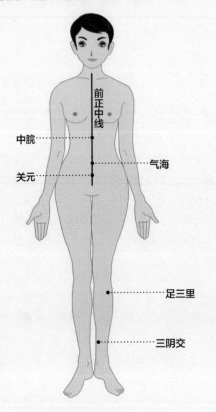

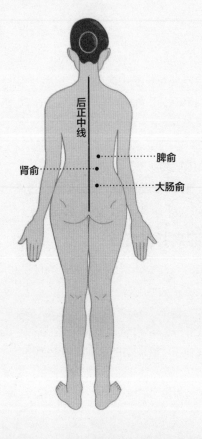

11 糖尿病并发骨质疏松

饮食宜忌

糖尿病患者发生骨质疏松症时，常有腰背、髋部疼痛或持续性肌肉钝痛，严重者在稍遇外力时极易发生骨折，骨折后可能带来一系列并发症，给患者日常生活带来极大的不便，甚至会危及生命。因此，及时治疗骨质疏松症非常重要。

研究发现，糖尿病常规饮食食谱中的钙、镁、锌含量明显不足。因此，对于糖尿病患者来说，除要很好地控制糖尿病外，增加含钙丰富的食物的摄入，是预防、延缓和治疗骨质疏松症的关键。药用钙片服后肠吸收率均低，如按照成年人每日需要1000毫克钙计算，任何患者都无法经口摄入如此大剂量的钙制剂。所以从饮食中补充钙显得尤为重要，可通过补充富含钙的食物或钙剂以达到这一摄取量，牛奶和其他奶制品、富含钙质的蔬菜及豆类等宜经常食用。不过，有些蔬菜虽富含钙，但也含有草酸，会在一定程度上阻止钙的吸收。

糖尿病并发骨质疏松患者宜吃：燕麦、玉米、牛奶、豆腐、大白菜、包菜、胡萝卜、南瓜、西红柿、油菜、红薯、三文鱼、带鱼、牡蛎、虾皮、香菇、口蘑、鸡腿菇、银耳、海带、裙带菜、黑芝麻、板栗、麦芽、杏仁等。

糖尿病并发骨质疏松患者忌吃：油饼、油条、奶油蛋糕、荔枝、桂圆、山楂、菠菜、竹笋、酸菜、螃蟹、咖啡、酒、酱菜、咸菜、胡椒、干辣椒、芥末等。

穴位按摩疗法

肾俞：背部第2腰椎棘突下，旁开1.5寸。主治阳痿、遗精、糖尿病、腰膝酸软、耳聋、耳鸣等。

长强：位于尾骨尖下0.5寸，约尾骨端与肛门

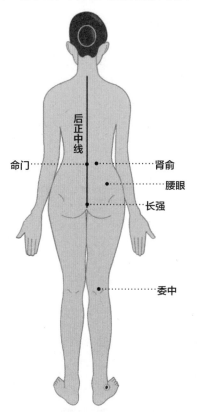

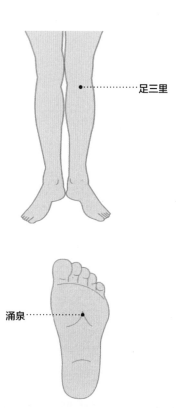

连线的中点处。主治腰骶痛、泄泻、脱肛、便秘、惊风、癫狂以及虚弱性疾病。

命门：后正中线上，在第2腰椎棘突下凹陷处。主治阳痿、遗精、失眠、耳鸣、遗尿、腰痛、痛经等。

足三里：外膝眼直下3寸，距胫骨外侧一横指处。主治腰腿酸痛、瘫痪、下肢肿痛、遗尿、阳痿、体虚、胃痛、便秘、中风等。

委中：位于足膝弯曲部位的正中，即腘横纹中央。主治腰背痛、坐骨神经痛、膝肿痛、下肢痿痹、骨质疏松、半身不遂、小腿抽筋等。

腰眼：位于第4腰椎棘突下，旁开3.5寸的凹陷中。主治虚劳、腰痛、骨质疏松、阳痿、遗精、腰肌劳损、坐骨神经痛、带下异常、月经不调、盆腔炎等症。

涌泉：位于足底，第二、三趾缝与足跟连线的前1/3和后2/3交点上。主治小儿惊风、中暑、失眠、肾病、昏厥、尿频、糖尿病、高血压等。

按摩步骤

❶ 端坐，两脚开立，两手掌对搓至发热后，紧按两侧腰眼处，稍保持3～5次呼吸后，两手掌置于肾俞，顺腰椎两旁，上下用力搓动，向下搓到长强穴，此手法重复15次。

❷ 双手拇指和食指同时夹捏脊椎正中的皮肤，从命门开始往下捏，捏一下松一下，直至尾骨处。如此捏脊4次。

❸ 揉按足三里、委中、涌泉各3~5分钟，力度可稍重，以2秒一下的频率缓缓按压。

12 糖尿病并发皮肤瘙痒

饮食宜忌

皮肤瘙痒是糖尿病初发时的症状，也是糖尿病的一个并发症。糖尿病患者之所以会出现皮肤瘙痒，是因为其体内过高的糖分及其他成分刺激皮肤，或是因为皮肤的含糖量和乳酸增高，使皮肤长期处于慢性脱水的状态，从而使皮肤过度干燥而发生瘙痒。另外，糖尿病患者

自身的抵抗能力下降，皮肤容易受细菌、真菌的感染，这也是皮肤瘙痒的原因之一。糖尿病引起的皮肤瘙痒非常顽固，可反复发作，初始为发生于局部的阵发性皮肤瘙痒，具有昼轻夜重的特点，搔抓后扩展至全身，很多患者会抓至皮肤破损流血。

糖尿病并发皮肤瘙痒患者应多吃新鲜的蔬菜及高纤维的食品，这些食物有助于消除便秘、缓解瘙痒。同时应忌吃辛辣刺激性的食品，少吃腌制品、巧克力等。有些人食用鱼、虾、蟹等会出现剧烈的皮肤瘙痒，也应忌食。

糖尿病并发皮肤瘙痒患者宜吃：燕麦、糙米、黑米、玉米、黑豆、绿豆、豌豆、苹果、橙子、柚子、核桃、大白菜、油菜、菠菜、马齿苋、芹菜、青椒、白萝卜、胡萝卜、黄瓜、冬瓜、西红柿、猪血、猪大肠、脱脂牛奶、黑木耳、银耳、海带、香菇、黄芪、桂枝等。

糖尿病并发皮肤瘙痒患者忌吃：糯米、奶油蛋糕、巧克力、荔枝、桂圆、榴梿、黑枣、香椿、甜瓜、羊肉、狗肉、肥肉、螃蟹、虾、胖头鱼、蚌、咖啡、酒、浓茶、辣椒、胡椒、咸菜、酱菜、蒜、芥末、姜等。

穴位按摩疗法

曲池：屈肘，肘横纹外端凹陷处。主治咳嗽、哮喘、高血压、皮肤瘙痒、风疹、便秘、关节疼痛等。

合谷：位于手背第1、2掌骨之间，约平第2掌骨桡侧中点处。主治头面部疾病、高血压、腹泻、便秘以及闭经等症。

血海：髌骨内上缘上2寸处，股四头肌隆起处。主治月经不调、皮肤瘙痒、瘾疹、丹毒、腹胀、腹泻、便秘等症。

风市：大腿外侧中，腘横纹上7寸（垂手直立，中指指尖下即是）。主治遍身瘙痒、麻木及半身不遂、下肢痿痹等。

足三里：外膝眼直下3寸，距胫骨外侧一横指处。主治遗尿、阳痿、体虚、胃痛、便秘、中风等。

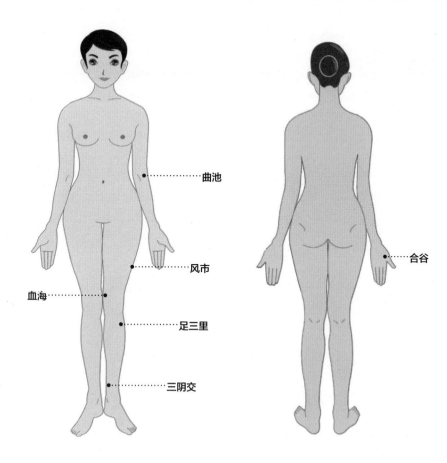

曲池

风市

血海

足三里

三阴交

合谷

三阴交：内踝高点直上3寸，当胫骨后缘处。主治脾胃虚弱、肠鸣腹泻、消化不良、妇科病、男科病、糖尿病、眩晕、下肢麻痹等。

按摩步骤

❶ 按压曲池3分钟，频率宜快，力度适中，以按压有酸麻感为宜。

❷ 以拇指和食指如钳形相对置于合谷，叩按50下，按压的频率为1秒一下。

❸ 揉按血海、风市、足三里、三阴交各3~5分钟，按压的频率为1秒一下，力度适中。

🔢 糖尿病并发失眠

饮食宜忌

糖尿病极易引起失眠，在临床上非常多见，这是由于糖尿病患者自身的病理生理变化所致，

如慢性高血糖导致脑动脉硬化、微循环障碍、脑组织供血不足、神经纤维损伤等，都是引起失眠的重要原因。其主要的临床表现为入睡困难以及半夜醒来后难以入眠。充足的睡眠是保持机体健康、维持内环境稳定所必需的，如果睡眠不足，会引起心脑血管病变等一系列的疾病，还会使胰岛素的敏感性下降40%，这对糖尿病患者来说无疑是雪上加霜。由此可见，睡眠不足会加重糖尿病病情，糖尿病又会引起失眠，两者呈现恶性循环的关系，不得不重视。

糖尿病并发失眠患者可进行适量的运动，并且制定合适的作息时间表，使用冷气机、暖气机、空气湿化器等创造一个适宜的睡眠环境；在饮食上应注意控制热量的摄入，均衡饮食，合理分配三餐，忌吃刺激性的食物，可适当食用一些有助于改善睡眠的食物，如柏子仁、小米等。睡

前最好不要喝水，以减少起床夜尿的频率。

糖尿病并发失眠患者宜吃：大米、小米、燕麦、薏米、豆浆、苹果、火龙果、菠萝、桑葚、木瓜、土豆、山药、莲藕、西红柿、胡萝卜、莴笋、茄子、蛋清、脱脂牛奶、鲤鱼、香菇、银耳、黑木耳、生地黄、人参、灵芝、枸杞子、杏仁、酸枣仁、莲子等。

糖尿病并发失眠患者忌吃：糯米、薯片、蚕豆、荔枝、山竹、柿子、韭菜、甜菜、酸菜、咖啡、酒、碳酸饮料、浓茶、胡椒、姜、葱、蒜、辣椒油、辣酱、冰激凌等。

穴位按摩疗法

照海：内踝高点正下缘凹陷处。主治失眠、小便频数、便秘、带下异常、月经不调、子宫脱垂、咽干咽痛等。

申脉：外踝高点直下方凹陷处。主治失眠、眩晕、头痛、癫狂、癫痫、腰腿酸痛等。

安眠：在耳后，颈部肌肉隆起外缘的凹陷中，翳风与风池连线的中点。主治心悸、失眠、烦躁不安、眩晕、精神分裂症、头痛、癫痫、脑瘫等。

百会：位于头顶正中央，两耳尖连线的中点处。主治失眠、中风、高血压、脑供血不足、休克、阿尔茨海默症等。

印堂：在额部，两眉头的中间。主治失眠、痴呆、头痛、眩晕、小儿惊风、鼻出血等。

四神聪：在头顶部，当百会前后各1寸，共4穴。主治头痛、眩晕、失眠、癫狂、目疾等。

心俞：第5胸椎棘突下，旁开1.5寸。主治心痛、惊悸、失眠、健忘、盗汗、咳嗽、五心烦热、遗精、咳嗽、咯血等。

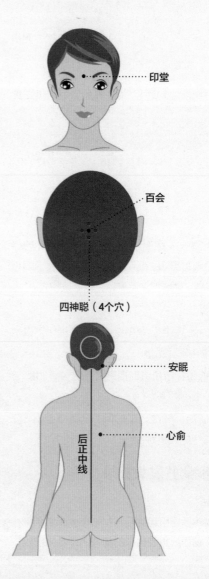

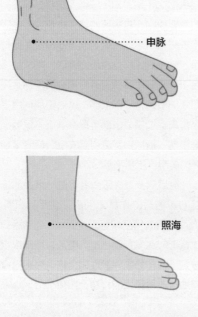

按摩步骤

❶ 食指弯曲，用食指指背第一关节按压百会、四神聪、印堂各50次，再用拇指指腹点揉安眠60次。

❷ 仰卧，两手掌相互搓热，随即分别按压双眼约5分钟。

❸ 以拇指和食指如钳形相对置于照海和申脉，叩按50下，每次按压的频率为2秒一下。

❹ 患者俯卧，家属用拇指指腹按压心俞3分钟，力度适中，按压的频率为2秒一下。

14 糖尿病并发肺结核

饮食宜忌

糖尿病并发肺结核是糖尿病的特殊感染性疾病，多见于中老年糖尿病患者，发病急骤、进展迅速，病情不易控制。因为糖尿病并发肺结核是进行性消耗性疾病，患者有体重减轻、食欲不振等表现，所以，宜选择高蛋白、富含维生素及具有润肺祛痰等功能的食物。

一般而言，肺结核属于消耗性疾病，原则上是增加营养，多吃高蛋白、高热量、高糖食物，以增强抵抗力，补偿因疾病引起的消耗。但是，糖尿病并发肺结核时，高热量、高糖饮食必然会使血糖升高，加重病情。所以，糖尿病并发肺结核者在饮食方面一定要非常慎重。蛋白质是参加组织代谢和修复结核病灶必不可少的原料，应提倡高蛋白的饮食。糖尿病要限制糖类，肺结核则需要多吃糖类提供能量。此时，膳食中糖类的量不要限制得太死，尽量不吃或少吃含单糖或双糖的食物等。摄入充足的维生素和钙质，有助于提高机体的抵抗力。

糖尿病并发肺结核患者宜吃：荞麦、莜麦、薏米、绿豆、酪梨、雪梨、柚子、橙子、番石榴、猕猴桃、草莓、菠菜、荠菜、苋菜、西蓝花、紫甘蓝、大白菜、苦瓜、马蹄、鸽肉、鸭肉、猪肺、脱脂牛奶、鳕鱼、甲鱼、海蜇皮、黑木耳、银耳、桑白皮、川贝母、枸杞子、白及、莲子、板栗、香油等。

糖尿病并发肺结核患者忌吃：油条、油饼、方便面、薯片、蚕豆、荔枝、桂圆、榴梿、肥肉、螃蟹、咖啡、可乐、浓茶、酒、胡椒、干辣椒、花椒、肉桂、蒜、干姜、醋、芥末、小茴香等。

穴位按摩疗法

肺俞：背部第3胸椎棘突下，旁开1.5寸。主治咳嗽气喘、支气管炎、肺结核、胸闷气短等。

膏肓俞：背部第4胸椎棘突下，旁开3寸。主治咳嗽气喘、吐血、肺痨、盗汗、肺气虚等。

膻中：位于前正中线上，两乳头中间。主治心悸、心绞痛、胸闷气喘、乳汁不足、乳腺炎等。

气海：腹部正中线上，脐下1.5寸。主治阳痿、遗精、疝气、遗尿、腹泻、中风、虚劳、月经不调、产后出血、子宫脱垂、不孕、不育等。

三阴交：内踝高点直上3寸，当胫骨后缘处。主治脾胃虚弱、肠鸣腹泻、消化不良、妇科病、男科病、糖尿病、眩晕、下肢麻痹等。

太渊：位于腕横纹桡侧端，桡动脉的桡侧凹陷处。主治咳嗽、咯血、气喘、腕臂痛、无脉症等。

孔最：位于腕横纹上7寸，桡动脉的桡侧凹陷处。主治咳嗽、咯血、潮热、气喘、咽喉肿痛、肘臂痛。

按摩步骤

❶ 患者俯卧，家属帮其按压肺俞、膏肓俞两个穴位各60次，力度适中，按压频率为每2秒一下。

❷ 患者仰卧，点按膻中、气海各50次。

❸ 患者自己可用拇指指腹按揉三阴交，力度适中，以有酸麻胀痛感为宜。

❹ 按揉太渊、孔最各50次，并顺着手太阴肺经从太渊推揉至中府，反复推揉20次。

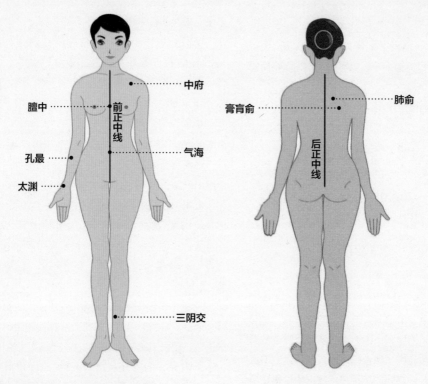

中府

膻中　前正中线

孔最　气海

太渊

三阴交

膏肓俞　后正中线　肺俞

15 糖尿病并发支气管炎

饮食宜忌

对于糖尿病并发支气管炎患者来说，糖尿病会加重支气管炎的病情，而支气管炎也会对糖尿病产生不利的影响，两者常常交互影响。其临床表现主要为糖尿病症状的反复、口渴加重、多尿、尿频或尿失禁，并且伴有咳嗽、咳痰、气喘等支气管炎的症状。

糖尿病并发支气管炎患者宜多选择中性食物，多饮水以助祛痰润肺；保证优质蛋白质的供给，以提高机体抗感染的能力。饮食要清淡，多食富含维生素C、B族维生素的食物，例如黄瓜、苦瓜、西红柿、胡萝卜等，以提高患者的免疫能力。忌食油腻、肥肉食品，少吃助火生痰、耗津伤液的食物，如羊肉、牛肉、狗肉等。可采用中药治疗，食用健脾养阴、生津化痰的药食两用之品。

糖尿病并发支气管炎患者宜吃：花生、橘饼、金橘、百合、核桃、板栗、佛手柑、白果、柚子、山药、燕窝、灵芝、猪肺、白萝卜、冰糖、银耳、冬虫夏草、人参、黄芪等。

糖尿病并发支气管炎患者忌吃：油饼、油条、方便面、酒、咖啡、浓茶、带鱼、黄鱼、虾、毛笋、辣椒、咖喱等。

艾灸疗法

肺俞：背部第3胸椎棘突下旁开1.5寸。主治咳嗽气喘、支气管炎、肺结核、胸闷气短等。

膏肓俞：背部第4胸椎棘突下旁开3寸。主治咳嗽气喘、吐血、肺痨、盗汗、肺气虚等。

大椎：在第7颈椎棘突下凹陷处。主治热病、中暑、咳嗽气喘、胸痛、呕吐、项背强急等。

定喘：位于大椎旁开0.5寸处。主治咳嗽、哮喘、感冒、支气管炎、上肢瘫痪等。

神阙：位于肚脐窝正中。主治气喘、腹痛、肠鸣腹泻、脱肛、中风、水肿。

膻中：位于前正中线上，两乳头中间。主治心悸、心绞痛、胸闷气喘、乳汁不足、乳腺炎等。

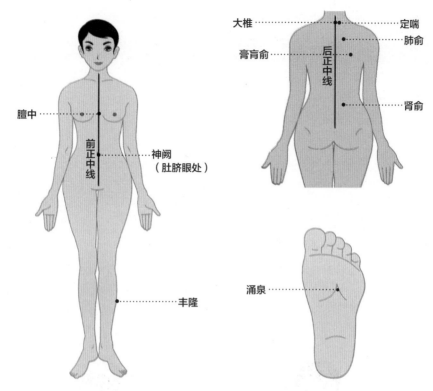

膻中

前正中线

神阙
（肚脐眼处）

丰隆

大椎

膏肓俞

后正中线

定喘

肺俞

肾俞

涌泉

肾俞：位于背部第2腰椎棘突下旁开1.5寸。主治糖尿病、气喘、阳痿遗精、耳鸣耳聋等。

丰隆：外踝尖上8寸，胫骨外约两横指的两筋间隙中。主治咳嗽痰多、胸痛、哮喘、中风等。

涌泉：位于足底，第二、三趾缝与足跟连线的前1/3和后2/3交点上。主治小儿惊风、中暑、失眠、肾病、昏厥、尿频、糖尿病、高血压等。

操作步骤

选用艾条温和灸法，将艾条点燃，悬空置于以上每个穴位上方，离皮肤1~2厘米处艾灸10~15分钟，以灸至局部皮肤红润温热舒适为宜，每日或隔日灸治1次，重症患者也可每日灸2次，5~10次为1个疗程，疗程间隔3~5天。

16 糖尿病并发尿路感染

饮食宜忌

糖尿病并发尿路感染的发生率为12%~20%，常见于女性患者，尿路感染可加重糖尿病，使血糖难以控制，重者会诱发糖尿病酮症酸中毒等急

性并发症，而其反复发作最终可导致肾功能衰竭。糖尿病并发尿路感染患者的临床表现有以下几个特点：①反复发病、迁延不愈；②症状繁多，具有尿频、尿急、乏力、腰酸等尿路感染的症状，同时，也会伴有食欲下降、胃痛胃胀、便秘或腹泻等，部分患者还会出现尿道口干涩、排尿不尽、小便失禁等。③伴随心理障碍。

糖尿病并发尿路感染应多吃清热解毒、排尿利湿的食物，大量饮水、大量排尿有利于减少细菌在尿路停留繁殖的机会。同时禁止食用生热、助火生痰、对尿路有刺激作用的食物，如胡椒、狗肉、羊肉及油腻食物，以免加重炎症反应。可适量饮用米醋或矿泉水，以调整尿液的酸碱度，达到抑制细菌繁殖的目的。

糖尿病并发尿路感染患者宜吃：大米、薏米、绿豆、绿豆芽、红豆、山药、西瓜、草莓、阳桃、猕猴桃、芹菜、苋菜、茼蒿、马蹄、茭白、冬瓜、丝瓜、白茅根、马齿苋、金针菇、田螺、蛤蜊、蚌肉、鲮鱼、玉米须、通草、车前

子、金银花等。

糖尿病并发尿路感染患者忌吃：糯米、油饼、油条、方便面、蛋糕、石榴、樱桃、杨梅、荔枝、桂圆肉、鹅肉、狗肉、羊肉、牛肉、虾、黄鱼、带鱼、鳝鱼、紫河车、冬虫夏草、板栗、葱、蒜、醋、辣椒、茴香等。

穴位按摩疗法

中极：腹部正中线上，脐下4寸。主治泌尿系统疾病、男科病症、妇科病症、疝气、晕厥、小腹痛等。

关元：腹部正中线上，脐下3寸。主治泌尿系统疾病、男科病症、妇科病症、腹泻、便秘、痢疾、脑卒中。

三阴交：位于内踝高点上3寸，胫骨内侧缘后方凹陷处。主治腹痛腹泻、高脂血症、高血压、月经不调、失眠、水肿、阳痿遗精、尿路感染、不孕等症。

肾俞：背部第2腰椎棘突下，旁开1.5寸。主治阳痿、遗精、糖尿病、遗尿、尿闭、尿痛、耳聋、耳鸣等。

膀胱俞：位于骶部，当骶正中脊旁1.5寸处，平第2骶后孔。主治遗尿、尿失禁、膀胱炎、尿路感染、糖尿病、小便不利、遗精、阳痿、泄泻、便秘、阴部肿痛等症。

小肠俞：位于骶部，当骶正中脊旁1.5寸处，平第1骶后孔。主治尿血、尿路感染、遗尿、淋病、便秘、腹泻、肠炎、遗精、早泄、盆腔炎、子宫内膜炎等症。

按摩步骤

❶ 患者仰卧，按摩关元、中极各50次，力度适中，以1秒一下的频率为宜。

❷ 点按三阴交50次，力度以有酸麻胀痛感为宜。

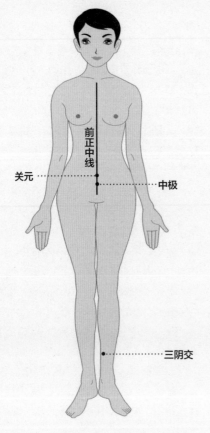

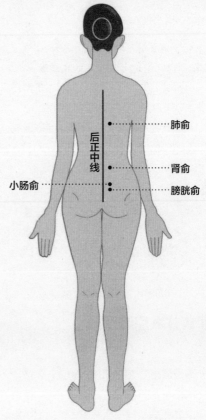

❸ 依次用拇指指腹揉按肾俞、小肠俞、膀胱俞各60次，顺着膀胱经，用重力从肺俞往下缓缓推至膀胱俞，重复10次左右。

17 糖尿病足

饮食宜忌

糖尿病足是指由于糖尿病血管病变和（或）神经病变和感染等因素，导致糖尿病患者的足部或者下肢组织遭受破坏的一种病变，它是威胁糖尿病患者的严重并发症，给患者及其家庭、社会都造成严重的影响和负担。其临床表现因病程和病变的严重程度而不同，轻者可只出现脚部的微痛，皮肤表面溃疡，中度者会出现较深的穿透性溃疡合并软组织炎，严重者会在溃疡的同时合并有软组织的脓肿、骨组织病变，脚趾、脚跟或脚背局限性坏疽，更为严重者甚至可以出现全脚坏疽。

发生糖尿病足的根本病因在于糖尿病病情没有控制好，所以控制好血糖是治疗糖尿病足的根本手段。在饮食上要注意，应当选择新鲜清淡蔬菜及豆制品；常吃低脂肪饮食和植物油；可吃含动物蛋白质和大豆蛋白的食物；应选择具有清热润肺、生津止渴作用的食物；勿食含糖分多的水果糕点；少食多淀粉的米面食物；勿食辛辣刺激性食物；勿食爆炒香燥、助火伤阴、温热上火的食物。

糖尿病足患者宜吃：苦瓜、冬瓜、南瓜、西瓜皮、瓠子、山药、黄豆、芹菜、空心菜、豆苗、菠菜、豆角、枸杞子、洋葱、鲜藕、豆腐、金针菜、黑木耳、青菜、荠菜、西红柿、玉米须、莴笋、蚕蛹、鳝鱼、泥鳅、田螺、蚌、鸭肉、蜂王浆、灵芝等。

糖尿病足患者忌吃：爆米花、糯米、锅巴、红薯、甘薯、土豆、芋头、菱角、芡实、板栗、梨、桃子、橘子、柿子、椰子汁、樱桃、红枣、荔枝、桂圆、西瓜、石榴、马蹄、辣椒、花椒、桂皮、茴香、白糖、红糖、冰糖、蜂蜜、甜酒、白酒、人参等。

艾灸疗法

涌泉：位于足底，第二、三趾缝与足跟连线的前1/3和后2/3交点上。主治糖尿病、足病、高血压、小儿惊风、中暑、失眠、肾病、昏厥、尿频等。

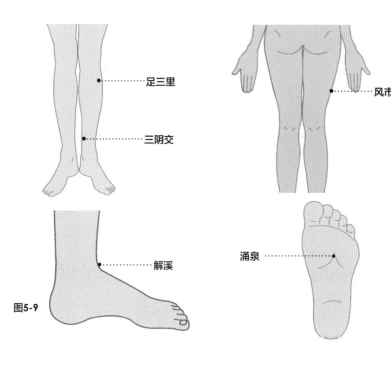

足三里

三阴交

解溪

图5-9

风市

涌泉

三阴交：位于内踝高点上3寸，胫骨内侧缘后方凹陷处。主治下肢痿痹、腹痛腹泻、高血压、月经不调、失眠、水肿、阳痿遗精、不孕等症。

足三里：外膝眼（髌骨前外侧凹陷处）直下3寸（四横指宽）。主治下肢酸痛、坏疽、水肿、耳聋耳鸣、遗尿、高血压、胃痛、便秘、中风、体虚等。

解溪：位于足背与小腿交界处的横纹中央凹陷处。主治踝关节炎、足下垂、肿痛、坏疽、下肢痿痹、踝关节肿痛、心烦、便秘、神经病等。

太溪：位于足内侧，内踝高点与跟腱之间的凹陷中。主治关节炎、下肢痿痹、肾炎、便秘、月经不调、贫血、腰痛、尿频等症。

风市：大腿外侧中，腘横纹上7寸（垂手直立，中指尖下即是穴）。主治下半身麻木、半身不遂、下肢痿痹、遍身瘙痒、神经性皮炎、坐骨神经痛等。

操作步骤

选择以上穴位依次进行温和灸。施灸时应将点燃的艾条放在距离患者皮肤2～3厘米处，以患者感觉温暖、皮肤微红而无灼热痛为宜。不能靠皮肤太近，以免引起烫伤。感觉迟钝的患者施灸者应站在旁，以食指、中指放在穴位的两侧，以施灸者手指感到温暖为度。时间以15~20分钟为宜。

18 糖尿病勃起功能障碍

饮食宜忌

糖尿病勃起功能障碍是多因素综合作用的结果，包括自主神经的病变、血管活性物质减少以及静脉系统发生倒流、血糖控制不良和（或）糖尿病慢性并发症引起的体能下降或组织器官的功能障碍、疾病原因引起的抑郁或焦虑等心理影响等。糖尿病勃起功能障碍患者早期表现有接受刺激至勃起所需时间延长、勃起坚挺程度有轻度或中度的降低、勃起时间缩短，随着病情的发展，阴茎勃起的坚挺程度逐渐下降，勃起时间进一步缩短，严重者甚至不能性交。

糖尿病勃起功能障碍患者应树立乐观、积极的态度，戒烟戒酒，控制好血糖，在饮食上要注意辨证用膳，如患者属于肾阳虚，宜选用温肾助阳的食物，如羊肉、虾等，忌食寒凉之物；如属于肾阴虚者，宜选用滋阴、清热、除烦的食物，如白菜、绿豆等，忌食燥热的食物；如属中气不足者，宜补气，选用山药、红枣等，忌食破气的食物。

糖尿病勃起功能障碍患者宜吃：山药、芡实、莲子、白果、豆角、核桃、板栗、韭菜子、淡菜、猪肾、猪肚、羊肾、海参、狗肉、羊肉、鸡肉、麻雀肉、金樱子、冬虫夏草、刺猬皮、何首乌等。

糖尿病勃起功能障碍患者忌吃：苦瓜、马蹄、莼菜、地耳、石耳、生黄瓜、生菜瓜、甜瓜、西瓜、香蕉、柿子等。

艾灸疗法

肾俞：背部第2腰椎棘突下，旁开1.5寸。主治阳痿、遗精、糖尿病、耳聋、耳鸣等。

命门：后正中线上，在第2腰椎棘突下方。主治阳痿、遗精、失眠、耳鸣、遗尿、腰痛、痛经等。

腰阳关：后正中线上，在第4腰椎棘突下方。主治阳痿、遗精、月经不调、带下异常、腰骶疼痛、下肢酸痛等。

中极：腹部正中线上，脐下4寸。主治男科病症、妇科病症、泌尿系统疾病、疝气、晕厥、小腹痛等。

关元：腹部正中线上，脐下3寸。主治男科病症、妇科病症、腹泻、便秘、痢疾、脑卒中。

气海：腹部正中线上，脐下1.5寸。主治阳痿、遗精、疝气、遗尿、腹泻、中风、虚劳、月经不调、产后出血、子宫脱垂、不孕、不育等。

足三里：外膝眼直下3寸，距胫骨外侧一横指处。主治遗尿、阳痿、体虚、胃痛、便秘、中风等。

涌泉：位于足底，第二、三趾缝与足跟连线的前1/3和后2/3交点上。主治高血压、小儿惊风、中暑、失眠、肾病、昏厥、尿频、糖尿病等。

操作步骤

选用艾条温和灸法，将艾条点燃，悬空置于以上每个穴位上方，离皮肤1~2厘米处艾灸10~20分钟，根据皮肤对热度的承受能力，可适当调整距离，最好能在家属的帮助下同时灸几个穴位，这样效果更好。

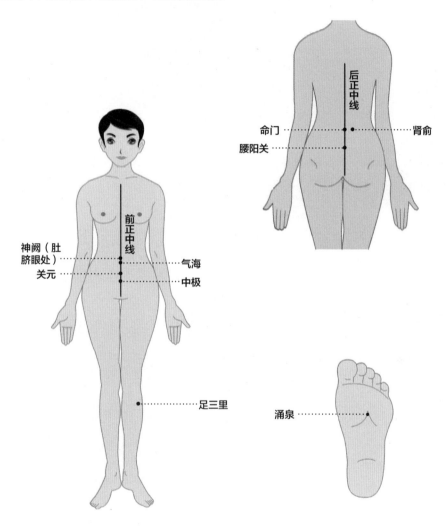

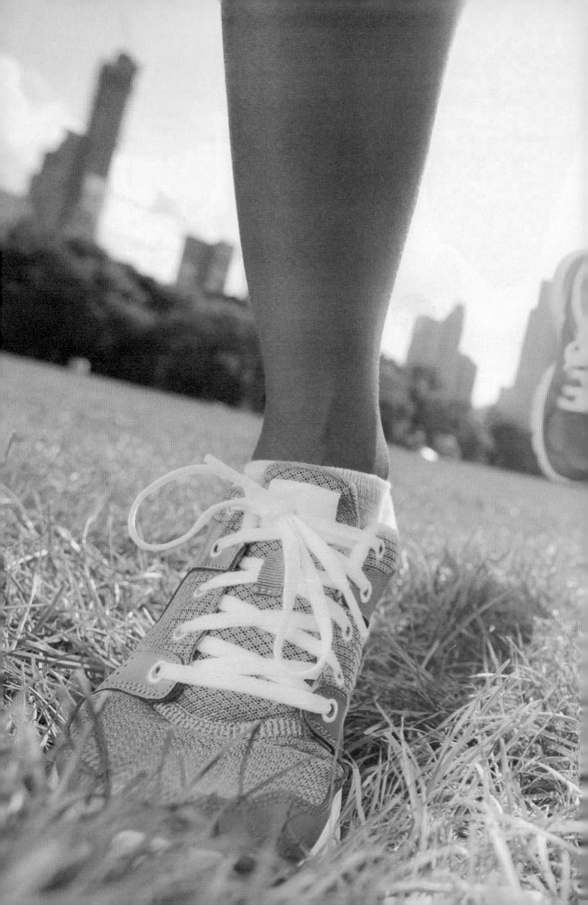

第六章

解答糖尿病患者的疑问

　　众所周知，糖尿病分1型、2型、其他类型及妊娠期糖尿病，2型糖尿病多是中年后发病的，占糖尿病患者的绝大多数，其进展缓慢，无症状期可长达数十年，最终发生血管病变，导致糖尿病性心脏病、白内障、脑动脉硬化等症，出现一系列的并发症。但是，隐性糖尿病在平时也并非无迹可寻，如果能提高警惕，及时就医，早期做出诊断，经过正确、适当的治疗，完全可以大大推迟并发症的发生。所以说，糖尿病及其并发症是可以预防的，糖尿病患者需要做到：第一，树立正确的进食观，建立合理的生活方式；第二，定期测量血糖，以尽早发现无症状性糖尿病，应该将血糖检测列入中老年常规的体检项目，即使检测一次正常者，仍要定期检测，凡有糖尿病蛛丝马迹可寻者，如有皮肤感觉异常、性功能减退、视力不佳、多尿、白内障等，更要及时去测定和仔细鉴别，以期尽早诊断，争得早期治疗的宝贵时间；第三，糖尿病患者很容易并发其他慢性病，患者多因并发症而危及生命。因此，要对糖尿病慢性并发症加强监测，做到早期发现、早期预防。这些防治措施的提出，都建立在人们对糖尿病的认识上，古语有云"知己知彼，百战不殆"，本章将为您详细解答糖尿病患者的常见疑问，增加您对糖尿病的认识，增强与糖尿病做斗争的信心。

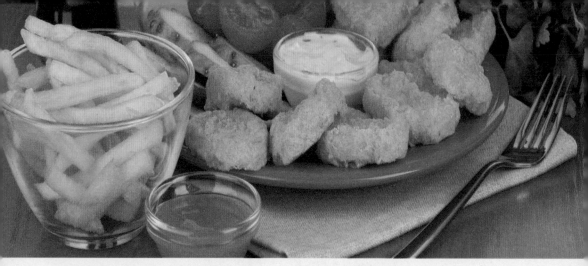

生活常识及疑问，专家解答

收录糖尿病患者在生活中遇到的许多疑问，专家为患者一一解答。

1 糖尿病是富贵病吗

专家解答：很多人认为糖尿病是"富贵病""文明病"，这种想法有一定道理，但是又不完全如此。根据调查发现，发达国家与大多数的发展中国家相比，糖尿病患病率的确比较高，但是上升的幅度不大，而相对不富裕地区的糖尿病患病率虽较低，但是正在急剧地升高。究其原因，是因为富裕地区的人们自我保健的意识相对较高，所以，糖尿病的防治重在自我保健。

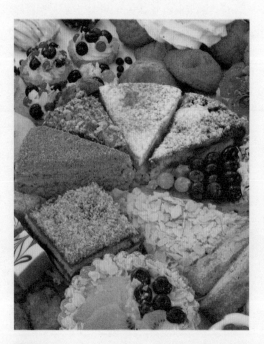

2 糖尿病是因为糖吃多了而发生的吗

专家解答：有些人会"顾名思义"地认为糖尿病就是因为糖吃多了而发生的，但是事实上并不是这样。现代医学认为，蛋白质、脂肪和碳水化合物在人体内都可以提供热量，引起血糖的升高，而糖尿病的发生是多种因素综合作用的结果，如遗传因素、不良的生活习惯、饮食习惯、缺乏运动等，都可能导致糖尿病。

3 糖尿病可以根治吗

专家解答：糖尿病是一种全身慢性进行性疾病，在目前的医学条件下，糖尿病不易根治或彻底治愈，需要终身治疗。但是，只要树立起战胜疾病的信心，坚持长期治疗，保持规律的生活，控制好饮食，防止并发症的发生，同时克服悲观等不良的心理因素，糖尿病患者就能很好地控制病情，并且还可像正常人一样生活、活动。

4 糖尿病会遗传吗

专家解答：现代流行病学研究证明，糖尿病与遗传因素有关，如果父母亲患有糖尿病，其子女的发病率比较高。家族中有糖尿病患者的，后代糖尿病的发病率也相对较高，但是遗传因素仅仅是糖尿病发生的一个影响因素而已，研究证明，父母双亲均是糖尿病患者，其子女的发病率也并非100%。糖尿病的发生还与后天的饮食、生活等因素密切相关。

⑤ 糖尿病患者可以怀孕吗

专家解答：妊娠会加重糖尿病，使代谢紊乱恶化，而糖尿病又可加剧孕妇及胎儿、新生儿的并发症，导致孕妇及新生儿死亡率远远大于非糖尿病患者，如决心要怀小宝宝，应先使用避孕工具避孕3个月，严格控制代谢紊乱，使血糖保持正常或接近正常，然后再考虑妊娠。如果出现严重并发症时，患者应尽量避孕，怀孕者应终止妊娠，同时绝育。

值得注意的是，无论早餐、午餐、晚餐的比例如何，都要遵循一天饮食总摄入量的标准。

⑥ 糖尿病妈妈可以母乳喂养宝宝吗

专家解答：胰岛素的分子较大，不会对乳汁的质量造成什么影响，而且即使在母乳中含有少量胰岛素，宝宝的消化道也会将其破坏掉，不会被吸收。但要注意的是，糖尿病妈妈在母乳喂养期间，最好选择人工胰岛素治疗，而不要用动物胰岛素或胰岛素类似物。

⑦ 糖尿病患者可以出差或者旅游吗

专家解答：只要血糖控制良好，糖尿病患者是可以像正常人一样生活、工作的，所以，出差和旅游也是可以的。但是，"糖友"需注意以下问题：

（1）外出前，应先请医生全面检查一下身体，再确定可否出行，备齐糖尿病常用药物、仪器等。

（2）旅行过程中要防止感冒、腹泻，可随身带些感冒药和止泻药。

（3）晕车、晕船的人可用茶苯海明（乘晕宁），在上车前半小时口服。

（4）行动要稳，避免外伤和其他事故。

（5）最好有人陪同，出现意外事故的时候可以及时予以帮助。

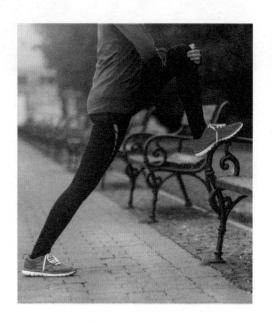

⑧ 糖尿病患者应该做什么运动

专家解答：糖尿病患者的运动应该在医生的指导下进行，根据年龄、身体条件和病情的不同，所做运动的剧烈程度也因人而异。根据体内物质代谢的状况可将运动分为有氧运动和无氧运动，可以根据每分钟的心率和呼吸频率进行区分。糖尿病患者在运动时可采用有氧运动，如散步、太极拳等，运动量不要太大，避免隔天有疲倦感。

⑨ 糖尿病患者都可以做运动吗

专家解答：不是所有的糖尿病患者都适宜运动，有以下情况的糖尿病患者不适宜锻炼，如合并各种急性感染者；伴有心功能不全、心律失常，且活动后体重增加者；严重糖尿病性肾病患者；糖尿病性足病患者；严重的眼底病变者；新近发生血栓者；血糖大于7毫摩尔/升或血糖不稳定者；收缩压大于180毫米汞柱（约24千帕）者；经常有脑供血不足症状者。

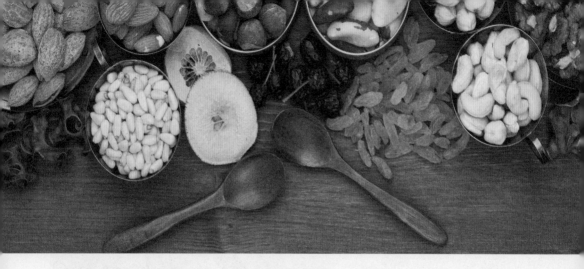

血糖常识及疑问，专家解答

收录糖尿病患者须知的血糖常识，对一般的血糖疑问——解答。

1 糖尿病的诊断标准是什么

专家解答： 满足以下任意一个条件者可诊断为糖尿病。

（1）有多饮、多尿、多食及体重减轻症状，且任意时间的血糖值≥11.1毫摩尔/升。

（2）空腹血糖≥7.0毫摩尔/升，伴或不伴"三多一少"症状。

（3）口服葡萄糖耐量试验（OGTT），餐后2小时血糖值≥11.1毫摩尔/升，伴或不伴"三多一少"症状。

2 为什么有的糖尿病患者没有自觉症状

专家解答： 很多糖尿病患者在早前没有自觉症状，主要是由于患者的肾排糖阈值增高，致使血糖值高达11.1~16.7毫摩尔/升也没有尿糖，所以就没有多尿、多饮及多食却无故消瘦等症状出现。在平时不会表现出严重的代谢异常，所以患者常常对它"知而不觉"，只有在突发情况下发生血糖不正常或临床糖尿病之后，才会对症状有所感觉。

3 多尿多饮都是糖尿病吗

专家解答： 有的人排尿多，喝得多，尿中却没有糖，血糖正常，这是由于调节尿量的神经失调，叫作精神性多饮或精神性多尿。尿崩症患者

每日饮水量可达8000~10000毫升，若限制饮水数小时，则会引起严重脱水，体重明显减轻。另外，慢性肾炎及肾盂肾炎等严重肾脏疾病患者也会有尿量增多的症状。此外，天气炎热、出汗过多也会喝得多，气候特别冷时会尿得多，老年人往往夜间尿多。因此，单纯多尿多饮，不一定是糖尿病。

4 出现糖尿就一定是患了糖尿病吗

专家解答： 糖尿病患者会出现糖尿，但是尿内有糖不一定就是糖尿病，因为引起糖尿的原因不仅仅是糖尿病，如人饿了几天，然后突然间进食很多东西，会由于胰岛素不能及时分泌而出现暂时性的糖尿；短时间内食用大量的甜食、蜂蜜或糖等，肾的先天性缺陷致使肾阈值过低、妊娠妇女等情况，也有可能出现糖尿。

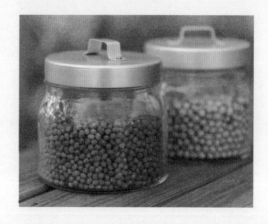

5 哪些人要到医院检查是否患有糖尿病

专家解答： 有以下情况者，应该及时到医院做检查，如体重减轻而找不到原因者；有糖尿病家族史且年龄≥40岁者；有分娩巨大婴儿（体重＞4千克）史者；有妊娠并发症，如多次流产、妊娠中毒症、羊水过多、胎死宫内、死产等；有反应性低血糖者；肢体溃疡长期不愈者；肥胖者；年龄超过50岁者；反复不愈的疖肿、痈或疖病患者，不易治好的肺结核患者；视力有变化者；经常患泌尿系统感染、反复发作者；有冠心病、脑血管病、高血压等患者。

6 怀疑自己有糖尿病到医院应该挂什么科

专家解答： 凡是有上面所说到的情况的，均应到医院的内分泌科就诊，由医生为您提供正确的诊疗。有的医院还专门设有糖尿病科或糖尿病诊室，但是有的医院却没有，可到普通内科就诊。

7 糖尿病患者要定期到医院检查什么项目

专家解答： 糖尿病患者需定期检查以下项目。

（1）空腹、餐后2小时血糖；餐前、餐后、4点、4段、24小时尿糖定性和定量。

（2）每年做1次肺部X线检查，1次或2次眼底检查，2次口腔检查，1次神经系统和心血管的检查。

（3）1~3个月检查1次血压、尿素氮、肌酐。

（4）如发生感染症状，应及时到医院检查。

8 什么人适合做口服葡萄糖耐量试验（OGTT）

专家解答： 适合做OGTT的人群：年龄＞45岁，并且空腹血糖≥6.0毫摩尔/升者；尿糖阳性，怀疑有糖尿病伴有空腹或随机血糖升高，但又不符合糖尿病诊断标准者；有糖尿病家族史者；肥胖、血脂紊乱、高血压、高尿酸血症者；反复早产、死胎、巨婴、难产、流产的经产妇等疑有糖尿病者；屡发皮肤疖肿、皮肤感染、泌尿系统感染者等可疑糖尿病者。

9 餐后2小时是从什么时候开始算

专家解答： 很多人认为测量餐后2小时血糖的"餐后2小时"是从吃完饭后才开始计时的，其实这种想法是不准确的。餐后2小时是从吃第一口饭就开始计时的，糖尿病患者要注意掌握好这个时间点，以免测量出来的血糖值不准确。

10 糖尿病患者的血糖一定要达到正常水平吗

专家解答： 不一定，对于糖尿病患者来说，只要将血糖控制到以下标准，便可以认为是良好了。

（1）空腹血糖值为4.4~8毫摩尔/升。

（2）餐后2小时血糖值为4.4~10毫摩尔/升。

11 如何使用血糖仪

专家解答： 使用血糖仪时要注意以下几点。

（1）测血糖前应让手臂自然下垂15~20秒，让手指尖血液充沛，同时切记要用温水洗手。

（2）采血时，应将采血器紧压在手指皮肤上，然后快速将采血针弹出。

（3）应选择以手指头两侧的某一点为穿刺部位，避免选择手指正中和指间。

（4）酒精会影响所得的监测数据，所以一定要等酒精充分干燥后才进行穿刺。

（5）穿刺完不可挤压穿刺部位，应让血液自然流出，如出血量不够，可使手指下垂，也可轻轻按压手指的根部，促使血液流出，但出血量不应过多，以免影响测定结果。

（6）注意保管好仪器，注意防潮，保持清洁，定期检测仪器的准确性。

12 糖尿病患者发生低血糖应该怎么办

专家解答：糖尿病患者如果发生低血糖反应，程度较轻的，可将25～50克白糖或者红糖用温水化开，喝下糖水，一般十几分钟后症状就会消失。程度较严重的，甚至已经发生神志不清的，可将葡萄糖粉或者普通的红糖、白糖放在患者口中，让其溶化咽下，如服糖后十几分钟还没清醒，应及时送到周边的卫生机构、医院抢救。

13 哪种口服降糖药最好

专家解答：每种药都有它的长处，也有它的弱点，比如，降糖作用强的，就相对容易引起低血糖，有些降糖药物虽然降糖效果明显，但是会抑制食欲等。所以，口服降糖药没有绝对的最好，需要在临床医生根据患者的病史、病状等做出选择，并且根据患者服用后的效果进行调整。

14 降糖药什么时候服用效果最好

专家解答：一般来说，磺脲类降糖药物以餐前半小时服用较为适宜；非磺脲类胰岛素促泌剂（如诺和龙、康力等）主张每日3次，餐前即服，不需提前，但也不宜餐后服。双胍类降糖药，如盐酸二甲双胍缓释片，宜在餐后服或餐中

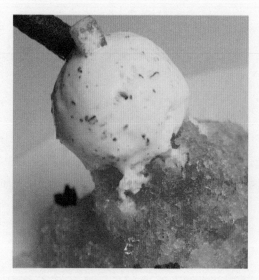

服，可以避免胃肠道刺激症状。胰岛素增敏剂每日仅需服药1次，以每日早餐前1分钟服药效果最好。

15 血糖正常了，可以停药吗

专家解答：糖尿病是一种慢性代谢性疾病，需要长期的综合治疗，控制和维持良好的血糖。但是有许多患者在血糖水平降至正常后擅自停用药物，这是不正确的，擅自停药不仅不利于血糖的控制，还有可能使血糖波动较大，引起急性并发症。所以，即使是血糖达标，一般也应维持原有的治疗，如需减剂量，需在主治医师的指导下进行。

16 降糖药效果很差，可以换药吗

专家解答：大多口服降糖药发挥降血糖作用都是需要一定时间的，尤其是双胍类、噻唑烷二酮和α-糖苷酶抑制药物，往往需要几天或几周后才能较好地发挥作用，所以服用降糖药，常常需要观察一段时间以确定疗效。所以糖尿病患者须忌频繁换药，这样不仅难以达到药物的最大降糖效果，而且也不利于糖尿病的治疗。

17 注射胰岛素会上瘾吗

专家解答：不少糖尿病患者认为胰岛素注射后会成瘾，拒绝使用胰岛素治疗，从而延误了病情。事实上，糖尿病患者注射胰岛素是进行替代治疗，而非成瘾。通俗一点来说，就是机体缺少了胰岛素，需要从外界补充，才能维持机体正常的运作。而注射胰岛素在补充胰岛素的同时，也是让机体的胰腺可以得到充分的"休息"，慢慢地恢复功能。

18 注射胰岛素会不会发胖

专家解答：临床研究表明，注射胰岛素有可能会导致发胖，所以糖尿病患者要相应地调整口服药、饮食、运动以控制体重，特别是本来就已经肥胖的2型糖尿病患者更要注意。

19 什么情况需要注射胰岛素

专家解答： 除1型糖尿病患者外，2型糖尿病患者在有下列情况时也需应用胰岛素。

（1）经足量口服降糖药治疗后，血糖仍未控制满意者。

（2）合并急性并发症。

（3）合并严重的慢性并发症。

（4）合并有严重的疾病。

（5）感染。

（6）手术和应激状态。

（7）妊娠等。

以上这些情况都是暂时性地使用胰岛素，以达到消除急性并发症的目的，病情控制良好后仍可改用口服药。

20 胰岛素应该怎么保存

专家解答： 胰岛素注射液最好放在冰箱内保存，但不宜冷冻，温度不宜过低，否则可使胰岛素变性，一般以5～15℃为宜。正在使用的胰岛素放室温下保存即可，但要避免阳光暴晒和高温，否则也会令胰岛素失去效力。如需旅行或外出多天，可用纱布等包好瓶子，放在手提包或行李包中以防损坏。另外，要注意标注在瓶上、包装盒上的有效期。

21 应该如何选择胰岛素的注射部位

专家解答： 注射胰岛素的最佳部位有，手臂上部及外部（三角肌处）；大腿前部及外侧；臀部；腰背以上脊柱两侧；腹部（肚脐周围及腰围除外）。如果是自己注射胰岛素，可选择腹部和大腿外侧。因为当人体处于安静状态时，腹部的吸收率比其他部位都快。应注意，当下肢运动时，不宜选择大腿部位注射胰岛素，否则容易引致低血糖。

22 注射胰岛素时出现红肿发痒怎么办

专家解答： 这是机体对于胰岛素的局部过敏反应，一般在注射后的2～12小时内发生，可逐渐自行消退。预防局部过敏反应的发生，可经常变换注射胰岛素的部位，并且在注射时，尽量使针头到达皮下组织。如已出现过敏，可用热毛巾局部热敷，有利于肿胀的消除。

23 胰岛素针头需要经常更换吗

专家解答： 建议患者使用一次性的针头，以免针头多次使用而折断，留在体内，引起不必要的创伤。

24 胰岛素泵有什么好处

专家解答： 胰岛素泵的输入方式模拟人体胰岛素分泌的节律，更符合生理要求；血糖控制稳定，能把高血糖、低血糖的风险降到最小；胰岛素泵的基础输注量可根据患者自身情况进行调节，如夜间低血糖，就可把夜间胰岛素的输入量设定低一些；胰岛素释放量准确而精细，携带方便，患者可常使用，从而提高患者的生活质量。

25 什么人需要用到胰岛素泵治疗

专家解答： 胰岛素泵主要适合1型糖尿病患者出现糖尿病急性并发症，如酮症酸中毒，非酮症性、高渗性昏迷时，或出现心梗、脑梗或外伤感染时使用，也适合妊娠的糖尿病妇女、必须接受较大型的外科手术者使用，适合生活难以规律的患者。另外，初诊的2型糖尿病患者，短期使用胰岛素泵强化治疗，有的患者的胰腺疾病甚至可被治愈。